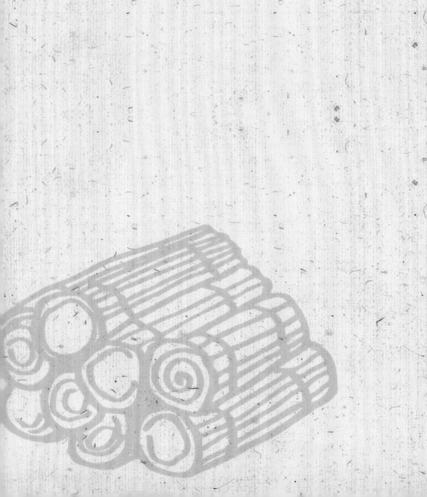

孟河医派传人·江苏省名中医

张宗良临证实录与
组合用药精粹

学苑出版社

图书在版编目(CIP)数据

张宗良临证实录与组合用药精粹/张伏川,张三川,张向东主编. —北京:学苑出版社,2022.11
ISBN 978-7-5077-6547-2

Ⅰ.①张… Ⅱ.①张…②张…③张… Ⅲ.①中医临床-经验-中国-现代 Ⅳ.①R249.7

中国版本图书馆 CIP 数据核字(2022)第 211572 号

责任编辑:付国英
出版发行:学苑出版社
社　　址:北京市丰台区南方庄 2 号院 1 号楼
邮政编码:100079
网　　址:www.book001.com
电子信箱:xueyuanpress@163.com
电　　话:010-67603091(总编室)、010-67601101(销售部)
印　刷　厂:廊坊市都印印刷有限公司
开本尺寸:890×1240　1/32
印　　张:11.375
字　　数:220 千字
版　　次:2023 年 1 月第 1 版
印　　次:2023 年 2 月第 1 次印刷
定　　价:68.00 元

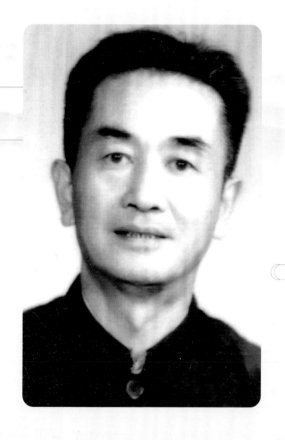

张宗良（1924-1998），字培良，江苏丹阳人，1941年（18岁）师从孟河医派马培之再传弟子、名中医颜亦鲁先生，尽得其传。1946年悬壶于丹阳访仙镇"春生堂"，先后任江苏省丹阳人民医院中医科主任，江苏省肿瘤医院主任等职。

其从事中医内科和肿瘤临床科研工作50余载，建树广博。

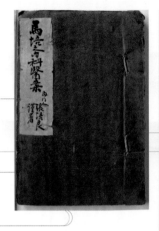

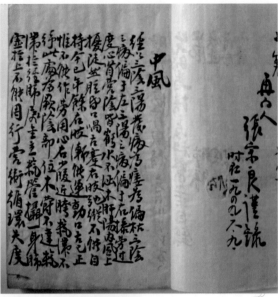

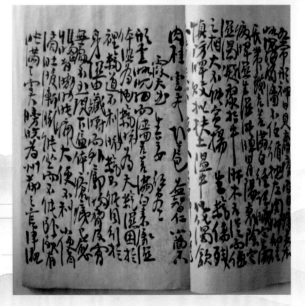

张宗良先生1949年收集整理《马培之内科医案》孤本手稿

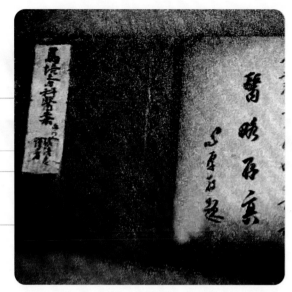

中央电视台"探索·发现"纪录片中展现的
《马培之内科医案》孤本手稿

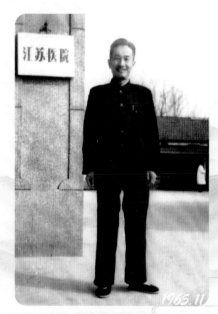

张宗良先生（摄于1965年）

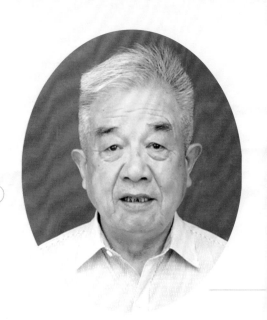

作者张伏川近照

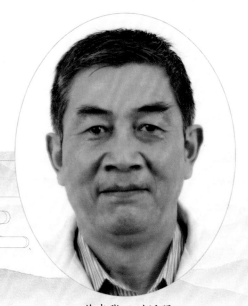

作者张三川近照

序 一

屡用达药① 当为良医

中医讲究辨证论治，而论治中更重要的是"用药"。有时辨证虽正确，但疗效并不理想，其故即在用药不当。古有"单方一味，气死名医"之说，所谓"单方"，乃指对某病或某证具有特效的药物。单方流传于民间广大群众之中，多为个人在多年生活或临床中的经验所得，乃实践中的精华，用之得当，效如桴鼓。

先辈张宗良先生，孟河名医马培之再传得意弟子之传人，尽得师传，学识渊博，医术精湛，且能与时俱进，临床疗效卓著。其在内科和肿瘤领域建树广博，灵活化裁"平胃散"调治脾胃、肝胆、肿瘤疾病，功绩蔚

---

① 达药：指用药需唤得应、拿得稳。

然。先生在临证传承中，常将自己用药心得朱批在弟子书中。

忆往昔，20世纪70年代我有幸入职江苏省江苏医院（现江苏省肿瘤医院），侍诊张宗良先生左右，先生亲自指点临证，给我传授经验，使我获益匪浅。张宗良先生为人有长者风范，淳朴无华，为医以德为先，服务到位，务求实效，不尚浮夸，堪为后学之楷模。

先辈张宗良先生中西医学理论湛深，从事中医临床逾五十余载，活人无数，名驰南北。今由其嫡传弟子将其几十年之临床所得，整理编辑为《张宗良临证实录与组合用药精粹》一书。

为弘扬孟河医派学术思想，也为中医药事业的发展竭尽绵薄之力，故在整理张宗良先生学术思想的同时，将其组合用药的经验精选纳入书中。本书在讲解药物时，谈性味、述归经，有独到之实践体会，不袭陈言，不人云亦云。古语"多诊识脉，屡用达药"。然此亦必须有心人，留心于处方时药物之进退，观察效验之应否，又能随时总结，否则终日用套方套药，心中茫然，何能"达药"？

本书能公之于世，是仁者之心也，故乐为之序。

江苏省名中医

汪受传

2021年3月31日

序 二

张宗良先生（1924～1998），字培良，行医五十余载。他聪慧的才智、渊博的学识，为人所称道。他在中医学领域辛勤耕耘，不断超越自我，取得了令人瞩目的成就。

先生1941年赴上海，师从孟河医派马培之再传得意弟子、名中医颜亦鲁先生，尽得其传。在清代，孟河名医辈出，费伯雄、马培之诸先生蜚声医坛，名噪大江南北。颜师珍藏的马培之散落在民间的内科医案和手书方笺，先生得而观之，受益良多。四年学成后，1946年悬壶于丹阳访仙镇"春生堂"，坚守"不为良相，当为良医，济贫救困"的为人准则，德术并举。1959年（以往图书中记录为1955年，经多次考证当为1959年，本书特此说明并更正），先生考入江苏省中医学校（现南京中医药大学）医科师资班深造，毕业后任丹阳人民医院中医科主任，兼丹阳卫生学校教师、《江苏中医》杂志特约撰稿员。1960年奉调江苏省江苏医院（现江苏省肿瘤医院）任科主任等职。曾兼任江苏省中医学会第三、第四、第五届理事会理事。

中医典籍浩如烟海，先生指导后学当"泛览"与"精读"相结合，在浏览全貌的基础上，抓住重点，深入理解，由博返约。他治学的座右铭是"每日必有一得"，在诊务繁忙的情况下亦常读书至深夜。先生是张仲景所倡导的"勤求古训、博采众方"的忠实实践者。上自《内经》《难经》典籍，下及清代叶天士、薛生白、吴鞠通、王叔和和近代名家之著述，无不博览。他对《伤寒论》和《金匮要略》进行深入研究，从中领悟辨证论治的思想和方法。他对同乡先贤林佩琴（1772～1839）的《类证治裁》十分推崇，认为：斯书彰明经义，其中很多内容富于巧思，体现了辨证论治精神，中有诸多精辟的论述，对临床有指导作用。他非常注重前人的医案，认为这是实践的记录，可窥医家之功力、临证之心法，并可领略不同时期医家的风格，以资今日之借鉴。

辨证论治是中医学的精华。辨证从总体把握人体阴阳失调、邪正斗争的状态，把人体的阴阳失调与外部环境结合起来，综合分析，强调因人、因时、因地制宜，是治病的利器。但在微观方面，对"病"的认识有时不免笼统。如直肠癌早期临床症状有似慢性痢疾，如不结合辨病进一步诊察，就容易出现误诊。先生在临证中一贯重视对西医知识的学习，力求中西医的逐渐沟通与结合，推崇"辨证与辨病"相结合的主张。他认为："辨证是绝对的，辨病是相对的。"即使是西医已经明确诊断的疾病，也同样需要认真辨证，如果仅辨病不辨证，就会走上"对号入座"的歧途，把活泼的辨证变成僵化的教条。

先生胸襟博大，视野开阔，治学兼收并蓄。他平时注意搜集民间验方，并从中汲取丰富的营养。他的处方不拘一格，常常把一些民间验方及草药加进去，出奇制胜，往往收到意想不到的效果。

先生在学术上建树颇多，在斟酌古今、融会贯通的基础上，"能发挥自由思想，所谓独立思考者也"，不刻板僵化、人云亦云。他在长期临证中创制了很多（自命名）新方，如活血化瘀法治疗转移性肝癌之"肝癌方（当归、赤芍、白芍、紫丹参、桃仁泥、红花、地鳖虫、木香）"，四君子汤加减治疗慢性肝炎之"益气健脾柔肝方（党参、白术、茯苓、黄芪、五味子、当归、白芍、紫丹参、陈皮）"，治疗肝硬化腹水之"健脾利水和肝化瘀汤（白术、黄芪、茯苓、泽泻、大腹皮、赤芍、白芍、紫丹参）"，治疗恶性肿瘤（肿块型、溃疡型）之"1 号消瘤散（木鳖子、明雄黄、五灵脂、桃仁泥、生甘草、蜣螂、血余炭、炮山甲、炙乳香）、2 号消瘤散（木鳖子、生甘草、血余炭、大黄炭、参三七粉）"，治疗乙型脑炎极期高热、惊厥、昏迷之"乙脑合剂（生地、赤芍、丹皮、石膏、知母、蚤休、全蝎、蜈蚣、银花、连翘)"等。所创新方，思虑缜密，意蕴宏深，遣药灵巧，值得师法。

先生已出版（主编、参编以及弟子为其整理）的著作有《马培之内科医案》《颜亦鲁诊余集》《餐芝轩医案》《肿瘤的中西医结合治疗与康复》《江苏省名中医张宗良医案医话》《名老中医张宗良临证验案荟萃》《江苏省名中医张宗良肝胆病医案医话传承撷萃》等，并在省级以上专业刊物发表论文三十余篇。

张宗良先生行医五十余载，医术精湛，医德高尚，深受患者赞誉。他临证强调四诊合参，证症结合，顾护脾胃；用药平和，善于灵活使用"达药"与古方化裁，擅长呼吸系统、消化系统、肿瘤等内科病证的诊疗，治验甚众。本书主要记载了张宗良先生部分诊治内科和肿瘤常见病的临证要点与验案举隅，以及经典用药组合等。其中"《马培之内科医案》的来龙去脉"部分由张三川执笔，本书中按语亦皆其撰写。为避免书中有人称不明之处，故特在此说明。此学术思想和临床经验之精选，是嫡传弟子整理出版的又一部全面反映张宗良先生学术思想、临床经验、用药特点的专著，具有收藏和实用价值。

张伏川

2021 年 3 月 31 日

前　言

　　张宗良先生行医五十余载，辨证细腻，用药配伍随机应变，恰到好处。他毕生好学不懈，治学严谨，从不浮夸；他临床带教诲人不倦，为后学解疑释难时不厌其烦，备受同仁敬重。他常教导学生"要勤学博闻，以德行医，不为名利所累"。他精于四大经典，旁及朱丹溪、李东垣、林佩琴等诸家学说，师古而不泥古，博采众长，临证中主张辨证与辨病相结合，提倡中西医优势互补，局部治疗与整体治疗相结合。他将一生精力付诸中医事业，几十年来，不仅治愈了大量疑难病症，还培养出了诸多优秀中医专家，为弘扬祖国医学、发展中医事业做出了积极的贡献，是江苏省名中医的优秀代表人物之一。

　　为了使张宗良先生的学术思想和经典用药得到继承与发扬，继《江苏省名中医张宗良医案医话》《名老中医张宗良临证验案荟萃》《江苏省名中医张宗良肝胆病医案医话传承撷萃》出版后，受邀于出版社，此次我们将张宗良先生多年来颇有心得体悟的内科及肿瘤领域常见病的诊治要点和验案举隅，以及临床积累的组合用药经验编辑成书，书后还附有其1949年收集整理的《马培之内科医案》，以飨同道。

本书有一定的深度和创造性，将传统医学理论进行灵活运用，具有一定的学术价值和实际应用价值。它不仅对深入研究中医疗法有实用价值，而且为继承发扬祖国医学遗产和培养接班人提供了有益的镜鉴，是广大中医、西医和西学中者的实用参考书，谨奉献给广大读者。

张小川

2021 年 3 月 31 日

孟河医派传人张宗良师承关系图

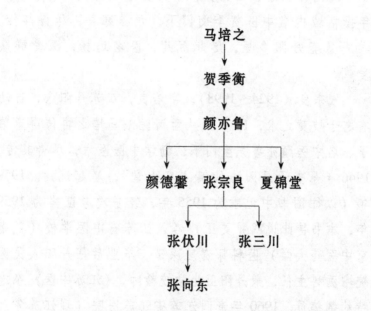

马培之（1820～1903），字文植，常州
孟河镇人，江南第一圣手，孟河医派的杰出
代表。他"以外科见长，而以内科成名"。
1880年，马培之60岁，被苏抚吴元炳推荐
晋京为慈禧太后治病。宫廷里传出"外来医
生以马文植最著"的声誉，其名声大振。

贺季衡（1866～1934），字寄痕。丹阳人，师从马培之，继承了马氏衣钵，是清末民初杰出的临床学家。不仅将马氏医术发扬光大，而且又开创了马派之支流——丹阳贺派。

颜亦鲁（1897～1991），号餐芝，丹阳人。初受业于乡中鸿儒林墨舫、吕文英，薪传舅家名医魏东莱，1912年投帖城内名中医贺季衡门下，九易寒暑，尽得其传。学成悬壶丹阳乡里，屡起沉疴，医名远扬，深受群众爱戴。

张宗良（1924～1998），字培良，江苏丹阳人，自幼有志于岐黄之术，18 岁师从孟河医派马培之再传得意弟子、名中医颜亦鲁先生门下，勤学中医医术，尽得其传。1946 年悬壶于丹阳访仙镇"春生堂"，屡起沉疴。1959年（以往图书中记录为 1955 年，经多次考证当为 1959年，本书特此说明并更正）考入江苏省中医学校（现南京中医药大学）医科师资班深造，毕业后任丹阳人民医院中医科主任，兼丹阳卫生学校教师、《江苏中医》杂志特约撰稿员。1960 年奉调江苏省江苏医院（现江苏省肿瘤医院）任主任等职。曾兼任江苏省中医学会第三、第四、第五届理事。

张宗良先生从事中医内科和肿瘤临床科研工作 50 余载，深入探索中医经典理论，同时注重学习现代医学知识，理论上倡导"脾胃既为后天之本，又为诸病之源"之学术观点，强调"舌苔白腻，必有湿浊痰饮内伏"。主张外感祛邪也要顾护胃气；内伤诸病，更要着眼脾胃，分清主次轻重缓急，妥为调治，用药反对滥施攻伐或滞补，以免伤及胃气。在内科和肿瘤领域建树广博，灵活化裁"平胃散"调治脾胃、肝胆、肿瘤等疾病有独到见解。在肿瘤治疗中独创"1号消瘤散和2号消瘤散"分别治疗"肿块型和溃疡型"胃癌等疗效卓著。他著述颇丰，代表作有：主编、参编《马培之内科医案》《颜亦鲁诊余集》《餐芝轩医案》《肿瘤的中西医结合治疗与康复》；以及弟子为其整理的《江苏省名中医张宗良医案医话》《名老中医张宗良临证验案荟萃》《江苏省名中医张宗良肝胆病医案医话传承撷萃》等。并在省级以上专业刊物发表论文30余篇。

张伏川（1947～），镇江市名中医，丹阳中医院"市名中医带徒带教老师"。出生于中医世家，尊翁张宗良为"孟河医派"第四代传人、江苏省名中医。1964年受命于丹阳县（现丹阳市，后同）卫生局师承窦庄医院秦德康名中医。曾分别赴江苏省江苏医院和南京市中医院随名师进修深造。通晓中医基本理论，擅长对外感热病、脾胃肝胆病、心血管疾病的治疗，组方用药简、便、廉、验。曾主编江苏省名中医《张宗良医案医话》《张宗良肝胆病传承撷萃》和《名老中医张宗良临证验案荟萃》3部，省级期刊发表论文10余篇，曾获"江苏省中医药系统先进工作者"。

张三川（1955～），出生中医世家，幼承庭训。1976

年受命到江苏省江苏医院（现江苏省肿瘤医院）随孟河医派第四代传人、江苏省名中医张宗良学中医，白天随师侍诊，勤学临床技艺，晚间秉灯研读医经、方书与本草，侍诊5年，尽得真传。后毕业于西医院校和南京中医药大学内科研究生班。从事临床、科研工作40余年，坚持中西医结合诊治内科常见病、多发病，积验颇丰。擅长肝胆、心肺等疑难病症的诊治和中医膏方调理。曾主编江苏省名中医《张宗良医案医话》《张宗良肝胆病传承撷萃》《名老中医张宗良临证验案荟萃》和《张三川临证札记》专著4部；专业期刊发表论文30余篇。曾获市级科研成果奖2项；2次破格晋升；分别获"江苏省优秀基层医师""优秀名中医"等表彰。

目　录

第三章　张宗良经典用药组合

v

附　录

第 一 章
医 学 思 想 渊 源

岐黄之术自有传承

一、孟河医派溯源

孟河医名起源于明熹宗天启年间（1621～1627），在朝为官的费伯雄始祖费尚有（1572～1662）为逃避以太监魏忠贤为首的阉党对东林党的迫害，辞官还乡，举家离开镇江，迁居孟河，抱着"不为良相，则为良医"的儒家思想，隐于岐黄，以医世家，开创了费氏的医人生涯。

孟河医派唱响大江南北，甚至名满海内外，有许多重要情节和史实亟待钩沉。孟河地处宁镇山脉末梢，气温适中，雨量充足，野生药材丰饶，周遭村民种植药材充裕。野生药材如夏枯草、桔梗、射干、明党参、茅苍术等至今仍是江苏道地药材，栽培药物有孟荆芥、太子参、板蓝根、紫苏等，其中最负盛名的药材当数孟荆芥，清朝杨时泰《武进阳湖合志》载："荆芥产孟河为佳，置掌心研之则香透手背。"

孟河作为江苏省常州市城北经济开发区临长江边上的一个小镇，想要还原19世纪清代时的孟河风土人情，是不可能了。然而，清代李联琇（1820～1878），字秀莹，号小湖，在其任江苏督学期间走访费伯雄，把来孟河时所观察到的景象，详细记录在《好云楼初集》中："轻车赴河庄，只轮转轴辘；一路秫板声，纳禾场已筑。鸟下多白颈，农来尚赤足；不放锄柄空，种麦秋雨沐""嘉山对黄山，两山夹一城。……江落沙洲拓，幸远波涛惊"。山不高而秀逸，水不深而澄澈，地丰而物阜，民勤而朴实。督学李联琇感叹：此地必定是孕育"名士为名医，倍泄山川灵"的好地方。另外有一则是清同治赵宝旸的记录："孟河故多良医，有声振寰宇，为名公钜卿所倒屣者，一时喧赫，船只衔接十里。"一个小小的乡镇，医事有如此盛况，可谓是空前的了。

作为我国著名的医学流派之一，孟河医派源远流长，现在能查找到最早的源头，可追溯至东汉三国时期。庐江左慈授《九丹液仙经》于葛玄；沛国人华佗传学于弟子吴普，吴普与葛玄素有交往……葛玄的孙子葛洪（283～363，东晋道教理论家、著名炼丹家和医药学家，世称"小仙翁"，字雅川，自号抱朴子，所著《抱朴子》继承和发展了炼丹法术），承袭祖上衣钵，是中国医药史上一位非常重要的人物，当时就隐居在毗陵郡（今江苏常州市）属地内的茅山，他汇集晋以前所能见到的医籍上千卷，辑成《肘后备急方》。孟河医派杰出代表人物费伯雄所著《食鉴本草》《怪病奇方》，马培之著述《青囊秘传》，巢崇山的《千金珍秘方》，丁甘仁的《外科丸散验方录》等书中都能找到《肘后备急方》的痕迹。

现今一般认为，乾隆年间才开始有关于孟河医家的记载，至嘉庆年间才逐步形成地方性医学学派，从此有了"吴中医学甲天下，孟河名医冠吴中"的说法，逐渐形成了以费、马、巢、丁四大医家为代表的孟河医派。

费家最具代表性的人物是费伯雄（1800～1879），他以归醇纠偏、平淡中出神奇而盛名于晚清，是孟河医派的奠基人之一。

马家以疡科闻名于世，其中以马培之（1820～1903）的声望最高，影响最大。1880年，马培之（字文植）应诏进京为慈禧太后治病，疗效显著，慈禧太后称"外来医生以马文植为最"，特御赐匾额"福"和"务存精要"，并御赐为"徵君"，封其为三品御医。

巢家最著名者为巢崇山（1865～1909）、巢渭芳（1869～1927），巢崇山在上海行医近五十年，家学深厚，学验俱富。巢渭芳系马培之的学生，精内科，尤长于时病。

丁家医学造诣最深者是丁甘仁（1865～1926），他师从马培之学医，因首创中医专门学校，有"医誉满海上，桃李遍天下"之称颂。

贺季衡（1866～1933），单名钧，字寄痕，江苏丹阳人，清末民初杰出的临床医学家。14岁拜帖孟河名医马培之门下，受业6年，深得其传。他医学精湛，治学严谨，论治精当，活人无数，凡经治病证疗效显著，危重者每能化险为夷，沉疴痼疾者亦能屡屡见效。民国初年其医名大振，来自大江南北的就诊者络绎不绝，致使"船只塞河，旅店爆满"。当时，丹阳流传"不经贺季衡诊治，死不瞑目"的佳话。贺季衡熟读各医家名著，勇于实践探索，以治脾胃及疑难杂症著称，并培养出许多卓有成就的中医人才，其医学临床经验广为流传，著有《贺季衡医案》传世。

颜亦鲁（1897～1991），号餐芝，丹阳人。初受业于乡中鸿儒林墨舫、吕文英，薪传舅家名医魏东莱，1912年投贴于丹阳城内名中医贺季衡门下，九易寒暑，尽得其传。学成悬壶丹阳乡里，屡起沉疴，医名远扬，深受群众爱戴。

江苏省名中医张宗良先生即是颜亦鲁学生,具体传承关系见下图。

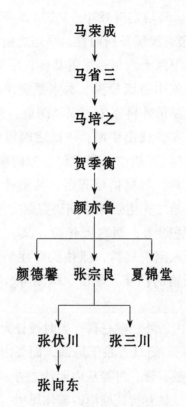

马荣成
↓
马省三
↓
马培之
↓
贺季衡
↓
颜亦鲁
↓
颜德馨　张宗良　夏锦堂
↓
张伏川　　张三川
↓
张向东

孟河马氏行医之始可上溯至清代末年。马氏先世本姓蒋,明朝末年,蒋荣成入赘到马院判家为婿,并改姓马。马荣成继承并开创了孟河马氏世医。从此,马、蒋两家通姓。至清代,其子孙参加科举考试者仍姓蒋,做医生者则姓马。马省三(1780~1850)为马氏马荣成七世孙,因为无子,复以女婿蒋汉儒(1800~1832,字玉山,马培之的父亲)为嗣。蒋汉儒与费伯雄为同里、同庚、八拜之交。费伯雄独子费应兰，取蒋汉儒女（马培之妹妹）为妻，两家建立了更为亲近的姻亲关系。马培之（1820~1903），字文植，十三岁（1833年），父亲蒋汉儒暴病而亡，马培之由祖父马省三抚养，并随马省三习医十六年，尽得其传，后又师从费伯雄。马培之为马氏医家中造诣最深、医术最突出的名医。马培之既从嗣祖学，尽得外科家传，浸淫深造，又旁及王九峰、费伯雄，存真务实，独出手眼，"比之晚近外科诸家，实能融贯众科以自辅"，故"外科尤绝，以内科成名"。他精通内、外、喉三科，与费伯雄齐名。其案神似王九峰，治伤寒有突破。马培之先生强调诊病讲究眼力和药力，他说："看病辨证，全凭眼力；而内服外敷，又有药力。讲究眼力，就是要能深入剖析病情，抓住疾病症结所在；讲究药力，则是注重药物的性能、配伍、炮制等，以利药效充分发挥。"

马培之精通内、外、喉三科，当时被誉为"江南第一圣手"。他强调外证不能只着眼于局部，而要内外兼治。在使用古代各种丸、散、膏、丹等从内而治之外，还用刀、针相结合，内外并举，具有辨证施治的整体思想，世人称其"以外科见长，而由内科成名"。其一生著述甚多，主要医著有《外科传新集》《纪恩录》《马培之外科医案》《医略存真》《外科集腋》《青囊秘传》《伤寒观舌心法》《药性歌诀》《马培之医案》《马评外科证治全生集》《马评急救百病回生良方》等。其中《外科传新集》共载有内服、外用之丸、散、膏、丹1000余方，并详细记载了各方的主治、组成、剂量、炮制、配制和用法。

马培之博览群书、务实求学、勤采众长的治学精神，丰富的临床经验，高超的医疗技术，永远值得我们后辈敬仰和学习。

二、张宗良先生行医生涯与学术成就

张宗良（1924～1998），字培良，出生于江苏省丹阳市一个普通的农民家庭，其父亲是地地道道的农民。张宗良先生乃家中长子，也是独子，自幼聪颖过人，敏而好学，知书达理。幼年的张宗良十分懂事，小小年纪便暗下决心，不能辜负父母的期望，将来要成为国家有用之才。新中国成立前，面对封建黑暗的统治和帝国主义的入侵，正值风华少年的张宗良目睹人民的疾苦，面对父母的期望，立下鸿鹄之志，一定要发奋学习，为中华民族的崛起贡献力量。1941年，18岁的他，由地方名流介绍、推荐，离开家乡，独自一人前往上海，师从孟河医派马培之再传得意弟子、名中医颜亦鲁先生，从此步入了他的岐黄生涯。颜亦鲁先生家学深厚，精通内外，名震江、浙、沪，求医者众多。张宗良借住在老师家中，白天随师侍诊，勤学临证技艺，晚上秉灯研读医经、方书与本草。颜亦鲁先生以亲身经历启发、教导他"不为良相，当为良医"，要尽心尽力为民解除疾苦。这些观点对年少的张宗良影响非常大。"医之为术，学之易而精之难，行之易而知之难"。要实现良医济世救人的愿望，必须具备广博的知识，否则只能是一句空话。学好经典著作是学好中医的关键。这期间，他研读了《黄帝内经》《神农本草经》《本草纲目》《金匮要略》《伤寒论》《温病条辨》等典籍。凡所读之原文，他均逐字推敲，认真琢磨，重点内容均红圈批注，并抄录背诵；此外，先生还广泛阅读各家学说，尤其是各家医案医话，因此类书乃前人临床经验之总结，带有鲜明的学术个性，读时每叹其中的真知灼见，有着重要的临床指导意义。因其敏而好学、博闻强记，颇得颜亦鲁先生的器重和赏识，尽得其真传。

1946年，张宗良出师回到丹阳，悬壶于丹阳访仙镇"春生堂"。他日间接诊，晚上仍专心研读医案，坚守"诊病疗疾是医生的工作，救死扶伤是医生的天职"。他一直以"大医精诚"的标准严格要求自己，想患者所想，急患者所急。他认为：临床实践是中医的根本，中医离开了临床实践就失去了根基。他还认为：一个称职的医生要德高技精，既要有精湛的医技，更要有良好的医德。修仁德、精医技，服务社会，普助苍生，是医生的信念。他不仅是这样说的，而且也是这样做的。在五十余年的岐黄生涯中，他以"善良诚信、尽职尽责、仁爱精进"为座右铭，坚守"不为良相，当为良医，济贫救困"的为人准则，始终将临床医疗作为自己工作的主旋律。早年在家乡开业时，无论是在诊所应诊，还是去病家出诊，从不懈怠。对患者的社会地位不分贵贱，一视同仁。对于病家的出诊要求，无论白昼还是黑夜，轻证还是重证传染病，从不推托。在无数次的诊疗过程中，他都十分注意以中医药理论为指导，分析、体悟方药的治疗机制，总结、提高自己的临床经验，使自己的医疗技术日益精湛，医疗水平迅速提高，不仅治愈了诸多常见病、多发病，而且对许多疑难病也能药到病除，受到患者的信赖和赞誉。

1947年，张宗良参加丹阳中医统考，成绩名列前茅，声噪丹阳。1949年中华人民共和国成立后，张宗良亲身感受到新社会制度的优越和国家的进步，越发努力地为人民群众的健康事业服务，并积极响应人民政府的号召，动员、号召其他医生一起成立了丹阳访仙联合诊所，并担任访仙区联合诊所所长与卫生工作者协会主任。1956年，他奉调至丹阳县人民医院工作。

新中国成立后，党和政府高度重视中医药事业的发展，先后成立了多所中医药高等院校，以培养高级中医药人才。南京中医进修学校就是早期试点之一。张宗良先生于1959（以往图书中记录为1955年，经多次考证当为1959年，本书特此说明并更正）年考入江苏省中医学校（现南京中医药大学）医科师资班深造，毕业后任丹阳人民医院中医科主任，兼丹阳卫生学校中医教师、《江苏中医》杂志特约撰稿员。

1960年奉调入江苏省江苏医院（现江苏省肿瘤医院）任主任等职，曾兼任江苏省中医学会第三、第四、第五届理事会理事。

张宗良先生行医五十余载，既不断探索中医经典理论，又努力汲取朱丹溪、李东垣、叶天士、林佩琴等诸家学术思想和现代医学知识，诊病主张辨证与辨病相结合，提倡中西医优势互补。他在理论上倡导"脾胃既为后天之本，又为诸病之源"的观点，强调"舌苔白腻，必有湿浊痰饮内伏"。治疗上，主张内伤诸病要注重脾胃，分清主次轻重缓急，妥为调治，外感祛邪也要顾护胃气。用药上反对滥施攻伐和滞补，以免伤及胃气。从而形成了其"临床辨证、注重脾胃、善运脾气、用药缓和"之学术观点。他在内科和肿瘤领域建树广博，灵活化裁"平胃散"调治脾胃、肝胆、肿瘤等疾病，有独到见解。在肿瘤治疗中，他独创"1号消瘤散"和"2号消瘤散"分别治疗肿块型胃癌和溃疡型胃癌疗效卓著。他著述颇丰，主编、参编《马培之内科医案》《颜亦鲁诊余集》《餐芝轩医案》《肿瘤的中西医结合治疗与康复》，弟子为其整理的《江苏省名中医张宗良医案医话》《名老中医张宗良临证验案荟萃》《江苏省名中医张宗良肝胆病医案医话传承撷萃》等，并在省级以上期刊发表专业论文30余篇。他将一生精力付诸中医事业，培养出了诸多优秀中医专家，为弘扬中医文化、发展中医事业做出了重要贡献，是江苏省名中医的优秀代表人物之一。

第 二 章

张宗良学术思想与临证验案精选

一、临床诊断 注重"八纲"

祖国医学独特的系统理论，一直指导着中医防治疾病的医疗实践，历经数千年不衰。可见，来自临床实践的、科学的中医理论体系，我们必须重视它。

《黄帝内经》《伤寒论》《金匮要略》以"六经"为辨证论治的总纲领，其具体运用是以阴、阳、表、里、寒、热、虚、实"八纲"为辨证的法则，而"八纲"是根据患者的整体情况，通过望、闻、问、切的诊察与分析后所作出的归纳。因为，不论何种疾病，或一个症候群，甚至仅仅是一个症状，都各有不同的性质，或属于表，或属于里，或属于寒，或属于热。

"阴阳"，是相对属性的分类，凡疾病的产生都由于阴阳偏胜偏衰所致。阳气盛易发生实证、热证；阴气盛易发生虚证、寒证。

"表里"，是指病位的浅深，邪在经络肌表的为表证，邪涉脏腑的则为里证。表证一般指外感六淫之邪从皮毛、口鼻侵入人体而引起的外感病初起阶段，病在肌表，病势较浅，且多具有起病急、病程短的特点。临床主要表现为发热、恶寒、脉浮，也常有全身疼痛、鼻塞咳喘等症。表证有表寒、表热、表虚、表实之分。发热轻、恶寒重、脉浮紧者为表寒证，相反发热重、恶寒轻者为表热证，表证无汗为表实，表证有汗及多汗为表虚。里证表示病变部位在五脏六腑。凡病邪由表入里，或由某种病因直接引起脏腑发病，均属里证。一般说来，病程长、缠绵难愈、舌苔异常、脉沉者为病在里。其临床表现为虚实夹杂，不仅有寒、热、虚、实之分，而且因不同脏腑而异。

"寒热"是指病情的表现。寒证：凡由寒邪或机体的代谢活动过度减退所表现的证候，称为寒证。其主要临床表现是恶寒喜暖、口淡不渴、面色苍白、四肢发凉、大便溏、舌质淡苔白、脉迟。有些患慢性消耗性疾病的病人，常出现这一类症状。热证：凡由邪热内侵或机体的代谢活动过度旺盛所引起的证候，均属热证。热证又有表热和里热之分。里热证的主要临床表现为发热、口渴饮冷、面红目赤、大便秘结、小便短赤、舌红苔黄而干燥、脉数等。体温升高与热证不应等同。热证不一定体温均高，只要病人临床上有口渴、便秘、面红、舌红苔黄而干、脉数等热象者，就可以辨证为热证。当寒热极盛的时候常会出现假象，如"病人身大热，反欲得衣者，热在皮肤，寒在骨髓也；身大寒，反不欲近衣者，寒在皮肤，热在骨髓也"。前者是内真寒而外假热，后者是内真热而外假寒。诊察时就不能单凭体表的寒热作为诊断的证据，更应探求疾病的真情，体表热而反欲得衣，这是里寒的真相；体表寒而反不欲近衣，这是里热的真相。根据这些在里的真相，才能决定正确的治疗方法。

"虚实"是指邪正的盛衰；虚是正气虚，实乃邪气实。虚证是人体的正气不足、抵抗力减退的证候。有因先天不足，但大多数为后天失调所致，如缺乏锻炼、平时营养不足、老年体弱、久病、重病之后，均可致虚。临床上主要表现为面色苍白、精神萎靡、心悸气短、身疲乏力、形寒肢冷，或五心烦热、自汗、盗汗、大便泄泻、小便失禁、舌嫩无苔、脉细弱无力等。虚证有阴虚、阳虚、气虚、血虚、五脏虚之别。实证主要指病邪过盛所产生的证候。这是邪正斗争激烈的阶段。主要临床表现为病程较短、机体反应较强、精神亢奋、腹胀痛拒按、呼吸粗或高热面赤、痰液过盛、大便秘结、脉有力、舌苔厚腻等。因此，辨别虚实，对于治疗的补正或攻邪，有着重要的意义。

中医理论体现在临床上，就是辨证论治，辨证就是辨病性、辨病位、辨病因。

（一）辨病性

辨别疾病的性质。疾病的临床表现尽管极其复杂，但就其病性而论，基本上都可以归纳为：阴证、阳证；虚证、实证；寒证、热证。中医在临床上就是要从错综复杂的病变中，分析清楚疾病的性质。具体到临床内科疾病，着重分清楚：寒、热、虚、实。面对患者，究竟是寒证，还是热证；是虚证，还是实证；或寒热夹杂，或虚实并见，这是首先要明确的问题，也就是临床上所谓的"八纲辨证"。在临证时，如果寒、热、虚、实分不清，诊治便会出错。只有弄清疾病的性质，找出疾病的关键，掌握其要领，确定其类型，预见其趋势，才能为治疗疾病指明方向。

（二）辨病位

辨别疾病的位置。病位在表、在里、在脏、在腑，其中，当以五脏为主体。整个中医理论，就是以五脏为中心建立起来的，所以，辨病位可视为"脏腑辨证"。脏腑辨证在辨证论治中占有十分重要的地位。《金匮要略》其基本理论依据就是脏腑经络学说。脏腑辨证是认识内脏在病理状态下的矛盾，因为，一切临床证候的出现，都是脏腑功能性或器质性病变的反映，更是内脏在病理状态下的客观反映，所以，脏腑辨证实际上是中医辨证施治的核心。

中医的理论以脏腑为核心，在临床上辨证施治，归根到底都是从脏腑出发。比如：当辨别出病性属虚证，此时并没有解决病位问题，究竟是脾虚，还是肾虚？只有通过脏腑辨证才能确定。又如热证，但究竟热在何处？是胃热，还是肺热？也需要通过脏腑辨证。倘若病情复杂，几个脏腑同时发生病变，则更是如此。

（三）辨病因

辨别疾病发生的原因。祖国医学很早就提出"内因、外因、不内外因"学说。就现代理论而言，病因可分根本原因和外在原因两个方面。"根本原因"在人体内部，主要表现为"正气"和"精神因素"，祖国医学认为："正气"不足是疾病发生的内在因素，外因则有构成疾病的重要条件，外因通过内因才能发生疾病，所以，在发病学上，祖国医学特别强调人体的内在因素，即重视人体的"正气"。"精神因素"对人体疾病的发生、发展也有很大关系，过度的精神刺激和忧愁、思虑、惊恐、悸怒等都可以引起疾病，而积极乐观的精神状态，可以提高人体的抗病能力，这就是根本原因。一切临床证候，都是脏腑经络病变的反映，但是，它是在病因作用下产生的，任何疾病都有原因。所以，临证时，单纯辨病性和辨病因，而不追究其病位，是难以全面了解疾病内在联系的。任何疾病，都包括病因、病位、病性三个方面。病位和病性综合，就是临床所谓"病机"或"病理"。

由于各脏腑的生理特点与生理功能不同，因此，有关病症的临床表现也各有其特征和特点。如肺系疾病，由于"肺为娇脏，外合皮毛"，所以，感冒、咳嗽、哮喘等肺系疾病，除本脏病变外，其发病多与感受外邪有关。例如：喘证的病因病机（见图1）。

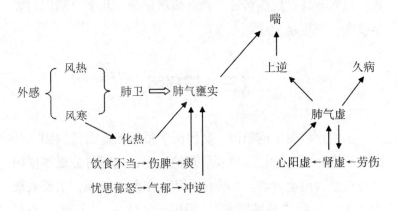

图1　喘证的病因病机

喘证的基本病机是肺气上逆，有两种情况：一是肺气壅实，二是肺气虚。引起肺气壅实的原因，最常见的是外邪，外感风热之邪或风寒之邪，风热犯肺，热不得泄，致使肺气壅实而上逆；风寒犯肺，卫气郁闭，亦使肺气壅实不降而上逆，因而出现呼吸急促，呼吸困难。一般来说，风热犯肺的喘证比风寒犯肺的喘证，病势急、病情重；而风寒内郁化热，导致肺气壅实，其病势相对较前者轻。肺气壅实的病机见图2。

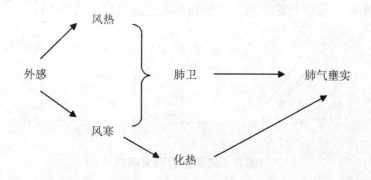

图2 肺气壅实的病机

形成肺气壅实的另一种原因是痰浊上壅于肺，使肺的清宣肃降功能失常，以致肺气壅实上逆。痰浊产于中焦，即脾胃受伤，运化失常，生痰生湿，此乃痰浊起于饮食不当，如过食肥甘、生冷、嗜酒等。此外，形成肺气壅实的其他原因还有气机郁结，发生冲逆犯肺，使肺气不得肃降，肺气亦为之壅实而上逆气喘。这与前者不同，属于精神刺激，情志失调，忧思不解之气结，郁怒太过则肝郁，肝郁、气结发展到一定程度就会向上冲逆。肺为娇脏，首当其冲。

饮食不当→伤脾→痰浊→肺气壅实；

忧思郁怒→气郁→冲逆→肺气壅实。

肺虚固然是喘证的重要因素，而尤其重要的是肾虚。祖国医学谓"肾为气之根"。肺气虚可以累及肾，导致肾虚，而肾气虚就不能帮助肺进行呼吸运动。所谓"肾不纳气""气失摄纳"就是指此而言。形成肾虚的原因，除肺虚及肾外，主要是因为久病、久咳、久喘和其他肺系疾病日久不愈所致。再则就是劳伤、或肾虚、肾阳不足，影响到心，心阳亦衰，心脏上贯于肺，更使肺不主气而喘甚（见图3）。

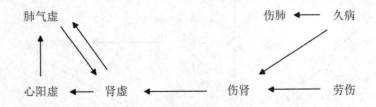

图3 肺肾互为因果病机

又如泄泻的病因病机，泄泻发生的基本原理乃清浊不分，并走大肠。清和浊是应当分开的，清浊不分的原因关键在于脾。《素问·经脉别论》"饮入于胃，游溢精气，上输于脾，脾气散精"的论述和《素问·刺禁论》"脾为之使，胃为之市"及《灵枢·营气》"谷入于胃，乃传之肺，流溢于中，布散于外"等论述，对脾主运化的功能，阐述得尤为详尽。脾主运化，脾又主升清，胃主降浊，脾的功能失常，清气不升，就出现清浊不分，混杂而下成为泄泻。临床上引起脾运化功能障碍的原因是多方面的，最常见的原因是外感湿邪。脾的特性是喜燥恶湿，湿邪最易伤脾，故有："湿胜则濡泄"之说，而湿邪又常常和寒邪或暑邪相结合而致病，引起脾运化功能障碍。此外，饮食停滞，或暴饮暴食，或多食油腻，或进生冷不洁食物，都能引起停滞而损伤脾的运化功能，导致清浊不分。情志刺激也是引起脾运化功能障碍的因素之一，因为，情志受到刺激后，肝气便不能条达而发生横逆，肝气犯脾，便出现脾运化功能失常，而这种情况多发生于脾胃虚弱的人，除了上述湿邪和伤食、情志等因素外，脾本身阳气不足，也是导致其运化功能障碍的原因，因为，脾的运化和升清功能，全靠阳气充足，脾阳不足，就不能腐熟水谷。劳倦内伤，久病不愈，均可以导致脾阳虚衰。此外，肾阳虚者，也是导致脾阳虚和脾运化功能障碍的一个重要原因，因为，脾之运化功能也依赖肾阳的温煦。古人所谓"火不生土"，就是指的这种情况。由于"肾为先天之本，脾为后天之本"，所以，临床治肾、治脾就成为中医内科的根本之法。

清代唐容川曾说："业医不明脏腑，则病原莫辨，用药无方"。由此可见，临床诊察疾病，不仅要能正确掌握八纲辨证，而且要能熟练运用脏腑辨证，只有这样，医者临证时才能得心应手。

岐黄之术自有传承

二、临证验案精选

张宗良先生行医 50 余载，治验甚众，他精于外感热病、脾胃肝胆病、心血管疾病、肿瘤等多科病证的诊治。本章重点介绍张宗良先生对感冒、咳嗽、脾胃病、食道癌、吐血、急性肝炎、慢性肝病、无黄疸型肝炎、恶性肿瘤、肿瘤病人化疗后反应、胸痹、心悸、痹证等病证的学术观点与临床验案，并对其诊疗经验进行归纳总结，论、案结合，较全面地呈现了张宗良先生的学术思想与临证用药的精华。

（一）感冒

感冒是感受触冒风邪所导致的常见外感疾病。因导致肺卫失和，临床以鼻塞、流涕、喷嚏、头痛、恶寒、发热、全身不适等为主要临床表现的外感疾病。本病一年四季可以发生，尤以春、冬季为多见。中医对感冒的认识由来已久。早在《内经》即已认识到感冒主要是外感风邪所致。《素问·骨空论》说："风从外入，令人振寒，汗出头痛，身重恶。"《伤寒论·太阳病》所论中风、伤寒之桂枝、麻黄两个汤证，实质包括感冒风寒之轻重两类证候。若从具有较强传染性的时行感冒而言，则又当隶属于"时行病"之类。《诸病源候

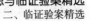

论·时气病诸候》说："夫时气病者，此皆因岁时不和，温凉失节，人感乖戾之气而生，病者多相染易。故预服药及为方法以防之。"《丹溪心法》确立了感冒治疗的基本法则，即"辛温或辛凉之剂散之"，被后世推崇。中医治疗感冒以解表达邪为主要原则。西医学的上呼吸道感染、流感均可参考本病辨证论治。

1. 学术思想

感冒的病因主要为感受风邪疫毒，尤其在气候突变、寒暖失常、正气虚弱的情况下易发。感冒病位在肺卫。肺为五脏之华盖，居胸中，属上焦，主气，司呼吸，主宣发肃降，外合皮毛，职司卫外，且为娇脏，不耐邪扰。外邪侵袭，肺卫首当其冲，卫阳被遏，营卫失和，正邪相争，则恶寒发热、头痛、身痛，肺失宣肃，则鼻塞、流涕、咳嗽发咽痛。由于感受四时之气不同及禀赋素质的差异，故感冒的临床证候有风寒、风热、夹湿、夹暑、夹燥、夹虚之不同，在病程中又可见寒与热的转化和错杂，临证时当细辨之。

（1）风寒型

风寒感冒以恶寒、发热、无汗、头痛、四肢肌肉酸痛、鼻塞、流清涕、舌苔薄白、脉浮为主症。治以辛温解表，宣肺散寒。张宗良先生常用方药为荆防败毒散加减。常用药物：荆芥、防风、羌活、独活、柴胡、前胡、川芎、枳壳、桔梗、茯苓、甘草等。体质虚弱者加人参或党参、生姜。对于风寒感冒轻证者，张宗良先生则习惯用香苏散加味。常用药物：紫苏叶、生香附、陈皮、荆芥、防风、川芎、蔓荆子、秦艽、甘草。本方尤其适应于外感风寒伴胸脘不舒者。

（2）风热型

风热感冒，临床上以发热、有汗或无汗、头痛且胀、咳嗽、咽喉部焮红作痛、口干欲饮、舌苔薄白微红、脉浮数为主症。治当辛凉解表，清热解毒。常用方药为银翘散加减。常用药物：金银花、净连翘、荆芥、薄荷、牛蒡子、桔梗、竹叶、淡豆豉、芦根、淡竹茹、杏仁、生甘草。若是流感，发热较重，可以加板蓝根、贯众；若遇高热烦渴，再加生石膏、肥知母。

（3）夹湿型

湿有内湿、外湿之别。脾失健运，不能运化水谷精微，则水湿内停，即所谓"脾虚生湿"，亦称为"内湿"。外湿的侵入亦与脾虚密切相关，在脾阳不振的条件下，易感受外湿。湿从外受，病在于表，其症表现为恶寒、身热、头胀或头重如包裹、骨节疼痛、沉重；若脾胃有湿，复感风寒，其症则表现为：恶寒、身热、胸闷、呕恶、纳呆、苔腻等。张宗良先生认为：风湿外袭者，治以发汗散风湿，常用方药为羌活胜湿汤加减。常用药物：羌活、独活、蔓荆子、川芎、防风、藁本、甘草。若系外感风寒、内有湿邪者，治当外散风寒，兼化里湿，常用方为藿香正气散加减。常用药物：藿香、佩兰、香薷、蔻仁、苍术、厚朴、苏叶、苏子、茯苓、桔梗、半夏、陈皮、生姜、红枣。

2. 验案举隅

案一 高某，男，46岁。

主要症状：感受风寒，肺失宣肃。寒热无汗，头痛鼻塞流涕，咳嗽声重，痰出清稀，咽喉作痒，遍体酸楚，大便自调。脉浮紧，舌苔薄白。

病因病机：风寒束表。

治则：辛温解表。

方药：荆防败毒散合葱豉汤复方加减。

前　胡 4.5 克　荆防风各 3 克　老苏叶 4.5 克　玉桔梗 4.5 克

生甘草 2.4 克　淡豆豉 12 克　光杏仁 9 克　法半夏 6 克

薄橘红 4.5 克　枇杷叶 9 克　象贝母（杵）9 克

按语：感冒是由于六淫、时行病毒侵袭人体而致病。《素问·骨空论》篇说："风从外入，令人振寒，汗出头痛，身重恶寒。"徐灵胎《医学源流论·伤风难治论》曰："凡人偶感风寒，头痛发热，咳嗽涕出，俗语谓之伤风……乃时行之杂感也。"该患者乃风寒之邪外束肌表，卫阳被郁，故寒热并见；清阳不展，络脉失和，则头痛、遍体酸楚；风寒上受，肺气不宣，则鼻塞、流涕、咽痒、咳嗽；舌苔薄白，脉浮紧俱，为表寒之征象。治当辛温解表之荆防败毒散或葱豉汤之属。本例系两方之加减也。如寒热不重而有汗，可去淡豆豉；如恶寒较重，可加炒柴胡 4.5 克，处方可写"前柴胡各 4.5 克"；如没有寒热，仅有形寒意热，舌苔不白，病案上可以不写"感受风寒"，而写"感受风邪"，处方中可去豆豉，亦可加冬桑叶 9 克；如感冒病情很轻，患者不愿服汤剂，可单服银翘解毒丸，每次一粒，每天 2 次；若缺象贝母可去之，不必用川贝母，因川贝母用于久咳比较好；胸闷作恶，苔白腻者，加姜川朴 5 克，炒茅术 9 克；也可连须葱白五根、生姜 3 片水煎服。

案二 张某，男，40 岁。

主要症状：身热恶风少汗，头痛鼻塞流涕，咳嗽痰少色黄，咽喉焮红作痛，饮咽不利。脉小数，舌苔少或薄腻微黄。

病因病机：风热上受，肺失清肃。

治则：辛凉解表。

方药：银翘散合葱豉桔梗汤复方加减。

薄荷叶 4.5 克　京赤芍 6 克　玉桔梗 4.5 克　生甘草 3 克

金银花 12 克　连翘心 12 克　光杏仁 9 克　薄橘红 4.5 克

生竹茹 4.5 克　枇杷叶 9 克　象贝母（杵）9 克

按语：风热犯表，热郁肌腠，卫表失和，则见身热、恶风、少汗或汗出不畅；风热上扰，熏蒸清道，则咽喉焮红作痛，饮咽不利；风热犯肺，肺失清肃，故咳嗽痰少色黄；脉小数，舌苔少或薄腻微黄为风热侵于肺卫之征。治当疏表泄热，轻宣肺气。常用方为：银翘散或葱豉桔梗汤，本例即两方加减。在治疗中可酌加大力子 9 克；如果体温在 38℃ 以上，原方可加酒子芩 4.5 克；如果咽喉两侧喉蛾肿突（扁桃体炎），原方可去橘红，加上川连（酒炒）1.8 克。这时，治法可写"辛凉清降"；同时可配用六神丸 10 粒开水化服，每天 3 次；如体温在 38℃ 以上，亦可加活芦根 24 克；若咽喉两侧喉蛾破溃，体温在 39℃ 以上，可加鲜石斛 12 克；再重可加鲜生地 24 克，并改六神丸为冰硼散或锡类散外吹，也可用珠黄散；简易方可用：马鞭草 50 克水煎服，或白茅根 50 克、芦根 40 克水煎服。

案三　缪某，男，47 岁。

主要症状：感受暑湿，肠胃不和，头痛头重，恶寒发热不扬，胸膺痞闷，口淡而腻作恶，大便有时溏薄。脉濡数，舌苔薄白微腻。

病因病机：外感暑湿，肠胃不和。

治则：清暑祛湿解表。

方药：藿香正气散加减。

广藿香 6 克　　省头草 6 克　　香青蒿 6 克　　姜川朴 4.5 克

姜半夏 6 克　　青　皮 4.5 克　陈　皮 4.5 克　炒枳壳 6 克

六和曲 12 克　白蔻衣 3 克　　生　姜 2 片

按语：夏季感冒，感受当令之暑邪，暑多夹湿，临床所见，常常暑湿并重。暑湿伤表，表卫不和，则恶寒发热不扬；风暑夹湿上犯清空，则头痛头重；湿热中阻，气机不展，故胸膺痞闷、口淡而腻作恶、大便有时溏薄；脉濡数，舌苔薄白微腻为暑热夹湿之佐证。治当清暑祛湿，芳香化浊。案中所谓"暑湿"，乃指夏至以后、立秋以前的病人，夏季暑湿证，实际上也属于感冒一类，相当于西医所谓"胃肠型感冒"。芳香化浊，主要是指藿香、佩兰；如果患者出现便溏、腹痛，可加煨木香 2.4 克、青荷叶一角；胸闷较重，原方可加炒茅术 6 克，一般来说，茅术、川朴并用的剂量差距是：川朴 3 克、茅术 4.5 克；川朴 4.5 克、茅术 6 克。开始可先用前一种轻剂量；患者如果小便短赤，可加六一散（包）12 克、云茯苓 9 克或车前子（包）12 克，这三种药不需要一起用，用一、两种就可以了；简易法：可用中成药，藿香正气丸 10 克，每天 2 次。

咳黄之术自有传承

案四 葛某，女，48岁。

主要症状： 形寒意热，头痛咳嗽，痰少（或色黄），口唇干燥，咽干口渴欲饮。脉小数，舌苔少。

病因病机： 感受秋燥，肺气失清肃。

治则： 清肺润燥。

方药： 桑菊饮加减。

冬桑叶9克　　杭菊花9克　　光杏仁9克　　薄橘红4.5克

瓜蒌皮12克　　金银花12克　　连翘心12克　　鲜芦根24克

生竹茹4.5克　　枇杷叶9克　　象贝母（杵）9克

按语： 感冒是感受触冒风邪所导致的常见外感疾病，风性轻扬，多犯上焦，故《素问·太阴阳明论》篇说："伤于风者，上先受之。"肺处胸中，位居上焦，主呼吸，气道为出入升降的通路，喉为其系，开窍于鼻，外合皮毛，职司卫外，故外邪从口鼻、皮毛入侵，肺卫首当其冲，感受后，很快出现卫表及上焦肺系症状。所以，当秋令感受温燥致病，常伴有咳嗽痰少，口、鼻、咽、唇干燥等症。本例属于温病中"秋燥"之轻者，亦可谓属于"感冒"一类；如果体温在38℃左右，原方可加肥知母4.5克；如不用肥知母，亦可加酒子芩4.5克；如有鼻衄，原方可加白茅根9克或藕节炭9克。

（二）咳嗽

咳嗽是肺系疾病的主要证候之一。分别言之，有声无痰为咳，有痰无声为嗽。一般都是痰声并见，难以截然分开，故临床上以咳嗽并称。咳嗽是由于肺失宣降，肺气上逆，发出咳声，或咳吐痰液。其乃肺系疾病的一个主要症状，又是一种独立性疾病。《素问·宣明五气篇》说："五气所病……肺为咳。"《素问·咳论》又说："五脏六腑皆令人咳，非独肺也。"《伤寒杂病论》对咳嗽的辨证施治做了具体的论述，《伤寒论》治疗伤寒不解、心下有水气、干呕发热而咳的小青龙汤，《金匮要略》治表邪夹寒饮而咳喘气逆的射干麻黄汤。《诸病源候论》将咳嗽分为风咳、寒咳、支咳、肝咳、心咳、脾咳、肺咳、肾咳、胆咳、厥阴咳十类。《景岳全书》将咳嗽分为外感与内伤两类，强调外感咳嗽为六淫外邪犯肺所致，内伤咳嗽由脏腑功能失调、内邪干肺引起。无论是邪从外入，还是邪自内生，均可以导致肺失宣降而引发咳嗽。一般来说，外感咳嗽多为新病，属邪实，治当宣肺散邪为主。内伤咳嗽多为宿病，常反复发作，多属邪实正虚，治当祛邪扶正，标本兼治。西医学的上呼吸道感染、急慢性支气管炎、支气管扩张、肺炎、肺结核、慢性阻塞性肺气肿等以咳嗽为主症的疾病，均可以按照本病辨证论治。

1. 学术思想

　　咳嗽既是具有独立性的证候，又是肺系多种疾病的一个症状。张宗良先生推崇《景岳全书·咳嗽》篇"咳嗽之要，止惟二证，何为二证？一曰外感，一曰内伤而尽之矣"，认为咳嗽主要分为外感与内伤两类。外感咳嗽可分为风寒咳嗽、风热咳嗽、燥热咳嗽等。内伤咳嗽又可分为痰湿蕴肺、肝火犯肺、肺气亏虚、肺肾阴虚、肾阳不足等，临证时须审因辨证，灵活用药。

（1）外感咳嗽治验

① 风寒咳嗽。风寒咳嗽多以咳嗽痰稀色白、鼻塞流涕、头疼、恶寒无汗、舌苔薄白、脉浮紧为主症。治当宣肺散寒。咳吐稀痰者当加燥湿化痰药。常用方药"杏苏散"加减。常用药物：杏仁、苏子、苏叶、桔梗、前胡、枳壳、法半夏、薄橘红、茯苓、生姜、甘草。

② 风热咳嗽。风热咳嗽多以咳嗽咯痰黄稠、口渴咽痛、身热、头痛、恶风、有汗、舌苔薄黄、脉浮数为主症。治当散风热，宣肺气。常用方药桑菊饮加减，常用药物：桑叶、菊花、连翘、杏仁、茯苓、薄荷、桔梗、生甘草、芦根。痰多加前胡、瓜蒌皮、浙贝母；发热重者改用银翘散加减。

③ 燥热咳嗽。燥热咳嗽以干咳无痰，或痰如线粉，难以咯出，以及鼻燥咽干、咳甚胸痛、舌尖红、苔薄黄、脉细数为主症。治当清肺润燥。常用方药桑杏汤加减。常用药物：桑叶、杏仁、豆豉、浙贝母、山栀、沙参、梨皮。燥咳严重者加麦冬、天花粉；痰多者加竹茹、瓜蒌。

（2）内伤咳嗽治验

① 痰湿蕴肺型。痰湿蕴肺型咳嗽以咳嗽痰多、痰白而稀、胸脘作闷、苔白腻、脉濡滑为主症。治当健脾燥湿，化痰止咳。常用方药二陈汤合平胃散复方加减治疗。常用药物：法半夏、陈橘皮、苍术、厚朴、茯苓、杏仁、生甘草等。若兼外感风寒者，常用杏苏散加减；若寒热错杂者，则常用止嗽散加减；若痰湿化热，痰火犯肺者，常用清气化痰汤加减。

② 肝火犯肺型。肝火犯肺型咳嗽，临床以气逆咳嗽、

面红咽干、咳引胁痛、舌苔薄黄少津、脉弦数为其主症。治当清肺平肝，滋阴降火。常用方药泻白散加减。常用药物：桑白皮、地骨皮、黄芩、天花粉、茯苓、粳米、藕汁、生甘草等。

③肺气亏虚型。肺气亏虚型以久咳、气短、自汗、脉弱为主症。治当补肺止咳。常用方药人参胡桃汤合四君子汤加减。常用药物：人参、胡桃肉、炒白术、茯苓、冬花、紫菀、杏仁、百部、陈皮、甘草。

④肺肾阴虚型。临床上肺肾阴虚型以咳嗽、咽喉干燥或痛、手足烦热，或痰中带血、舌红少苔、脉细数为主症。治当滋阴润肺，止咳化痰。常用方药百合固金汤加减。常用药物：生地、熟地、大麦冬、乌元参、川百合、西当归、大白芍、川贝母、玉桔梗、生甘草等。

2. 验案举隅

案一 石某某，女，49岁。

主要症状：感冒后，咳嗽痰多，色白而黏，咽喉作痒，晨昏为甚，有时两胁引痛，胃纳二便如常。脉小滑，舌苔薄腻。

病因病机：风邪痰浊伏肺，清肃失司。

治则：疏风肃肺，兼化痰浊。

方药：杏苏散加减。

光杏仁9克　苏子叶各9克　前　胡6克　法半夏9克

薄橘红4.5克　坚白前4.5克　炙冬花6克　炙紫菀6克

炒竹茹4.5克　枇杷叶9克　象贝母（杵）9克

按语：咳嗽是肺系疾病的主要证候之一。《河间六书·咳嗽论》篇谓："寒、暑、燥、湿、风、火六气，皆令人咳嗽。"张景岳曾倡导"六气皆令人咳，风寒为主"。由此可见，外感六淫之邪皆能致咳，尤以风寒最为多见。本例咳嗽，一派风寒痰浊交蕴肺经之象。盖肺主一身之表，风寒外束，痰浊内蕴，故咳嗽痰多色白，风寒不去，肺气不得宣降，故用前胡、白前、苏叶辛温解表，佐苏子、杏仁、半夏、贝母、冬花、紫菀等降气止咳化痰。本案系外感咳嗽之类型，如病人向有咳嗽（即经常咳嗽，到秋冬季节，稍感于风，咳嗽尤甚者，与西医所谓"慢性支气管炎"相类似者），此方亦同样可用；如病人咳嗽痰多色黄，说明风邪已解，是痰热内蕴，肺气清肃失司，治法应写"清肺化痰"。原方去前胡、冬花、紫菀，加瓜蒌皮12克、桑白皮9克、射干4.5克；若本案患者有胸闷作恶，食欲不振，舌苔白腻者，说明是风寒挟有痰湿内蕴，肺胃肃降失司，法当肃肺和胃，兼化痰湿。原方去竹茹、白前，加白芥子6克、莱菔子9克，这样处方就是三子养亲汤加味了。也可将橘红改为橘皮，法半夏改为姜半夏9克；假使病人咳嗽痰出不爽，咽干鼻燥，说明是风燥犯肺，清肃失司（这类患者大多见于秋季，即第84页感冒案四类）。治当疏风清肺。处方如：冬桑叶9克、玉桔梗4.5克、生甘草3克、光杏仁9克、象贝母（杵）9克、法半夏4.5克、薄橘红4.5克、生竹茹4.5克、枇杷叶9克。如果还有发热口渴，也可再加金银花12克、净连翘12克；外感咳嗽，一般来说是先有咽喉作痒，继而作咳，咳痰不爽，咳甚作恶（中医习惯上认为：咽喉痒是有风邪之证，但据临床来看，咳嗽大多有喉痒见症。燥热咳嗽者少见），治疗一般均用止嗽散加减（止嗽散见《医学心悟》，处方为：荆芥、百部、白前、紫菀、甘草、桔梗、橘红）；民间方：野马追60克、金佛草30克、佛耳草30克、石胡荽30克、百部30克、枇杷叶15克、车前子15克，任选1至2种水煎服，每天2次。

案二　张某某，男，42岁。

主要症状：患者咳嗽一周伴右侧胸痛一天入院，经相关检查确诊为：右下肺炎。刻症：咳嗽一周，痰白而黏，偶或夹有少量血丝。近一天来，右侧胸痛如刺，咳嗽和深呼吸时尤甚，二便自调。脉浮数，舌质红、苔薄黄。

病因病机：邪热犯肺，清肃失司。

治则：疏风肃肺，清热化痰。

方药：桑菊饮加减。

冬桑叶 9克	杭菊花 9克	金银花 12克	连翘心 12克
光杏仁 9克	法半夏 9克	瓜蒌皮 12克	桑白皮 12克
丝瓜络 9克	净橘络 3克	炙苏子 9克	浙贝母 (杵) 9克

按语：肺主气，司呼吸，开窍于鼻，外合皮毛，内为五脏之华盖，邪热上受，肺失清肃，则气逆而咳，痰扰而嗽，所以，咳嗽一周不愈。痰热蕴肺，肺络受损，故咯痰偶带血丝。肺气䐜郁，枢机不利，故右侧胸痛如刺，咳嗽和深呼吸时尤甚。舌质红、苔薄黄、脉浮数乃是感受风热之象。综上所述，病机为风热犯肺，清肃失司。治当疏风肃肺，清热化痰，方选桑菊饮加减。

案三 胡某某，男，岁。

主要症状：因恶寒发热、咳嗽胸痛三天入院，经检查后确诊为：右下肺炎。刻症：恶寒发热（体温 38.4℃），不为汗解，咳嗽频频，咯痰黄稠，咳甚胸痛，周身酸楚，咽红口渴，脉浮数，舌苔薄黄。

病因病机：风热犯肺，清肃失司。

治则：疏风束肺，清热化痰。

方药：银翘散加减。

金银花 12 克　　连翘心 12 克　　光杏仁 9 克　　薄橘红 3 克

法半夏 6 克　　瓜蒌皮 12 克　　炙苏子 6 克　　桑白皮 12 克

大力子 12 克　　薄荷叶 5 克　　象贝母 （杵） 9 克

按语：时值春月，其气已温，感受风热之邪，肺卫受之，邪正相争，故恶寒发热（体温 38.4℃），不为汗解。邪郁肌腠，所以周身酸楚。肺主气，司呼吸，开窍于鼻，外合皮毛，内为五脏之华盖，风邪上受，肺失宣肃，则气逆而咳，痰扰而嗽。热郁于肺，蒸液成痰，肺气升降失常，则咳嗽频频，咯痰黄稠，咳甚胸痛。咽为肺胃之门户，风热袭肺，故咽红疼痛。脉浮数，舌苔薄黄均为感受风热之象。证属风热犯肺，清肃失司。治当疏风束肺，清热化痰。

案四 许某某，男，42 岁。

主要症状：干咳无痰，有时痰如线粉，不易咯出，鼻燥咽干，咳甚则胸痛。脉小数，舌尖红苔薄黄。

病因病机：风燥伤肺，津液被灼。

治则：清肺润燥，滋阴解表。

方药：桑杏汤加减。

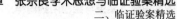

冬桑叶 9 克　　光杏仁 9 克　　玉桔梗 4.5 克　　生甘草 3 克

净蝉衣 3 克　　薄橘红 4.5 克　　北沙参 12 克　　炒竹茹 4.5 克

枇杷叶 9 克　　象贝母（杵）9 克

按语：《医学三字经·咳嗽》篇说："肺为脏腑之华盖，呼之则虚，吸之则满，只受得本然之正气，受不得外来之客气，客气干之则呛而咳矣，只受得脏腑之清气，受不得脏腑之病气，病气干之亦呛而咳矣。"风燥伤肺，肺失清润，则干咳无痰，咳甚则胸痛；燥热灼津则鼻燥咽干，痰如线粉，不易咯出；脉小数，舌尖红苔薄黄，乃风燥伤肺之佐证。该案例与感冒之"感冒夹燥证"基本相同。治疗选用桑杏汤加减。桑杏汤出自《温病条辨》，处方组成为：桑叶、杏仁、沙参、麦冬、象贝、豆豉、栀皮、梨皮；方中应用沙参滋阴润肺，根据其秋燥程度，也可酌加天冬或麦冬，但是，用沙参、麦冬，一定要存在干咳时间较长而没有外感征象者；如本症夹有表证而有微寒发热者，应当去沙参，加炒山栀 4.5克、梨皮 9 克；案例处方中用桑叶、桔梗、蝉衣之类祛风药，而又用沙参滋阴润肺之品，乃是滋阴解表法之意也。上方治疗后，一旦表证已解，而干咳胸痛、舌红口干咽燥，有伤津现象，可用清燥救肺汤加减：（清燥救肺汤见喻嘉言《医门法律》。药物组成为：冬桑叶、石膏、杏仁、甘草、麦冬、人参、阿胶、黑芝麻、枇杷叶。）

北沙参 12 克　　天　冬 9 克　　麦　冬 9 克　　光杏仁 9 克

薄橘红 4.5 克　　生甘草 3 克　　瓜蒌皮 12 克　　桑白皮 9 克

炙菀铃 4.5 克　　生竹茹 4.5 克　　梨　皮 12 克　　川贝母（杵）3 克

岐黄之术自有传承

案五 管某某，男，38岁。

主要症状：患者六天前受凉后恶寒身热，无汗头痛，全身酸楚，咳嗽左侧胸痛，咳时尤甚，咯痰色黄夹有铁锈色，虽经治疗，仍寒热有汗不退，而来我院诊治。刻症：身热有汗不退，热盛则谵语，咳嗽气急，痰出色黄而黏且夹有铁锈色，左侧胸痛，呼吸不利，口渴欲饮，小溲黄赤。脉滑数，舌质红、苔黄腻。

病因病机：痰热蕴肺，宣肃失司。

治则：开宣肺气，清化痰热。

方药：麻杏石甘汤加减。

炙麻黄 3 克　　光杏仁 9 克　　金银花 12 克　　净连翘 12 克
薄橘红 3 克　　酒子芩 9 克　　桑白皮 12 克　　鱼腥草 15 克
瓜蒌皮 12 克　　生甘草 3 克　　生石膏（先煎）24 克

按语：时值冬末春初，风寒之气尚盛，外感风寒，肺卫失之，在卫不解，郁而化热，由卫入气，故壮热汗出不退。邪热灼津炼痰，痰热蕴结肺络，故咳嗽咯痰色黄而黏且夹有铁锈色。肺主一身之气，肺气膹郁，枢机不和，则见左侧胸痛，呼吸不利。热盛津伤，故口渴欲饮，小溲黄赤，舌质红。热邪有侵犯心营之势，所以，热盛时谵语。脉滑数、苔黄腻乃是痰热之佐证。综上所述，病机为：痰热蕴肺，宣肃失司。亟当开宣肺气、清化痰热，慎防热传心营，阴耗液竭，以致闭脱之变，麻杏石甘汤加减主之。

案六 石某某，男，33岁。

主要症状：咳嗽痰少难出，咽喉干燥不适，咳则胸胁引痛，面部潮红。脉弦数，舌苔薄黄少津。

病因病机：肝气郁而化火，肝家气火犯肺，清肃失司。

治则：清肺平肝。

方药：泻白散加减。

桑白皮 9克　　光杏仁 9克　　炒山栀 4.5克　　天花粉 12克

生白芍 6克　　生甘草 3克　　生竹茹 4.5克　　枇杷叶 9克

蛤黛散（包）12克　　　　　　象贝母（杵）9克

按语：肝火犯肺证，乃祖国医学所谓"木火刑金"。即金（肺）虚不能制木（肝），肝气郁结化火，木火反而犯肺，引起的咳嗽。肝脉布于两胁，上注于肺，胁为肝之分野，肝肺络气不和，则咳而引痛，或两胁胀痛。此类病人，在临床上大多是肺气虚弱。就是说，事前有咳嗽，亦可能是肺结核引起咳嗽，或平时肝火易动者。治疗则宜泻白散加减（泻白散见宋代钱仲阳《小儿药证直诀》）。方药组成：桑白皮、地骨皮、甘草、粳米、蛤黛散（蛤黛散是青蛤壳、青黛）。若临床上见痰中带血，则方中应加丹皮、白芍、仙鹤草等清肝、柔肝而止血之品。

案七　林某某，男，48岁。

主要症状：哮喘有年，近一星期来发作尤甚，日夜卧难着枕，呼吸短促，咳声低微，言语乏力，不时自汗。脉细弱如丝，舌质淡红。

病因病机：病久肺阴大虚，卫气不固，症势甚险。

治则：益气养阴。

方药：生脉散加味。

北沙参 12克　　大麦冬 12克　　五味子 4.5克　　炙黄芪 9克

光杏仁 9克　　陈橘皮 4.5克　　炙甘草 3克　　蛤蚧尾 1对

川贝母 (杵) 4.5 克

按语：《仁斋直指附遗方论·喘嗽》谓："有肺虚挟寒而喘者；有肺实挟热而喘者；有水气乘肺而喘者……如是等类，皆当审证而主治之。"本案例属虚喘，是哮喘延久，肺虚气失所主，故呼吸短促，咳声低微，言语乏力，一派正气不支之征象。故用生脉散补气养阴，加炙黄芪固卫敛汗。蛤蚧能补肺纳肾，为治虚喘之要药。用蛤蚧大多用蛤蚧尾，蛤蚧出自海南，雄为蛤，雌为蚧，一雌一雄谓之"蛤蚧"；蛤蚧单用尾，在药源上比较浪费，另外蛤蚧价格昂贵，因此，医院大多用蛤蚧去头足，研细末，每次 1.5 克，每天 2 次，亦有效。

案八 秦某，男，59 岁。

主要症状：哮喘延久，近来张口抬肩，喘促不能平卧，动则喘息更甚，自汗淋漓，四肢清冷不和，不思纳谷，形瘦神疲。脉沉细，舌苔薄。

病因病机：肺肾两虚，卫阳不固，肺虚则清肃之令不行，肾虚则气不归源，殊防内闭外脱。

治则：益气纳肾。

方药：参附汤合桂枝龙骨牡蛎汤复方加减。

熟附片 3 克	煅龙骨 15 克	煅牡蛎 15 克	五味子 3 克
大白芍 6 克	桂枝尖 2.4 克	炙甘草 3 克	蛤蚧尾 1 对
补骨脂 (盐水炒) 12 克		黑锡丹 9 克 (包入煎)	
别直参 (另煎) 9 克			

按语：《景岳全书·喘促》谓："实喘者，气长而有余；虚喘者，气短而不续。实喘者胸胀气粗，声高息涌，膨膨然若不能容，惟呼出为快也；虚喘者，慌张气怯，声低息短，

惶惶然若气欲断，提之若不能升，吞之若不相及，劳动则甚，而惟急促似喘，但得引长一息为快也。"古人谓：喘证"在肺为实，在肾为虚"，指明肺、肾二脏在喘证发病上的不同性质。但临床上肺肾同病，虚实夹杂者恒多。当临床（虚喘）见：足冷头汗，如油如珠，喘急鼻煽，摇身撷肚，张口抬肩，胸前高起，面赤躁扰，直视便溏，脉浮大急促无根者，为下虚上盛，阴阳离决，孤阳浮越，冲气上逆之喘脱危候，病至此期，是肺肾俱衰之证。也可以说是"阴不敛阳，气不摄纳，孤阳欲脱"之症，必须及时急救，慎加处理。在医院西医治疗，都是首先氧气吸入、解痉平喘、抗感染等对症治疗。配合中药治疗，可见哮喘发展到这一步是很顽固的；此例方中亦可加大熟地15克、胡桃肉（盐水炒）12克；本方虽说是参附汤合桂枝龙骨牡蛎汤，实际上还包括参蛤散（即人参、蛤蚧）在内。黑锡丹出自宋《太平惠民和剂局方》。药味如：黑锡、硫黄、附子、肉桂、木香、沉香、补骨脂、阳起石、胡芦巴、肉豆蔻、金铃子。功用是扶元救脱，镇摄肾气；以上案例（例七、例八）乃虚喘，前者（例七）属于阴虚（肺阴虚），后者（例八）属于阳虚（肾阳虚）。但在临床上往往是肺肾两虚并见，用药则根据所出现症状而随症加减，重点分别在肺虚偏于阴虚，如症见舌质红，脉细弱。肾虚偏于阳虚，症见喘促，舌质淡，脉沉细，自汗淋漓等。用生脉散及参附龙牡汤的区别点在于，前者自汗不多，而后者汗多淋漓、四肢清冷不和；哮喘病的治法，一般来说是发作时治标（即治肺），平时治本（即从脾肾着手，如香砂六君、附桂八味等，即"正气存内，邪不可干"之意也）。

案九 高某某，女，49岁。

主要症状： 反复咳嗽、咽痒两年。曾在多家三级医院呼吸科诊治（消炎、止咳等对症治疗；曾分别做过与呼吸系统疾病相关的各项检查，均正常），分别被诊为：支气管炎、咳嗽变异性哮喘等疾病。刻症：时有咳嗽，咳剧气喘，伴少量黏痰，自觉咽痒，善叹息，头昏心慌，胸闷不适，小便自调，大便溏薄，舌淡红苔薄，脉弦滑。问诊中得知：患者因家庭原因，独居2年，思虑多忧，多愁善感，咳嗽常在情绪紧张时发作，夜间入睡后或与朋友交流，注意力分散时消失。根据以上资料，西医诊断：慢性咳嗽原因待查（心因性咳嗽待定）。中医诊断：咳嗽（久咳），肝郁脾虚、肺失宣降证。

病因病机： 肝郁脾虚，肺失宣降。

治则： 疏肝健脾，理气止咳。

方药： 逍遥散加减。

炒柴胡9克	大白芍9克	云茯神12克	黄郁金15克
炒白术20克	炒枳壳9克	白扁豆15克	炒黄芩9克
川贝母6克	金银花12克	玉桔梗9克	生甘草6克

二诊： 服上方1周后，患者咳嗽、咽痒、善叹息、胸闷不适和便溏等症有所改善，脉、舌同前。效不更方，原方续服10剂。

三诊： 经逍遥散加减治疗半月余，患者临床诸症均已缓解，咳嗽甚少，也无咯痰。即以逍遥丸10克，每天2次，巩固其疗效。3月后电话随访，咳嗽未再发作，一切正常。结合其咳嗽发作特点和应用逍遥散加减（疏肝健脾，理气止咳）之治疗结果，患者"心因性咳嗽"诊断可以成立。

按语： 心因性咳嗽又称心理性或习惯性咳嗽，因情志不畅引起的反复咳嗽症状，是慢性咳嗽中较为罕见的一种类型，属于"心身疾病"。中华医学会呼吸病学分会哮喘组《咳嗽的诊断与治疗指南》指出："心因性咳嗽属排除性诊断，以日间咳嗽发作，夜间或患者专注某事物时咳嗽消失为典型特征。西医以对症治疗、心理疏导为主，必要时应用抗抑郁、抗焦虑药物治疗。"

患者系围更年期女性，因家庭原因独居 2 年，思虑多忧，多愁善感，显而易见，该患者之咳嗽，是由负性情绪所致（心脏神经官能症、绝经前后综合征、植物神经功能紊乱等伴随的焦虑、抑郁）以反复咳嗽为主症的症候群。蒋健《郁证喘咳论》认为：心因性咳嗽是隐藏在郁证"外衣"下的咳嗽，符合郁证的证治特点。该病之咳嗽症状仅作为一种直观现象，焦虑、抑郁等心理问题且是内在本质。

心因性咳嗽的根本在于肝郁气滞，气机失常，肝木反侮肺金，或木郁乘脾以致脾气虚弱，这些变化均能引起肺失宣降、肺气不降而出现咳嗽，然其本在肝，肝藏血，血的充盈协调肝之阴阳平衡，维持疏泄正常，气机顺畅。故《内经》有："肺者，相傅之官，治节出焉；肝者，将军之官，谋虑出焉""肝藏魂、肺藏魄"之名言，此乃对肝、肺调控机体生理与心理活动功能的高度概括。由此可见，该患者咳嗽之发病机制是以"郁"为本。肝气郁结，疏泄失常，气机不畅，则善叹息，胸闷不适。肝主升发，肺主肃降，两者调节气机平衡，肝失条达，反侮肺金，肺失宣肃，故时有咳嗽，咳剧气喘，伴少量黏痰，自觉咽痒。肝藏魂，有赖于肝血的充盈，围更年期乃肝血不足，无以藏魂则思虑多忧，多愁善感，头昏心慌。肝郁日久，木郁尅土以致脾虚，故大便溏薄。舌淡红苔薄，脉弦滑，乃肝郁脾虚之佐证。

综上分析，本证属肝郁脾虚，肺失宣降。故予逍遥散加减。方中柴胡疏肝理气，升举阳气；白芍养血敛阴，柔肝缓急，与柴胡同用，血和则肝和，血充则肝柔；川贝母、金银花、桔梗提升肺气，排痰止咳；黄芩清泄少阳邪热，使少阳火郁得清；枳壳、郁金解郁宽胸理气，以顺气机；白术、扁豆、甘草健脾调和，实土以御木郁，使气血生化有源；云茯神祛怯调神，宁心定志。上药共奏疏肝健脾、理气止咳之功。从气机升降和气血生化入手，以疏肝为根本，调畅气机，健运气血，解郁宁心，药症相符，久咳自能治愈。

（三）脾胃病

1. 学术思想

关于脾胃病证，历来记述甚多。《素问·藏气法时论》谓："脾病者身重、肌肉痿，足不能收，善瘈、脚下痛，虚则肠鸣、飧泄、食不化。"《灵枢·经脉》篇谓："是动则病舌本强，食则呕，胃脘痛，腹胀善噫，得矢与气则快然，如失，身体皆重。"在临床上，最常见的脾病主要有泄泻、腹胀、痞满、胃脘痛等。由于脾居中焦，为升降之枢纽，故脾与其他脏腑互有联系。如肝病及脾，脾病及肝，脾虚及肾，脾弱影响肺、心等。脾胃有病，还可以反映为头面窍络与二便的病证。《素问·通评虚实论》曾曰："头痛耳鸣，九窍

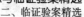

不利，肠胃之所生也"（此处所谓"肠胃"是指脾胃，"九窍"中七窍在头面，二窍为前后二阴，司大小便）。脾病多属里证，其病机有虚、有实、有寒、有热。慢性脾病每常以虚为本，以寒居多。病理因素有水、湿、痰、饮、气滞、食积等。

脾主运化，升清，统摄血液，又是气血生化之源，故称"后天之本"。脾与胃同居中州，相互依存，同时，上与心肺，下与肝肾，无论在生理上或病理上均有密切联系，脾病可以影响他脏，他脏之病亦能及脾，所以，脾虚功能失常，往往会出现全身性病变，通过补脾法以恢复中气，不仅能协调五脏关系，而且能使水谷精微敷布全身，机能通畅，生机随之旺盛，从而扭转病势，使多种疾病逐渐痊愈。张宗良先生治疗脾胃病，师古而不泥，灵活有章。具体辨证论治常从燥湿健脾、温中止痛、补脾益肺、健脾疏肝、健脾制肾、益气生血、统血归经、甘温除热等方面着手。

（1）燥湿健脾

湿与痰是两种病理产物，但均与脾虚有关，脾失健运，不能运化水谷精微，则水湿内停，即所谓"脾虚生湿"，亦称为"内湿"。外湿的侵入亦与脾虚密切相关，在脾阳不振的条件下，易于感受外湿，脾虚湿盛，往往引起水肿、臌胀等病证，所以，《黄帝内经》明确指出："诸湿肿满，皆属于脾。"痰的形成，虽然与肺、脾、肾三脏有关，但主要在于脾的运化失职。因为，痰为水液所化，脾失健运水液凝聚变成痰，所以说"脾为生痰之源"。由于湿与痰都来自水液，而脾主运化，因而，脾虚水谷不化精微，既能生湿，又能生痰。湿郁酿痰，即称为痰浊或痰湿。痰湿致病，阻碍经脉气血运行，则肢体麻木，屈伸不利；阻滞气机升降，则胸闷咳喘；蕴结中焦则身重倦怠，恶心呕吐；夹肝阳上扰，清阳受阻，则头重眩晕，如此等等。治疗痰湿的基本方法是健脾。一旦脾气健运，运化正常，则湿痰不生。实践反复证明：健脾能够消湿痰。

（2）温中止痛

温中止痛乃指"建中"。"建中"缓急，即建立中气、缓急止痛，用于脾阳不足、虚劳里急之证。脾居中州，职司运化，由于饮食失调，或劳倦过度，损伤脾胃，中阳不足，内脏失于温养，脉络拘急而引起胃痛、腹痛，临床上屡见不鲜。无论胃痛或腹痛，均以隐痛、喜温、喜按为特点，且反复发作。同时，由于脾胃虚寒，健运失职，气血不足，常伴有食少、便溏、神疲乏力、四肢不温等征象。这种病证，治疗上必须温运脾阳、建立中气，方能缓急止痛。张仲景所创的大建中汤、小建中汤、黄芪建中汤，均为此所设。

（3）补脾益肺

补脾益肺，又称"培土生金"。即通过补脾益气的方药来恢复肺的功能，是治疗肺病的一种方法。脾土与肺金为母子关系，脾虚不能散精于肺，则肺的气阴不足，易于受邪，正如李东垣在《脾胃论》中所说："肺金受邪，由脾胃虚弱不能生肺，乃所以受病也。"然而，肺病又可影响母脏，所谓"子盗母气"，临床甚为多见。当临床上见咳嗽、哮喘、肺痿、肺痨等病日久不愈，或反复发作，每见食欲不振，便溏或泄泻，四肢乏力，形体消瘦等，正是子病累母的反映。治疗时必须培土生金，这叫"虚则补其母"。

（4）健脾疏肝

健脾疏肝，即扶土抑木，亦称补脾平肝，用于脾弱肝旺之证。脾和肝的关系，是脾土被肝木所遏制的关系，习惯上称为"木剋土"。脾的功能正常，并不受肝木所剋，所以有"四季脾旺不受邪"之说。一旦脾土虚弱，肝木就会乘剋。在郁证、胁痛、泄泻、臌胀等内科疾病中，常可见到这种土虚木旺之证候。如肝气乘脾引起泄泻，病人除腹痛、泄泻、胸胁胀闷、嗳气等肝气横逆征象外，平素多有食少、腹胀、便溏等脾失健运之象。治当扶脾土而抑肝木，方如痛泻要方。在小儿时期，由于脾常不足，肝常有余，若久患吐泻或暴吐暴泻，损伤脾阳，肝木偏亢，虚风内动，则形成慢惊风，其症缓缓抽搐，时作时止，神志不清，便稀带绿，四肢不温，面色萎黄，嗜睡露睛。这种脾虚肝旺之候，法当扶土抑木。扶土（健脾）用党参、白术、茯苓、甘草；抑木（疏肝）用白芍、天麻、钩藤等。着重于培补中气，脾土健运，中宫气化敦厚，则肝木可平。

（5）健脾制肾

健脾制肾，又称崇土制水，即通过健脾以制约肾水之谓。脾与肾的关系，是土能制水，但脾土虚弱，无力制水时，下焦水邪就会泛滥，而健脾补土，恢复健运功能，即能制服水邪。在水肿、臌胀等内科病中，由于脾阳虚弱，气不化水，水蓄不行，临床上就出现全身水肿，下肢尤甚，小便不利，腹大如囊裹水等症，此时，温补脾土，使脾阳振奋，则水肿、腹水消退。这说明：脾在维持机体水液平衡方面起着十分重要的作用。脾土旺，则水液代谢正常；脾土衰，则水液潴留。

（6）益气生血

《黄帝内经》谓："人之所有者，血与气耳。"人生之气，分先天与后天。后天之气在于脾，即来源于水谷之精微，水谷精微经过脾的运化，上输于肺，与肺吸入的清气，注入心脉以营养全身。一旦脾虚，运化失常，不仅食少，便溏，同时也可出现四肢倦怠、全身乏力、面色苍白等气虚征象。通过补脾可以益气。所以，《类证治裁》谓："元气根于脾土。"补脾益气又能生血，因为"中焦受气取汁变化而赤"是谓血。因而治血虚重在补脾。临床所见心悸、不寐、眩晕等病症，由于气虚、血虚或气血两虚而引起的并不少见。如心血不足而心悸、头晕，面色苍白；气血两虚而少寐多梦，心悸健忘，气短乏力，眩晕，活动后加剧，劳累即发等。凡此皆宜用党参、黄芪、白术、甘草补脾益气；或佐以酸枣仁、远志、茯神养心安神；或佐以熟地、白芍、阿胶补血；或佐以升麻、柴胡升清。总之，脾气健运，化源充沛，则生机旺盛，疾病亦随之而愈。

（7）统血归经

统血归经是通过补脾益气，统摄血液，使之循经脉运行。由于脾统血，气能摄血，所以，"血之运行上下，全赖于脾"。临床所见的血证，如鼻衄、吐血、便血、尿血、紫癜（肌衄），其出血的原因之一，就是脾气虚弱，统摄无权。因为气不摄血，血上溢于口鼻，则为吐（鼻）衄；下泄于胃肠则为便血；渗于膀胱则为尿血；渗于肌肤之间则为紫癜（肌衄）。正因为脾气虚弱，各种血证均可见面色苍白、舌质淡、脉细弱等征象，也均宜补脾益气，以统血归经。

（8）甘温除热

甘温除热是内伤发热治疗原则之一。内伤发热原因不一，由于气虚导致的发热，必须用甘温之品方能除其热。气虚发热根源在于脾胃损伤，气血生化不足，气虚血少，不能涵养中阳，以致虚阳浮越。这种气虚阳浮之发热，李东垣称之为"阴火"。气虚发热，多为低热，常于午后开始，伴有食欲减退、四肢倦怠、全身乏力、形衰气少等脾虚之征象。脾虚中气不足，宜补而恶攻，宜甘而恶苦，宜温而恶寒，宜升而恶降。治以甘温之剂补脾疗虚，建立中气。中气得建，水谷精微敷布，气血生化恢复，虚阳得以敛藏而不浮越，则发热自除。李东垣补中益气汤正是其经验总结。

2. 验案举隅

案一　周某某，男性，48 岁。

主要症状：疲劳后引起左胸闷痛一月，并向左肩部放射，每日均有数次间歇性发作，发作时，影响呼吸，曾多次作心电图示：冠状动脉供血不足。服用硝酸甘油后，疼痛能缓解，活动后可诱发，食欲减退，睡眠不佳。为此，请求中医治疗。刻症：心前区紧迫闷痛半月余，近来心痛彻背，背痛彻心，持续发作，时欲太息，入夜失眠，胸脘痞闷，呕恶痰涎，不思纳谷，大便燥结。脉弦滑，舌苔白滑而腻，舌边有瘀点。

病因病机：脾虚痰湿内生，心阳不足，痰瘀阻滞脉络。

治则：健脾燥湿，辛滑通阳，行气活血。

方药：平胃散合瓜蒌薤白汤复方加减。

炒苍术 12 克　　姜半夏 10 克　　姜川朴 9 克　　云茯苓 15 克
全瓜蒌 15 克　　干薤白 15 克　　陈橘皮 9 克　　紫丹参 30 克
桃仁泥 9 克　　黄郁金 12 克　　紫降香 6 克　　川桂枝 3 克

荜　茇12克

5剂后，心前区闷痛减轻，大便已行，夜寐较安，食欲有所增加，白滑而腻之苔渐化，胸膺仍感不适，脉象弦滑。此脾胃初运，心阳未复，气血循行不畅，仍守原方续服。

10天后，心前区闷痛未发，胸闷舒，夜寐安，食欲增，舌苔白腻虽退未净，舌边仍有瘀点。原方去川朴、半夏、瓜蒌、薤白，加炒白术10克、西当归10克、大川芎10克、杜红花10克，一周后，白腻之苔退净，胃纳正常。

按语：《素问·藏气法时论》云："心病者，胸中痛，胁支满，胁下痛，膺背肩胛间痛，两臂内痛。"其因与"心阳不足，不能鼓动血液运行，以致气滞血瘀，脉络痹阻，不通则痛"有关。不足属虚，不通属实，虚实可以相互转化。该患者形体肥胖，痰湿本重，其主要临床症状为心痛彻背，背痛彻心，持续发作，时欲太息，胸脘痞闷，呕恶痰涎，胃呆便秘，舌苔白滑而腻，舌边紫，一派脾虚痰湿内生，阻遏阳气，痰瘀阻滞脉络见象。故用平胃散健运脾胃，燥湿化痰，瓜蒌、薤白辛滑通阳，佐以荜茇、降香、丹参、郁金理气活血。俾脾能健运，则痰湿可化。阳气来复，气行血行，血脉环周不休，则"心痛"可愈。

本例治疗处方中，苍术值得一提：苍术乃燥湿健脾之"圣药"。元代朱震亨曰："苍术治湿，上中下皆有用，又能总解诸郁，痰、火、湿、食、气、血六郁，皆因传化失常，不得升降，病在中焦，故药必兼升降，将欲升之，必先降之，将欲降之，必先升之，苍术为足阳明经药，气味辛烈，强胃健脾，发谷之气，能径入诸药……"确是高见。金代刘守真谓："苍术一味，学者最宜注意"，亦书其效验之广。苍术功效，大致有三：其一运脾醒脾，人体脏腑组织功能活动皆依赖于脾胃之转输水谷精微，脾健则四脏皆健，脾衰则四脏亦衰，苍术燥湿而不伤阴，湿去脾自健，脾运湿自化；其二制约纠偏，先贤谓："补脾不如健脾，健脾不如运脾"，盖脾运一健，则气血生化有源，故先人补血常用熟地拌炒砂仁，宗其义，在滋腻的大补气血方中加苍术一味，既能监制补益药物之滋腻，又能促进药物的吸收。如归脾汤、补中益气汤等辅以本品，服药后从无中满之弊。其三化阴解凝，痰瘀俱为黏腻之邪，欲化痰瘀，必赖阳气之运化。苍术运脾，化湿祛瘀逐饮皆其所长，依据痰瘀同源以及脾主四肢的理论，在瘀浊久凝时也常加苍术，以速其效，事半功倍。

案二 蒋某某，男，40岁。

主要症状：胃脘部发作性疼痛三年，加重伴反酸一周。每逢气候变化或进食冷饮易于发作，曾经胃镜检查确诊为：胃及十二指肠球部溃疡。西药治疗也只能暂时缓解，为此，要求中医治疗。刻症：近一周来，胃脘部疼痛，以隐痛为主，涉及后背，喜温喜按，口干食少，时泛酸水，二便自调。舌淡红苔白，脉弦细微数。

病因病机：脾阳不足，胃阴亏虚。

治则：温中补虚，缓急止痛。

方药：黄芪建中汤加减。

炙黄芪15克　　上肉桂6克　　大白芍15克　　炒白术20克

姜半夏9克　　制香附9克　　炒枳壳12克　　煅瓦楞子15克

海螵蛸15克　　上白及12克　　浙贝母9克　　延胡索12克

炒麦芽9克　　炮　姜9克　　炙甘草9克

注：服上方一周，胃脘痛伴泛酸已除，胃纳增加，白苔已薄。原方去姜半夏、制香附、海螵蛸，加生地9克、大麦冬9克、大枣5枚。半月后，胃痛未再发作，舌淡红、苔薄白，脉弦细。以上方为基本方，研末水泛为丸，巩固治疗。半年后随访，病情一直稳定。

按语： 脾主运化水谷与水湿，脾虚健运失常，日久则中阳不振，而湿为阴邪，遇寒则凝，寒性收引，阴寒内盛，则胃脘部疼痛，以隐痛为主，涉及后背，喜温喜按，得食则减；脾运不健，胃气上逆，横逆犯胃，故口干食少，时而反酸水；舌淡红苔白，脉弦细微数，乃脾阳不足，胃阴亏虚之佐证。所以，治当温中补虚，缓急止痛，黄芪建中汤加减治之，俾脾阳来复，脾之运化有权，诸症自告痊愈。

案三 高某某，女，48岁。

主要症状： 大便溏泄1月，日3～4次。既往有"低热、咳嗽、消瘦、纳差，后经检查确诊为：左上肺结核。经正规强化抗结核治疗后，临床症状改善，复查病灶吸收"。但是，刻下相继出现：大便溏泄，日3～4次，腹胀肠鸣，畏寒神倦，食欲不振，食量甚少，口中时泛痰涎，病程中无腹痛里急后重现象，舌质淡红，苔薄白，脉细弱。患者肺结核在先，病位在肺。经抗结核治疗获控制，但相继出现大便溏泄，日3～4次，腹胀肠鸣，畏寒神倦，食欲不振，食量甚少，口中时泛痰涎等症状，显然病在脾胃，病机当属脾胃气虚，中气不足，脾虚运化失职，胃虚受纳腐熟功能障碍。古有"培土生金"之治则，患者脾胃气虚，肺疾即使目前有所控制，日后亦恐复萌。因此，治法补脾益肺，佐以宣肺

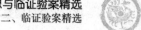

之品。

　　病因病机：脾气虚弱，中气不足。

　　治则：补脾益肺。

　　方药：四君子汤加减。

炒党参 15 克　　炒白术 12 克　　淮山药 15 克　　云茯苓 12 克

炙黄芪 15 克　　益智仁 12 克　　炙升麻 5 克　　五味子 9 克

光杏仁 9 克　　陈橘皮 6 克　　干荷叶 15 克　　炙甘草 3 克

焦谷芽 15 克　　川贝母 (杵) 6 克

　　注：服上方一周后，腹胀肠鸣明显减轻，大便溏泄次数也减少（日 1～2 次），畏寒神倦，食欲不振，食量甚少，口中时泛痰涎尚未明显好转，原方加炮姜 6 克，续服 2 旬，上述诸症均向愈，精神好转。为巩固疗效，将上方 20 剂配齐，研末水泛为丸，每次 9 克，每天 2 次。半年后随访（专科医院检查：原结核灶硬结钙化），病情稳定。

　　按语：《素问·经脉别论》谓："饮入于胃，游溢精气，上输于脾，脾气散精，上归于肺……水精四布，五经并行……"此乃对脾胃之生理功能的高度概括，为医家所熟知。"土能生金"，在脾胃与肺之间的密切关系，亦为临床实践所证明。胃为气血之海，脾为精微之源，脾胃为后天之本，其重要性不需赘述。该患者左上肺结核在先，正规抗结核治疗后，相继出现大便溏泄，日 3～4 次，腹胀肠鸣，畏寒神倦，食欲不振，食量甚少，口中时泛痰涎，舌质淡红，苔薄白，脉细弱。患者食少而便溏，"入少出多"，气血精微之源亏乏，中气不足，脾胃气虚，自当健脾和胃、升阳助运。补中益气汤中，取其健脾益气之常用药，并加用光杏仁、川贝母宣肺化痰，巩固抗结核后续治疗；加益智仁温补脾肾，涩肠（"摄涎")止泻。《素问·宣明五气篇》谓:"五脏化液……脾为涎。"此"涎"不仅仅指唾液腺分泌之涎液,也包括消化道唾液腺以外的腺体分泌液。泄泻一症,当属脾运失职,一则小肠吸收功能不全,二则结肠之腺体分泌有余,二者均有之,故方中加益智仁,一举两得。方中加升麻,与党参、黄芪相配伍,补气升阳,升麻尚有鼓舞元气之功,此乃补中益气汤最具特色药物之一。此外,升麻甘辛微苦性平,功擅解毒,《本事方》升麻汤中,升麻配桔梗、薏仁等药,治疗肺痈吐脓血。《千金要方》犀角散中有升麻,为历来救治"急黄(急性重症肝炎)"之主方,其解毒之功可见一斑。该患者泄泻,与所患肺结核之"毒",复加抗结核药之"毒(药物副反应)",两毒俱存,对脾胃形成损伤有关。故配以升麻,旨在解毒,又兼补气升阳,健脾和胃,可谓一举多得。

案四 吴某某,男,50岁。

主要症状: 黏液果冻样便伴腹隐痛肠鸣时作半年。曾分别在几家三级医院作肠镜、大便常规、大便培养均未发明显异常,诊断为:肠易激综合征。予以抗菌药或调整肠道菌群等治疗后,临床症状也能改善,但停药后则复发。为此,患者求治中医。刻症:大便日行1次,质溏,黏液较多,甚则如果冻,腹隐痛伴肠鸣,受凉后诸症加重,胃纳欠佳,舌淡红苔薄白微腻,脉细弦。患者平素工作压力大,且应酬频繁,酒食不节,脾胃受戕,脾运失司,湿邪内生,停而成痰,蕴于肠道,传导失司,则大便日行1次,质溏,黏液较多,甚则如果冻;工作压力大,肝失疏泄,脾虚肝木乘之,则腹隐痛伴肠鸣。舌淡红苔薄白微腻,脉细弦乃脾虚肝郁之佐证。由此可见，证属：脾虚肝郁，痰湿内停。病位在肠，与肝脾密切相关，治当标本兼顾，抑肝健脾，温化痰湿。痛泻要方合二陈汤加减。

病因病机：脾虚肝郁，痰湿内停。

治则：抑肝健脾，温化痰湿。

方药：痛泻要方合二陈汤加减。

炒白术 15 克　　炒白芍 12 克　　云茯苓 15 克　　姜半夏 9 克

炒薏仁 30 克　　冬瓜子 15 克　　黄郁金 12 克　　川黄连 3 克

煨木香 9 克　　焦楂曲 各 15 克　陈橘皮 9 克　　炙甘草 6 克

炮　姜 5 克

二诊：服上方半月，大便未再见黏液，仍时有肠鸣、腹隐痛，脉舌同前，守原方加减。

炒白术 15 克　　太子参 15 克　　炒白芍 12 克　　云茯苓 15 克

淮山药 20 克　　鸡内金 12 克　　姜半夏 9 克　　炒薏仁 30 克

冬瓜子 15 克　　黄郁金 12 克　　川黄连 3 克　　煨木香 12 克

焦楂曲 各 15 克　炮　姜 5 克　　陈橘皮 9 克

注：迭进健脾抑肝、温化痰湿治疗后，大便正常，日行一次，也无肠鸣腹痛。效不更方，原方改为隔日一剂，巩固疗效，并嘱调情志，少应酬，2 月后电话随访，病情稳定。

按语：患者大便溏泄半年，当属祖国医学"泄泻"范畴。其大便带有果冻样黏液，临床亦可诊断为"痰泻"。脾主运化水谷与水湿，痰湿的产生与脾之关系甚为密切。脾主运化，脾运失健，升降失常，水谷不化精微，酿湿生痰，故《黄帝内经》曰："脾为生痰之源。"痰湿为阴邪，属寒。"病痰饮者，当以温药和之"，所以，治疗采用温中化湿法。

半年病程中，腹隐痛伴肠鸣，受凉后诸症加重，舌淡，脉细既有脾阳不足，痰湿内蕴的一面；又有少腹隐痛、脉弦之表现，《医方考》谓："痛责之于肝，泄责之于脾，肝责之于实，脾责之于虚。"所以，还有肝郁气滞的另一面，故其证属：肝郁脾虚，痰湿内蕴。治疗则需标本兼顾。痛泻要方疏肝健脾，二陈燥湿化痰，炮姜温化痰湿，"守而不走"，其余以助疏肝解郁，健脾利湿。治疗痰湿之症，必须配伍"平胃""二陈"运脾与健脾相结合。

案五　吴某，男，22岁。

主要症状：1978 年 8 月 16 日初诊。全身浮肿，时重时轻半年。追溯得知：2 年前曾患过急性肾炎，经住院中西药治疗后好转，近半年来，仍经常发现小便常规检查有蛋白，近日复查小便常规仍有蛋白和微量红细胞。刻症：腰以下水肿明显，按之没指，腰间酸楚，胃纳欠佳，食后脘腹闷，大便溏，小便少，神疲乏力，活动后气短，四肢欠温，面色萎黄，舌淡苔薄腻，脉象沉细，西医诊断：慢性肾炎。

病因病机：脾虚失运，肾阳不振，水湿泛滥。

治则：健脾温肾，利水和中。

方药：参苓白术散合参附汤复方加减。

炙黄芪 20 克	炒白术 12 克	淮山药 9 克	云茯苓 15 克
熟附片 6 克	厚杜仲 12 克	川续断 12 克	淡干姜 6 克
厚川朴 9 克	姜半夏 12 克	福泽泻 12 克	大腹皮 15 克
陈橘皮 9 克	生姜皮 2 克		

二诊：健脾温肾，利水消肿治疗后，水肿已消退十之七八，小便如常，临床其他诸症也均已缓解，尿常规检查明显改善，惟腰间酸楚，寝不安宁，当再滋益肾气，佐以安神。

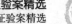

大熟地 15 克　　淮山药 15 克　　生黄芪 12 克　　川续断 12 克

厚杜仲 9 克　　菟丝子 12 克　　芡实米 12 克　　云茯神 12 克

福泽泻 12 克　　桑寄生 12 克　　陈橘皮 9 克

注：半月后复查尿常规，尿蛋白（±），颗粒管型少许。

按语：水肿是指体内水液潴留，泛滥肌肤，引起眼睑、头面、四肢、腹背甚至全身浮肿的一种病症。严重者还可伴有胸水、腹水等。水肿之病因，或因外感，或因内伤，或内外合邪。水肿涉及脏腑很多，历代医家多从肺、脾、肾三脏论述，现代医家认为：心、肝、脾、肺、肾五脏皆可导致水肿。在临床实践中，治疗水肿，多从肺、脾、肾三脏出发，胸膈以上水肿者治肺；脘腹肿者治其脾；腰膝以下肿者治其肾。治肺者以发汗利水为主；治脾者以健脾利水为主；治肾者以温肾利水为主。然水肿一症，常有多脏合病，又常兼有气虚、阴虚、血瘀者，临证时常需多法合用，或兼益气，或兼养阴，或兼化瘀，"水为阴邪"，温阳利水之法当贯穿水肿治疗之始终。

案六　张某某，女，46 岁。

主要症状：头晕心悸气短伴乏力半年。在三级医院检查后确诊为：**缺铁性贫血。**服用一阶段西药后，病情有所好转，但停药后又反复。刻症：周身乏力，心悸气短，头晕时作，活动后汗出，平时经来量少色淡，舌淡苔白，脉细弱。

病因病机：心脾两虚，气血不足，肾阳亏虚。

治则：补气健脾，养血补血，温补肾阳。

方药：四君子汤合当归补血汤复方加减。

炙黄芪 20 克　　炒党参 15 克　　大麦冬 15 克　　炒白术 15 克

西当归 12 克　　大熟地 15 克　　云茯苓 12 克　　炙甘草 9 克

鹿角片 12 克　　补骨脂 15 克　　大砂仁（杵）6 克

清阿胶 12 克（烊化）

注：半月后，临床诸症减轻，唯偶感胃胀，上方加陈橘皮 9 克，继续服用一月，诸症全无，又将上方配 10 剂，研末水泛为丸，每次 10 克，每天 2 次。半年后随访，病未复发。

按语：肾藏精，精血互生，所以，补肾养血可以治疗贫血，如果治疗得当，可用于各种造血功能障碍性疾病。方中鹿角片、补骨脂补肾阳、益精血，起到精血互生之作用。《黄帝内经》曰："损者益之，劳者温之"。方中又加健脾养心，补气养血之品，使贫血逐渐改善。二诊中加少量陈橘皮理气防补药之壅滞。在诸症缓解后，改汤剂为丸剂服用，既可巩固疗效，又可防止气血渐复而补药过猛之弊。

案七　高某某，男，29 岁。

主要症状：全身散在性紫癜时半年，加重 1 月。曾经骨髓穿刺检查确诊为：血小板减少性紫癜。应用：肾上腺糖皮质激素和中成药水牛角片等治疗，病情无明显好转。此次发作，四肢均有出血点，查血小板 40×10^9/L。刻症：自觉头昏头晕，全身倦怠，心慌，动则加剧，失眠多梦，形体虚浮，呈满月面容，面色少华，肢体紫癜累累，尤以下肢为甚，唇淡，舌淡红，苔薄白，脉沉细。

病因病机：气不摄血，肾虚瘀热。

治则：益气补肾，清散瘀热。

方药：黄芪赤风汤加减。

生黄芪 15 克　　京赤芍 12 克　　炒防风 9 克　　粉丹皮 12 克

大熟地 15 克　　炒白术 20 克　　淮山药 9 克　　云茯苓 12 克

大白芍 12 克　　枸杞子 12 克　　西当归 9 克　　仙鹤草 20 克

紫丹参 30 克　　生地榆 12 克　　旱莲草 15 克　　陈橘皮 9 克

注：服上方半月后，未见新的出血点，其他诸症亦见缓解，复查血小板升至 $60×10^9/L$，原方加补骨脂 15 克续服一月，不仅诸症均已缓解，肢体原有紫癜消退后未再出现新的紫癜。守原方继续治疗二月，后将上方配 20 剂，研细末水泛为丸，每次 10 克，每日 3 次巩固治疗，2 个月后再次复查血小板为 $120×10^9/L$。

按语："血小板减少性紫癜"之西医治疗，以肾上腺糖皮质激素为主，然久用激素抑制过敏、免疫反应的同时，亦遏制生机。患者肢体紫癜累累，此乃气不摄血，肾虚郁热所致。故选用王清任的黄芪赤风汤加减，如加补肾、清散郁热之品使血小板上升，紫癜消失，足见此方对血小板减少性紫癜之疗效。在第二次复诊时，在原方中加补骨脂，意在补肾中元阳，大有"阳中求阴，阴中求阳"之妙。

案八　赵某某，女，29 岁。

主要症状：难产后一月伴午后低热全身乏力。前医曾以"外感风寒郁而化热"等症予以相应治疗，效果不显。刻症：午后低热，体温 38.6℃左右，全身乏力，心烦口渴，喜热饮，胃纳不佳，舌淡红，苔薄白，脉浮数。

病因病机：产后血虚，阳浮发热。

治则：调补脾胃，升阳益气。

方药：补中益气汤加味。

炙黄芪 15 克　　炒党参 15 克　　炒白术 20 克　　西当归 9 克

大熟地 15 克　　大白芍 12 克　　云茯苓 12 克　　银柴胡 9 克
香白薇 9 克　　清升麻 3 克　　炙甘草 6 克　　陈橘皮 9 克

　　注：服上方一周后，午后低热已退，其他诸症亦随之缓解，体温正常，病即旋愈。

　　按语：补中益气汤是一张著名的补益剂，是宗"虚者补之，陷者举之，劳者温之"的原则而组成。本例患者乃产后发热，产后气虚导致的发热，宜用甘温之品方能除其热。前医曾以"外感风寒郁而化热"治之无效。产后气虚之根源在于脾胃损伤，气血生化乏源，气虚血少，不能涵养中阳，以致气虚发热。本方由甘温诸药所组成，专注于脾胃虚弱，气血虚损所生之大热，亦称之谓"甘温除大热"之法。

（四）食道癌

　　食道癌是临床上常见的恶性肿瘤，属于祖国医学的"噎膈"范畴。它的发病率占消化道肿瘤的第一位，而且治疗困难，病死率高，严重威胁着人民的生命健康，为了探索中医中药治疗食管癌的基本规律，兹将张宗良先生对食道癌辨证施治的学术思想与临证经验简要介绍如下。

1. 学术思想

　　食道癌的病因迄今尚未完全阐明，祖国医学早在两千多年前的《黄帝内经》里就有"饮食不入，膈噎不通，食则呕""膈中，食饮入而还出"的记载。张景岳谓："噎膈者，膈塞不通，食不能入，故曰噎膈。"赵献可曰："噎膈者，饥欲得食，但噎塞迎逆于咽喉胸膈之间，在胃口之上，未曾入胃，即带痰涎而出。"这些论述，形象地描述了本病的发病部位和典型的症状。在病因病机方面，《黄帝内经》有："膈塞闭绝，上下不通，则暴忧之病也。"《诸病源候论》曰："此由忧恚所致，忧恚则气结，气结则不宣流使噎"。《景岳全书》谓："噎膈之症，必以忧恚思虑，积劳积郁，或因酒色过度，损伤而成。"徐灵胎云："噎膈一症，必有顽痰瘀血，逆气阻膈胃气。"综上所述，本病的发生，不外内、外两因。内因是情志抑郁，外因与饮食有关。盖肝藏血，主疏泄，体阴而用阳，情志抑郁，则肝失条达，气机阻滞。肝气郁滞既可化火灼津液成痰，又能影响脾胃运化而生湿生痰，此外，气为血帅，血为气母，气行则血行，气滞则血瘀是病机的必然趋势，至于辛热之品，膏粱厚味的损伤，又必然会引起血瘀气滞的搏结，如此日积月累，痼结不解，则毒邪积聚而噎膈成矣。

本病主要症状为吞咽困难，嗳气泛恶，或食入即吐，或胸骨后隐痛，或胸骨后烧灼感，舌质或有紫气瘀点，形体日渐消瘦，梗阻日益加重，不能吞咽固体食物，最后连流汁也不能下咽，从以上症候分析，既有痰瘀气滞见症，又有正气不足的虚候，病情由实到虚，而以正虚邪实为主。根据以上常见症候，将食道癌分为：气滞血瘀型、痰瘀气滞型、气血两伤型进行论治。

（1）气滞血瘀型

症见食入有异物感，嗳气不舒，甚则吞咽困难，胸骨后隐痛或不适，脉细弦，舌苔薄腻或有紫气瘀点，治宜旋覆代赭汤或启膈散加威灵仙、半枝莲、石打穿、开膈散之祛瘀解毒，胸骨后疼痛加炙乳没祛瘀止痛，有溃疡者加白及、乌贼骨、参三七祛瘀生新，安络止血。

（2）痰瘀气滞型

面少华色，吞咽困难，食后噎膈，呕恶痰涎，头昏肢倦，大便干燥，脉弦滑，舌苔薄或边有瘀点，治宜参赭培气汤、桃红四物汤等加炙天龙、半枝莲、石打穿、开膈散等。胸闷有烧灼感加川连、吴萸辛开苦泄；络脉暗伤，大便色黑加地榆炭、侧柏炭、乌贼骨、白及、参三七粉安络止血；大便燥结加全瓜蒌、大黄、白蜜30克冲服润肠通下。

（3）气血两伤型

形瘦色萎，频频呕恶痰涎，食物梗阻，或仅能饮流汁，脉细，舌质淡或有瘀点，治宜香砂六君汤加减。如气虚血瘀，舌质有瘀斑或有瘀点，可加重党参、白术剂量，再加炙天龙、莪术、当归、桃仁、石打穿祛瘀解毒；若气血两伤，脾土虚弱，肢面浮肿，加炙黄芪、当归益气健脾生血；若阴虚津伤，治宜甘寒濡润，沙参麦冬汤加减。

2. 验案举隅

案一 刘某某，女，54岁。

主要症状：吞咽困难半年，近来仅能吃稀粥，本院内科检查确诊为"食道上段癌"，长约4.5cm，扩张口径0.6cm，有溃疡存在，左锁骨上淋巴结活检为"转移性鳞癌"，不宜手术和放疗，转中医科治疗。

中医诊治：咽梗如卡，食物梗阻已有半年，近来时有嗳气，胸骨后隐痛，仅能饮半流汁，不能吃干饭，大便隐血阳性，脉象细弦，舌苔薄腻边有紫气。

病因病机：肝胃不和，气血瘀滞，络脉暗伤。

治则：和胃降逆，理气安络。

方药：旋覆代赭汤加减。

旋覆花 10 克　　代赭石 30 克　　陈橘皮 5 克　　炙天龙 12 克

威灵仙 12 克　　急性子 10 克　　乌贼骨 15 克　　上白及 15 克

贡沉香 6 克　　半枝莲 30 克　　石打穿 30 克　　参三七粉 5 克

另外同时加用：1 号消瘤散 0.9 克，每天 3 次。

注：10 剂后，吞咽困难有所好转，嗳气亦止，脉舌同前，原方去旋覆花、代赭石，加炒白术 10 克、西当归 10 克、大白芍 10 克、蓬莪术 10 克，2 月后，胸痛已止，能吃面条软饭，食后并无噎膈之感，食道钡餐检示：食管上段癌长约 3cm，扩张度 0.8cm，溃疡存在与以前比较有好转，原方续服一月，因近春节带药回家治疗，半年后信访，情况良好，能做家务劳动，仍在间断服用上方中药。1980 年 2 月其子沈殿辰来院谓：近半年来，未服中药，目前只能吃流汁，精神很差，要求拟方回家试服以尽人事。

案二　刘某某，男，65 岁。

主要症状：进食梗阻半年，近来梗阻症状加重，伴胸骨后疼痛，只能饮流汁，精神差，在我院检查为：食管中段癌。食道钡透示：食道中段癌长约 5cm，宽 0.8cm，家属拒绝手术和放、化疗，转中医科治疗。

中医诊治：始而咽梗如卡，食欲不振，继之进食梗阻，吞咽困难，近来面少华色，头昏肢倦，仅能喝米汤、麦乳精，不时呕恶泡沫黏痰，胸骨后疼痛，脉濡细，舌苔薄白边有紫气。

病因病机：病久正虚，胃气不降，痰瘀搏结。

治则：调中降逆，祛瘀化痰。

方药：参赭培气汤加减。

炒党参 15 克　　代赭石 30 克　　姜半夏 10 克　　陈橘皮 5 克

桃仁泥 12 克　　蓬莪术 10 克　　地鳖虫 10 克　　炙天龙 10 克

广木香 5 克　　石打穿 30 克　　半枝莲 30 克　　大砂仁（杵）3 克

另外同时加用：1 号消瘤散 0.9 克，每天 3 次。

注：服药后半月，吐出鸡蛋黄大小肉样组织一块，近来呕吐泡沫黏痰已止，胸骨后疼痛减轻，能吃稀饭和面条，食后无噎膈之感，脉濡滑，舌苔薄有紫气，食道钡餐透视示：食管中段癌，经中药治疗后，目前病变范围长约 3.5cm，宽约 0.3cm，此有形之痰瘀外达，无形之气滞初和，前方尚合病机，仍守原方出入。

炒党参 15 克　　代赭石 30 克　　姜半夏 10 克　　陈橘皮 5 克

蓬莪术 10 克　　炒白术 10 克　　炙天龙 10 克　　地鳖虫 10 克

石打穿 30 克　　半枝莲 30 克　　威灵仙 10 克

另外同时加用：开膈散 3 克，蜜调口含，每天 3 次。

以后信访得知，仍在间断服以上药方，并能吃软饭，情况良好。患者于 1981 年 6 月在当地医院手术治疗后 2 周，猝然大出血死亡。

案三　黄某某，男，62 岁。

主要症状：半年前因进行性吞咽困难，在本地县医院检查诊断为：食道癌。当时未同意手术，而予以化疗，近来形

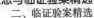

体消瘦，肢面轻度浮肿，嗳气呃逆，频频呕吐痰涎，一日之内仅能饮少量流汁，有时饮入即出，食道钡餐透视示：食道中段癌，不规则充盈缺损，管壁僵硬，病变范围 8cm 左右，左锁骨上淋巴结如鸽蛋大小，质硬，脉细如丝，舌质淡有瘀斑。病因病机：气血两伤，脾胃日败，正虚邪实，攻补两难，勉拟针、药兼施。

治则：益气健脾。

方药：四君子汤合二陈汤复方加减。

炒党参 15 克　炒白术 20 克　姜半夏 10 克　陈橘皮 5 克

广木香 6 克　炙黄芪 15 克　西当归 10 克　云茯苓 10 克

半枝莲 30 克　石打穿 30 克　红　枣 7 枚　大砂仁 (杵) 3 克

另外同时加用：开膈散 3 克，蜜调口含，每天 3 次。

并请针灸科会诊，配合针灸治疗。

注：一周后，嗳气呃逆，呕恶痰涎减少，能多次饮流汁，自觉精神好转，续服原方半月后，嗳气呕吐已止，能饮半流汁，肢面浮肿亦退，脉细渐起，舌质淡有瘀斑，原方去木香、砂仁，加莪术 10 克、紫丹参 20 克带药回家继续服药治疗。1982 年 4 月信访，情况尚可，能吃稀饭，有时能吃软饭。同年 7 月家属来院曰：患者已卧床不起，目前，勉强能饮少量流汁，很后悔没有继续服药治疗。

按语：目前，对食管癌的治疗，一般是手术为主，其次是放疗。但大部分病人就诊时，由于病位或病情的不同，往往既不宜手术，亦不能放疗，只能中药或化疗，但化疗的毒副反应又往往为多数病员不能承受，因此，由中医治疗的病员，绝大多数是不能手术或放疗的晚期患者。我们通过近几年的观察，中医中药虽不能彻底治愈本病，但能使患者带癌生存，延长生命，据河南林县 1959～1963 年调查统计的未经过任何治疗的 1815 例食管癌死亡病人中，其平均生存时间为 10.8 个月。我们（在 1980 年总结）单纯用中医中药治疗的 25 例食管癌患者，存活期均超过 1 年半以上，其中有一例存活 9 年，迄今情况良好。说明中医中药治疗食管癌有着一定的作用，是值得我们中医界探讨研究的课题。

中医治疗肿瘤，有主张扶正培本者，认为："养正积自消"。有主张祛除病邪者，认为"邪去正自安"。仁者见仁，智者见智。历来存在争论。其实，扶正与祛邪，两者是辨证的统一，关键问题，在于辨证施治。如例三病员，来就诊时，已是生命垂危，奄奄一息，通过中药、针灸治疗，病情获得缓解，并带癌生存了半年多。据临床药理研究发现：半夏、茯苓、半枝莲、石打穿、丹参、莪术等均有不同程度的抗癌或抑癌作用，其中党参、黄芪、白术、当归不仅是益气健脾，养血活血，而且能增强机体免疫功能，同时能抑制癌细胞的生长。又如例二患者，服药半月，吐出肉样组织块状物后症状即随之好转，并能进半流、软饭，延长了生命。据此可见，扶正有利于祛邪，祛邪有利于保护正气，两者并无矛盾之处。其次，本病虽由于痰瘀气滞，毒邪积聚，但临床所见，有偏重于气滞者；有偏重于血瘀者；也有偏重于痰凝或毒邪积聚者。在临床治疗中，还必须权衡轻重，分清主次，有所侧重。总之，攻、补两法，或以攻为主，或以补为主，或攻补兼施，或补多攻少，或攻多补少，应根据具体病情的虚实变化而随证治之。

本病的早期症状，与梅核气、食管炎、食管憩室、贲门痉挛等很相类似，因此，在辨证施治的原则指导下，应借助于现代医学的 X 线、食管拉网、食管（胃）镜和病理等检查，以资鉴别诊断。在治疗中也必须注意，辨证与辨病相结合。我们曾统计 12 例存活 1 年半以上的患者，其中 6 例均有不同程度的溃疡存在，对溃疡型患者的治疗，我们既用白及、乌贼骨、参三七粉之生肌收敛祛瘀生新，又用破瘀开结的炙天龙、威灵仙、急性子、开膈散和"1、2 号消瘤散"，并加重清热解毒药物的剂量，寓生肌收敛于活血化瘀之中，通补并用，相反相成，似有一定的积极意义。如例一病员，治疗后，不但症状减轻，而且溃疡也有好转。有人怀疑活血化瘀药物是否会引起大出血或促使癌灶扩散？我们在临床上并未发现有大出血或促进转移的情况发生。

清热解毒药物，如半枝莲、蛇舌草、石打穿、蜀羊泉、龙葵、土茯苓等，据临床药理报道：均有一定的抗癌作用。有人主张重用这些药物，甚至要用大锅煎煮，我们认为：清热解毒药物，究属性偏寒凉，重用多用难免损胃气，应该在辨证施治的基础上，根据毒邪积聚的轻重，选择二三味适当配伍为好。

精神因素对病情的好转、恶化有着一定的关系，如有些病员闻癌色变，在不宜手术的情况下，对肿瘤的治疗失去信心，消极悲观，或情绪紧张，这些病员虽经积极治疗，但病情每况愈下。反之，能正确面对，情绪乐观，能积极配合治疗，则往往能使症状改善，延长生存期。所以，在治疗中，鼓励病人树立与疾病做斗争的信心，使病员开怀乐观，也是治疗中应该注意的问题。

食养疗法问题：《黄帝内经》曰："大毒治病，十去其六，常毒治病，十去其七，小毒治病，十去其八，无毒治病，十去其九。"还有十分之一、十分之二、十分之三、十分之四怎么办？"食养尽之，无使过之"，说明脾胃乃后天生化之源，任何疾病，必须注意饮食营养以辅助之，何况食道癌的主要矛盾是饮食不得下达，长期不能进食则正气日虚，病邪日甚，后果不堪设想了。但在食养方面，目前意见不一，有很重视饮食宜忌者，而且所忌范围很广，甚至连鸡蛋、鸡汤、鱼汤也不能吃，这未免限制过多，因噎废食。我们除按照传统的所谓发物，如虾子、螃蟹、鸡头、鸡爪、猪头肉之类作为禁忌外，其余食物一般以病人所喜者为主，这样处理未见有病灶发展恶化之例，当然，我们所治疗的例数不多，不足为例。还有待于今后继续观察。

附：1号消瘤散

明雄黄 4.5克　　五灵脂 4.5克　　桃仁泥 4.5克　　生甘草 4.5克

蛴　螬 4.5克　　血余炭 4.5克　　炮山甲 4.5克　　炙乳香 4.5克

木鳖子（文火炒黄去皮）7.5克

上味研极细末，每次0.9克，每天3次。该方适用于肿块型胃癌、食道癌、肝癌等。

附：2号消瘤散

生甘草 4.5克　　血余炭 4.5克　　大黄炭 6克　　参三七粉 6克

木鳖子（文火炒黄去皮）7.5克

上味研极细末，每次1.5克，每天3次。该方适用于溃疡型胃癌、食道癌等。

注："1、2消瘤散"是江苏省肿瘤医院医务科让张宗良先生制订的院内制剂处方。"1号消瘤散"主要用于肿块型胃癌、食道癌、肝癌等；"2号消瘤散"主要用于溃疡型胃癌、食道癌等。经多年临证实践，疗效卓著。

（五）吐血（呕血）

凡血液不循常道，或上溢于口鼻诸窍，或下泄于前后二阴，或渗出于肌肤所形成的疾患统称为"血证"。血由胃来，经呕吐而出，血色红或紫黯，常夹有食物残渣，称为"吐血"，亦称"呕血"。本证相当于现代医学的"上消化道出血"。常见于胃、十二指肠溃疡病、食道静脉曲张破裂出血、肿瘤、急慢性胃炎（药物或酒精性急性胃黏膜病变）、胆道、胰腺等疾病。据统计：上消化道出血中以溃疡病占第一位（60%～80%），其中以十二指肠溃疡出血比胃溃疡为多见；食道静脉曲张破裂出血占第二位（10%～15%）；肿瘤占第三位。其他如慢性胃炎、胆道、胰腺等引起的则较少见。

1. 学术思想

早在两千多年前，《黄帝内经》就有："卒然多食饮，起居不节，用力过度，则络脉伤，阳络伤则血外溢，血外溢则衄血（包括吐血、咯血），阴络伤，则血内溢，血内溢则后血（指便血）。"什么叫阳络、阴络？阳络是指在（向）上的血络，阴络是指在（向）下的血络（包括肠、胃，故主便血），所以，中医对出血病人，除辨证所属脏腑外，统称为"络伤血溢"。

血证在临床上分为：吐血（呕血）、咳血、衄血、便血、尿血、崩漏等。

上消化道出血属于吐血、便血。吐血是指由胃中而来，盈碗盈盆，呕血是指血随呕出，血中挟有食物残渣，色多紫暗。其实吐血、呕血是二而一者也。所以，前人有："胃中呕出名吐血。"便血，《金匮要略》有："远血、近血之分，先血后便为近血，先便后血为远血。"色黑如酱属于远血范畴。引起吐血（呕血）的原因包括：①饮食不节（如嗜酒无度，喜食辛辣等），损伤胃络；②情志抑郁，肝气化火犯胃，络脉受损；③劳倦伤脾，统血无权。

饮食不节损伤胃络的缘由：因胃主受纳，宜降宜和，如果平素饮食不节，饥饱失常，或过食辛辣，则胃气失于降和，引起气滞而痛（不通则痛，胃属腑，六腑以通为补），其次，暴痛在经，久痛在络，病久则损伤胃络而出血。

肝气为什么能化火，引起上消化道出血？因为肝的功能是藏血、主疏泄（疏泄有畅达无阻之意，所以，有"肝喜条达"之说，其次，疏泄还包括有协助脾胃消化吸收和输送营养的作用）。肝与脾胃有互相制约关系，肝属木，而脾胃属土，肝木可以剋土，如果情志抑郁，肝郁气滞（或郁怒伤肝），失于疏泄，则（肝气）横逆犯胃。气滞进一步发展可以化火。什么叫火？"气有余便是火"。《黄帝内经》也有："诸逆冲上，皆属于火"。因此，前人有："出血之由，惟气惟火，气大逆乱，血随气逆。"（为什么"血随气逆"？因气为血帅，气行则血行。）损伤络脉，迫血妄行，则血溢于脉外。

本病与脾的关系是：脾的功能是统血，（当然还有运化水谷与水湿，这里暂时不谈）脾与胃是一脏一腑，属表里关系，脾主运，胃主纳，一升一降，阴阳相济，共司运化，如果胃络受损，则脾气亦随之虚。或劳倦过度伤脾。脾虚则统血无权，而血溢于脉外。

中医治疗吐血（呕血），以辨证为主。张宗良先生告诫我们：中医治疗血证，有益气摄血；养阴止血；泻火止血；凉血止血；祛瘀止血等治法。此外，还有人提出独特见解的治疗方法，如缪仲淳提出：止血有三决，"宜行血不宜止血，宜降气不宜降火，宜补肝不宜伐肝"。他认为：气逆上壅是吐血的根本原因，主张加强病因治疗，引血归经，不使血外溢，不能以止血为主。其次，气盛则火盛，治疗中应以降气为要，气降则火降，火降则气不升，血随气行，气血安于脉中而不致逆乱。有关伐肝药品，皆属苦寒伤胃之品，胃气伤则脾气亦虚，脾虚则不能统血归经。因此，宜补肝不宜伐肝。缪氏此论，临床上可以参考。唐容川在血证论中对吐血、呕血等证治，做了比较全面的论述，他提出了治血四法："先止血，后消瘀，继则宁血、补血。"出血初期，离经之血尚未停着，不能行血祛瘀。若先去瘀，必使经脉中已动之血尽被消逐，使病情更重，所以，在急性出血期，应以止血为要。血止之后，离经之血阻塞络道，有碍气行血行，则应及时使用祛瘀之法。血止瘀消后，常可出现气血不足，应补气养血，调理脾胃，增强脾的统血功能，以达到宁血补血之目的。唐氏的血证理论，对临床应用有一定参考价值。

2. 验案举隅

案一　胃热型

主要症状： 脘胁胀痛，口干而苦，烦躁不安，吐血量多，其色鲜红或紫暗黏稠成块，或便血色黑如酱，脉象弦

岐黄之术自有传承

数，舌质红苔黄。

病因病机：肝郁化火，横逆犯胃，络伤血溢。

治则：清热泻火，安络止血。

方药：泻心汤加味。

黄芩炭 10克　上川连 3克　鲜生地 30克　京赤芍 10克

粉丹皮 6克　黑山栀 10克　参三七粉（吞服）3克

仙鹤草 15克　茜草炭 12克　生　军（后下）10克

便血：加地榆炭 12克，侧柏炭 12克；

另外同时加用：乌及散 3克，加大黄粉 1.5克，每次 5克，调成糊状日服 4次。

证候分析：脘属胃（胃痛，中医称胃脘痛），胁为肝之分野，肝气郁滞可以横逆犯胃，因此，脘胁胀痛。气滞可以化火，气火上升，故口干而苦，烦躁不安。根据以上见症，我们可以知道是气火扰犯血络，血随气逆，而血溢于脉外。吐血质黏稠属热，脉弦为肝火旺，（脉）数指（说明）肝火旺盛，患者属热，舌质红，苔黄亦属热，因此，本证属胃热型（实证）。或称肝火胃热型。所以，治法是清胃泻火，凉血止血。既然肝火胃热，为什么用泻心汤？泻心汤出于《伤寒杂病论》包括《金匮要略》，古人有："泻心即是泻火，泻火即是止血"之说。心主血，属火，所以，叫"泻心汤"，其实泻心是泻胃火。

方药分析："泻心汤"是由大黄、黄连、黄芩三药组成。都属于苦寒药物，其中尤以大黄、黄连为大苦、大寒，一般来说，黄芩清上焦之热；黄连泻中焦之火；大黄泻下焦之火，止妄行之血（血中实火，有形积滞）。泻心汤是泻热降火，其止血作用是：血得寒则凝，（三药均寒凉）另一方面是：血随气行，气火下降，血亦渐趋安宁。（盱眙古城一患者，服后自觉胃部有凉冰冰感觉，说明中医讲药性有一定的道理。）鲜生地、赤芍、丹皮凉血止血，（若加犀角，为犀角地黄汤，治胃热吐衄），黑山栀苦寒，泻三焦之火，专治心烦，三七祛瘀止血，茜草行血止血，仙鹤草止血是大家所知道的了。这样，既泻火降逆，又凉血止血，祛瘀生新，统一了止血行血的关系，达到了止血而不留瘀的目的。

唐容川对泻心汤的评解说："得大黄一味，逆折而下，兼破瘀逐陈，使不为患（即达下降之势，又无遗留之弊），此味令人多不敢用，不知气逆血升，得此猛厉之药，损阳和阴，真圣药也。"此即釜底抽薪法。近代学研究发现：大黄能缩短血凝时间，促进骨髓制造血小板，并能使毛细血管致密度增加而改善其脆性。所含鞣质、钙盐等能促进血凝作用。其次，大黄还有消炎作用。由于大黄能泻热通腑，祛瘀止血，及时祛除胃肠道内陈旧的积血，因此，它还有减少吸收热的作用。地榆、侧柏凉血止血，善清血分湿热，为治便血必用之药。"乌及散"之白及补肺生肌止血，亦能祛瘀生新，乌贼骨祛瘀收敛止血，能敛疮疡久不愈合，研末调成糊状能附着于溃疡面或出血面上起直接止血作用。

案二　脾虚型

主要症状：吐血暗淡，或便血色黑如墨，面色苍白，头昏心悸，神疲肢倦，脉芤大或细弱，舌质淡苔薄。

病因病机：劳倦伤脾，统血无权，血溢脉外。

治则：益气摄血。

收黄之术自有传承

方药：归脾汤加减。

炒党参 10克　　炙黄芪 12克　　炒白术 10克　　西当归 6克

大白芍 6克　　炙甘草 3克　　清阿胶 15克　　蒲黄炭 2.4克

仙鹤草 15克　　茜草炭 12克

便血：加地榆炭 12克，侧柏炭 12克；

另外同时加用：乌及散 12克，日服 4次。

证候分析：肝藏血，脾统血，劳倦过度，损伤脾气，或久病络脉暗伤，以致脾虚统摄无权，血无所归，而血溢脉外，所以，上为呕血，下为便血。血去则气无所依，形成气血两虚，故面无华色，而头昏。血去则心失养（心主血），故心悸。脾主四肢，脾为后天生化之源，脾气虚弱，故神疲肢倦。脉芤大或细弱（芤：芤脉有似于弦脉，但脉弦是按之不移，大脉是洪大有力，芤脉是弦大而中空，是轻按即得，重按则细或无，这是出血后气血不足之征），细弱、舌质淡，血色暗淡，皆为气血两虚见证。

方药分析：党参、白术、炙甘草甘温补中益气，黄芪、当归、白芍益气生血，所谓有形之血不能速生，无形之气所当急固。阿胶养血止血，蒲黄炭祛瘀止血。仙鹤草、茜草、地榆、侧柏之作用在"胃热型"中已经讲过了。所以，治法为益气摄血，归脾者，使血能归经（脾），则出血自止矣。

案三　气血暴脱型

主要症状：吐血便血，量多，面色无华，汗出肢冷，心慌气短，舌质淡白，苔少，脉细若无。

病因病机：气随血脱，阴阳两虚。

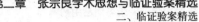
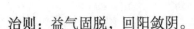

治则：益气固脱，回阳敛阴。

方药：参附汤加味。

熟附片 10 克　　炮姜炭 3 克　　炙甘草 10 克　　清阿胶 10 克

煅龙骨 15 克　　煅牡蛎 15 克　　别直参（另煎）12 克

另外同时加用：乌及散加参三七粉 3 克，日服 4 次。

证候分析：上下失血量多，气无所依，气随血脱，故面色无华，脉细如无，血属阴，气属阳，气血暴脱，阴阳两虚，阳气不能温通四肢血脉，故肢冷，阴血不能内守，阳气不能卫外，故阴液亦随之外脱而汗出（中医称：汗为心液，心主血），气血衰竭，故心慌气短，舌质淡白。

方药分析：前面讲过，有形之血不能速生（当时限于历史条件，现在可以输血了），无形之气所当急固，当此正气欲脱之际，所以用人参大补元气为主药（因气能摄血），附子温经回阳守中，使阳生阴长（阳回阴血才能生长），炙甘草扶正，并能制附子、炮姜刚烈之性。阿胶养血止血，使温阳而不伤阴，养阴而不损阳，龙骨、牡蛎回阳镇静，固脱敛汗，以冀阳气回复，不致虚脱，则出血亦可少止，并佐以乌及散加参三七粉止血，即可化险为夷。

除以上所介绍处方外，还有一些处方可供参考，如《十药神书》十炭散（大蓟、小蓟、侧柏、荷叶、茜草、山栀、茅根、大黄、丹皮、棕炭）；花蕊石散（花蕊石）；《金匮要略》柏叶汤（侧柏叶、藕节炭、干姜、艾绒）。其次，藕节炭、郁金炭、旱莲草，血见愁、苎麻根，紫珠草等均可选择应用。

（六）急性肝炎

急性肝炎即指传染性肝炎，又称：病毒性肝炎（现代医学分甲、乙、丙、丁、戊五型），以下只从中医方面进行阐述。其分为：急性黄疸型和无黄疸型两类。黄疸型肝炎，属于中医学的"黄疸"范围，以目黄、身黄、小便黄为特征，《黄帝内经》有"溺黄赤……目黄者，曰黄疸"之说。无黄疸型肝炎，与中医学的"胁痛、郁症、肝胃气痛"等相类似，以右胁下疼痛，脘腹胀闷，身体倦怠等为特征。

1. 学术思想

（1）病因病机

饮食不节，脾失健运，积湿生热，湿热熏蒸肝胆，疏泄不利，胆汁外越发为黄疸；湿阻中焦，肝失条达，肝脾不和，湿阻气滞。所谓"湿"，"湿"为长夏之气（大暑至白露），但一年四季都有，如长期阴雨、住处潮湿、水中作业，都可以成为湿邪而致病。湿的特性：湿为阴邪，黏腻淹滞，不易渗化，得温则化，得阳则宣。

为什么饮食不节则脾失健运？脾的功能是：主运化升清，主肌肉四肢，统血，开窍于口。所谓主运化，是指脾能运化水谷与水湿。如果脾胃素弱，加上饮食不节，影响脾胃的运化功能，自然就脾失健运，湿从内生（湿分内湿和外湿），积湿可以生热，湿热郁蒸，阻碍肝胆疏泄功能，迫使胆汁外越（血分和皮肤），侵入肌肤而发为黄疸。《金匮要略》曰："黄家所得，从湿得之。"如果感受病邪严重（包括内因和外因），热毒炽盛，内陷营血、心包则成为"急黄（急性重症肝炎）"，为阳黄之重症。

这里顺便提一下中医对黄疸的分类，黄疸分类始见于《金匮要略》，有：黄疸、谷疸、酒疸、女劳疸、黑疸之分，后人统称"《金匮要略》五疸"。中医是从症状上来区分的，到了隋朝，巢元方根据黄疸发病情况和所出现的不同症状，区分为二十八候。宋《圣济总录》分为九疾三十六黄（当然，这种分类有很多不属肝病），由于黄疸分类过于繁复，临床上难以掌握，元代罗天益按照黄疸的性质分为"阳黄""阴黄"二大类。什么叫"阳黄""阴黄"？黄如橘子色，发热、口渴、便秘、脉数等为阳黄；黄色晦暗如烟熏（有人形容如桃李枝色），身倦畏寒，脉沉迟或细，舌苔薄白或质淡为阴黄。阳黄是湿热熏蒸，浸渍肌肤；阴黄是寒湿阻遏，脾阳不振（多数是由阳黄迁延而来），以致湿从寒化，寒湿内郁。据临床所见，阴黄大多见于肝，胰头癌、化脓性梗阻性胆管炎、淤胆型肝炎等。

（2）治疗原则

阳黄以清热利湿为主，阴黄以健脾温化为主。这样对辨证施治可以执简驭繁，所以，临床上一般把黄疸分为阳黄和阴黄。

为什么湿阻中焦，则肝失条达？中焦包括脾胃。肝喜条达，如果湿困脾胃，则可以阻遏肝之疏泄条达作用，形成肝脾不和湿阻气滞证候。总之，黄疸型、无黄疸型肝炎的病因病机是：始而湿热蕴脾，继及于肝，以致肝脾不和，而后再由肝及脾（肝病传脾），形成肝脾两伤（此时，既可形成气阴两伤，亦可形成肝阴不足）；渐而气滞血瘀（由气及血，肝藏血也），湿瘀化水，气血水互相搏结，而形成癥积、臌胀（相当于现代医学之肝硬化、肝癌、肝腹水）。这是肝病整个过程，所以，中医对肝炎的分型不是今天所讲的几型，本节只讲急性黄疸型肝炎和无黄疸型肝炎。

2. 验案举隅

案一　急性黄疸型肝炎

主要症状：面目一身尽黄，其色鲜明如橘，右胁下隐痛不适，胸膺痞闷，食欲不振，口泛苦味，大便自调，小溲浑黄。脉濡数，舌苔薄黄。

病因病机：湿热熏蒸，脾失健运，肝失疏泄，胆汁外越。

治则：疏肝运脾，渗利湿热。

方药：茵陈四苓散加味。

西茵陈 30克	炒苍术 10克	炒白术 10克	福泽泻 10克
车前子 12克	陈橘皮 5克	制香附 10克	黄郁金 12克
广木香 5克	炒枳壳 6克	玉米须 12克	猪茯苓各 10克

证候分析：湿热熏蒸，胆汁外溢于肌肤，故身目发黄似橘；肝气失于疏泄，右胁下隐痛；湿困脾胃，运化失司，所以，胸膺痞闷，食欲不振；肝胆之热上升故口苦；湿热下注膀胱，故小溲浑黄；脉濡数属湿、属热；舌苔薄黄是湿热内蕴之象。所以，病机为湿热熏蒸，脾失健运，肝失疏泄，胆汁外越。按此型属湿热并重型。因此，治法是疏肝运脾，渗

76

利湿热。

方药分析：茵陈清热利湿，苦燥湿，寒胜热，入太阳膀胱经，渗利太阴、阳明之湿热，为治黄疸之君药。苍术、白术健脾燥湿；泽泻、猪苓、茯苓、车前子、玉米须渗利湿热。《金匮要略》云："诸病黄家，当利其小便。"后人有"治疸不利小便，非其治也，小便利白，其黄自退"之说。所以，渗利湿热药为治疗黄疸必用之品。陈皮和胃理气，香附、木香、枳壳、郁金疏肝理气止痛，其中香附能行血中之气，郁金并能解郁破瘀，这样肝脾湿热都照顾到了，而且是渗利湿热为主。

加减：①胸闷呕吐，舌苔白腻为湿重于热，原方去白术、玉米须，减轻茵陈剂量（茵陈苦寒，重用则阴与阴合。前面讲过："湿"得温则化，得阳则宣），加姜川朴 10 克（下气宽胸）；姜半夏 10 克（和胃燥湿）；两药都辛温，能泻湿满（指川朴）；②发热口渴，便秘，脉弦数，舌苔黄腻，为热重于湿，原方去苍术、白术，加大黄 10 克、山栀 6 克、板蓝根 30 克，大黄能泻血分实热，山栀能清郁热，板蓝根能清热解毒，现代药理研究认为板蓝根具有抗病毒作用；③病程迁延日久，黄色晦暗，胸闷腹胀便溏，畏寒身倦，脉沉细或沉迟，舌苔白滑或质淡（阳虚寒湿不化），是脾阳不振寒湿内郁发黄，治宜茵陈四逆汤加味。阴黄不宜过利小便，太过则可引起肾水枯竭，面目黧黑。

案二 重症肝炎、亚急性重症肝炎（又称亚急性黄色肝萎缩）

主要症状：始而恶寒发热，继之全身黄染，口渴烦躁，神昏谵语，甚则衄血、便血，皮肤出现斑疹。脉弦数，舌苔黄燥。

病因病机：热毒内陷，深入营血。

治则：清热解毒，凉血开窍。

方药：犀角地黄汤加味。

犀　角2.4克　鲜生地60克　京赤芍12克　粉丹皮12克

上川连3克　黑山栀12克　西茵陈30克　黄郁金12克

石菖蒲15克　板蓝根30克

另外同时加用：安宫牛黄丸、至宝丹各1粒研末，分2次随药汁下。

证候分析：时邪诱发，故初起恶寒发热，由于感邪严重，所以随即热毒炽盛，内扰肝胆，胆汁外溢，故全身黄染；热灼津液，故口渴，舌质红，苔黄燥；热邪上扰心包，故烦躁神昏、谵语；热入营血，可见斑疹；血热妄行，故衄血、便血；脉弦为肝旺，数属热。所以：综合病机为热毒内陷，深入营血。

所谓营血，卫气营血分证，是中医对温病（指热性病）的辨证纲领，根据叶天士"在卫汗之可也，到气才可清气，入营犹可透热转气，入血就恐耗血动血，直须凉血散血"而来。把温病的各种证候划分为卫、气、营、血四个类型，便于临床辨证施治。

方药分析：犀角地黄汤是清热解毒、凉血止血，黄连、山栀、茵陈、板蓝根清热利胆解毒，郁金、菖蒲解郁开窍。安宫牛黄丸（吴鞠通方，由牛黄、犀角、郁金、黄连、山栀、朱砂、雄黄、黄芩、珍珠、麝香组成），功用清热解毒，开窍安神（清热优于至宝丹），至宝丹（出自《和剂局方》，由犀

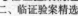

角、玳瑁、琥珀、朱砂、雄黄、冰片、麝香、牛黄、安息香组成），功用祛痰开窍，辟秽解毒（开窍优于安宫牛黄丸）。

案三　无黄疸型肝炎

主要症状：右胁下隐痛，胸膺痞闷作恶，食欲不振，疲劳肢倦，大便自调，小溲淡黄。脉沉弦，舌苔薄腻。

病因病机：湿困脾胃，肝郁气滞。

治则：疏肝理气，运脾化湿。

方药：柴胡疏肝散加减。

炒柴胡 15克	京赤芍 10克	大白芍 10克	川楝子 10克
延胡索 10克	炒苍术 10克	炒白术 10克	姜半夏 10克
炒枳壳 6克	制香附 10克	黄郁金 10克	广木香 6克
玉米须 12克	陈橘皮 6克		

证候分析：肝脉布于两胁，右胁为肝之所居，肝气郁滞，疏泄失司，故右胁下胁痛；脾主运化水谷与水湿，脾运不健，湿困中焦，故胸膺痞闷作恶，食欲不振；脾主四肢，脾受湿困，故疲劳肢倦。小溲淡黄为湿热下注。脉沉属里，弦为肝脉，苔薄腻为湿阻现象。所以，病机为湿困脾胃，肝郁气滞。

方药分析：柴胡、郁金疏肝（和血）解郁；赤芍、白芍活血柔肝止痛；香附、木香、川楝子、元胡索理气止痛；苍术、白术健运脾胃；半夏、陈皮、枳壳和胃燥湿理气；玉米须渗利湿热，合而为疏肝理气，运脾化湿。

无黄疸型肝炎的治疗，有许多单方、验方：如垂盆草、茵陈、板蓝根、夏枯草、蒲公英、石打穿、糯稻草、车前草、芦蒿等，均可任选一至二种煎服；还有五味子降酶，据临床观察有效，但要注意脾胃症状。关于慢性迁延型肝炎，中医学中属于肝病传脾、肝脾两伤、肝阴不足、气滞血瘀、湿瘀搏结化水等型，书中其他相关章节将有介绍。

（七）慢性肝病

在祖国医学文献中无"慢性肝病"之病名，根据其临床症状特点，属于中医"胁痛""黄疸""臌胀""癥瘕"之范畴。现代医学所谓的"慢性肝病"，是指病程超过 6 个月以上，肝组织病理学呈实质性改变的一类疾病的总称，包括慢性肝病、酒精性肝病、脂肪肝、寄生虫性肝病、肝硬化、原发性肝癌、代谢性肝病等一系列疾病。其中慢性肝病包括：慢性病毒性肝炎、慢性自身免疫性肝炎、慢性药物性肝炎等；酒精性肝病有慢性酒精性肝炎、酒精性肝硬化、酒精性脂肪肝等；肝硬化有肝炎后肝硬化、血吸虫性肝硬化、胆汁性肝硬化之区别；寄生虫性肝病有血吸虫、华支睾吸虫等不同；代谢性肝病的种类繁多，以肝豆状核变性（某些微量元素缺乏所致）、药物性肝损害、血色病相对多见；此外，一些其他脏器的慢性疾病引起的肝脏慢性损害，也列入本病范围。

中医所说的肝，不仅是解剖概念，更重要的是一个功能活动系统。肝居胁下，胆附于其中，肝脏功能广泛，"主疏泄、藏血、主筋、开窍于目，其华在爪，其性刚强，喜条达而恶抑郁"。血液贮藏与调节，筋骨关节之屈伸，脾胃之气的升降出入，精神情志之调畅，目之视物明暗等，均与肝之生理功能密切相关。所谓肝病，是指肝脏（包括胆囊）的生理功能及肝胆经络病理变化所表现出的一切病症之总称，而缠绵不休、久治难愈者则属于慢性肝病。

中医对慢性肝病的认识已进入了一个崭新的时期，现代中医学不仅继承和发掘了传统的祖国医学理论，而且摆脱了某些传统医学的束缚，引进了现代科学技术，将传统的中医药理论与现代医学知识有机地结合起来，如采用中医辨证与西医辨病相结合、微观辨证与宏观辨证相结合，重视对肝病证型的研究、药物作用机制的研究、治疗方法学的研究，从而形成了肝病的中医治疗特色。

1. 学术思想

（1）病因病机

慢性肝病涉及面广，病变也较为复杂，从中医角度看，肝病的病因包括内因、外因两大方面，外因多由感受湿热疫毒之邪、饮食不节所致，内因多与素体虚弱、内伤、不足有关。《灵枢·百病始生第六十六》指出："风雨寒热，不得虚，邪不能独伤人。猝然逢疾风暴雨而不病者，盖无虚，故邪不能独伤人。此必因虚邪之风，与其身形，两虚相得，乃客其形……"说明了正气盛衰与发病的密切关系。

① 湿热郁结。湿热之邪郁结肝胆，主要是指黄疸中阳黄的病因病机。古代医家在临床实践中认识到：黄疸之成与胆汁外泄有关，故将其归入肝、胆病范畴。阳黄之证，以外感湿热为主，《素问·六元正纪大论》谓："湿热相交，民当病瘅，瘅者黄也。"湿热交蒸，肝胆失于疏泄，而成黄疸。

阳黄之证以黄色鲜明如橘皮为特点，多伴有发热证候。孙思邈把黄疸列为"时行热"之列，说："凡遇时行热病，必多内瘀着黄。"可见，其所指与现代临床之急性黄疸型病毒性肝炎相同，如湿热外感，郁结日久，又得寒气外来，伤及正气则成慢性肝病。因此，湿热之邪为引起慢性肝病的主要成因，并始终贯穿慢性肝病的全过程。

②情志内伤。人的精神情志活动过度，可伤及有关脏腑而发病。肝主疏泄，有调畅气机的功能，而气机调畅、气血畅达，关系到人的精神状态舒畅开朗，故肝与情志活动关系尤为密切。在病理情况下，由于情志致病，都会导致气机紊乱，影响血液运行，因此，情志过度均可伤及肝之疏泄功能。因情志内伤引起肝病的主要表现为：一是情志过亢而导致肝的疏泄太过，肝气有余，肝火上逆，而成气血逆乱之证；二是忧思抑郁，导致肝的疏泄不利，气机阻滞形成肝气郁结，表现为各种郁证；三是悲哀、思虑过度可损伤肝气，导致肝气虚而表现为肝魂不藏、筋相不用或饮气不行诸证。

③劳伤虚损。正常劳动和运动，有助于气血流通而增强体质，但过度劳累可损伤正气而引起疾病。导致肝病的过度因素，包括劳神过度、劳力过度和房劳过度三方面，此外，大虚久病损伤也是导致肝病的重要因素之一。

④饮食失调。过食油腻甘味，是导致肝病的重要因素之一。因为，肥甘厚味则易积滞化热，生湿生疮。湿热困于脾胃，熏蒸肝胆，影响肝之疏泄，可导致脂肪肝等顽疾；过度饮酒，对肝脏损害尤甚，《灵枢·论勇》说："酒者，水谷之精也，其气悍而有大毒，入于胃则酒胀气逆，上逆于胸，内熏于肝胆，故令肝浮胆横，而狂悖变怒，失于常性，

故云恶酒也。"可见，古人早就认识到饮酒过量可以致病，即现代医学所谓酒精性肝病。

⑤病理产物。致病因素包括：A. 痰饮。痰饮的形成，是肺、脾、肾、三焦气化功能失调，水液输布障碍，停于体内，聚浊而成。肝之疏泄不利，水道不畅，气津不化可产生痰饮，而痰饮也是产生和加重肝病的主要因素。B. 瘀血。肝主疏泄，又主藏血，肝病无不关系气血。气滞血瘀则是其中一个重要的病理变化。与肝病有关的瘀血形成，主要与外伤及其他脏腑病变，以及肝本身疏泄功能失常因素相关。瘀血形成后，一方面可作用于肝，进一步影响肝的疏泄功能；另一方面则可产生并发症。由此可见，痰饮、瘀血之病理产物，其形成过程与肝之疏泄功能失调有关，一旦形成，停滞体内，则可成为肝病的致病因素，进一步影响肝脏的疏泄功能。

⑥药邪致病因素

药邪致病因素对肝病的发生、发展也具有很大影响。古人对此也十分重视，如误补、误泻、过用苦寒或攻伐等。

（2）辨证施治

慢性肝病的病机不外乎正虚邪恋和气血失调两个方面，辨证时应注意：辨清虚实寒热，辨明标本缓急，辨气血失调与否。临床上慢性肝病的常见证型包括肝气郁结证、肝阴（血）不足证、肝风内动证、肝胆湿热证、肝郁脾虚证、肝胃不和证、寒湿阻遏证、肝胆瘀热证、痰湿瘀结证、肝郁血瘀证、瘀血内阻证、肝肾阴虚证、热盛动血证、阴绝阳脱证等。为了执简驭繁，便于掌握，根据我们临床所见，将慢性肝病分为肝郁脾虚型、湿热蕴结型、肝肾阴虚型和气滞血瘀型四个证型。其中以肝郁脾虚型最多，其次是肝肾阴虚型和气滞血瘀型，湿热蕴结型最少。在观察舌苔、脉象时发现：HBsAg持续感染者舌质多为正常，少数病例舌质红，但呈现苔薄白；慢性肝炎中湿热蕴结型为薄黄苔；肝肾阴虚型舌质多较正常或舌质偏红，或边有齿印；肝郁脾虚型或少数肝肾阴虚型以及气滞血瘀型舌质有紫气，或舌边带有紫斑、瘀点，这与病程长、病情反复、脾肿大、门静脉瘀血、血黏稠度增高以及微循环障碍有关。脉搏弦滑者都存在肝痛或有血瘀征象，尤其在慢性肝病中，大多数有肝气郁结、疼痛、血瘀及肝功能损害，这些均为弦脉产生之因素。

2. 验案举隅

案一　肝郁脾虚型

主要症状：右胁下隐痛，脘腹痞满，胸闷太息，食欲不振，头昏乏力，少气懒言，四肢倦怠，大便溏薄，日行1～2次，午后下肢浮肿。舌边齿痕，苔薄腻，脉细而弦。

病因病机：肝病日久，木郁剋土，脾受其制。

治则：疏肝健脾，理气化湿。

方药：逍遥散合香砂六君子汤加减。

炒柴胡6克	炒白术20克	云茯苓12克	川楝子10克
延胡索9克	制香附12克	白扁豆12克	煨木香6克
大腹皮9克	紫丹参15克	炒枳壳10克	谷麦芽各10克

案二　湿热蕴结型

主要症状：始而寒热，继之面目一身尽黄，口渴心烦，

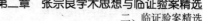

右胁下疼痛，脘腹痞闷，恶心厌食，肢体倦怠，大便溏薄不畅或干结，小溲黄赤。舌苔薄黄或腻，脉弦滑或数。

病因病机：湿热内蕴，熏蒸阳明，胆热液泄。

治则：清热利湿。

方药：茵陈蒿汤合栀子柏皮汤复方加减。

西茵陈 15 克　　炒山栀 12 克　　川黄柏 5 克　　炒柴胡 10 克

川楝子 12 克　　京赤芍 9 克　　猪茯苓各 12 克　　延胡索 12 克

生薏仁 15 克　　炒白术 9 克　　炒枳壳 9 克　　玉米须 15 克

生大黄 （后下）6 克

案三　肝肾阴虚型

主要症状：胁痛隐隐，头晕目眩，潮热或五心烦热，齿血鼻衄，筋惕肉瞤，腰膝酸软，男子遗精，女子经少经闭。舌体瘦，舌质红少津，苔花剥或少苔，或光红无苔，脉弦细数无力。

病因病机：肝肾阴虚。

治则：养血柔肝，滋阴益肾。

方药：一贯煎合六味地黄汤加减。

大生地 15 克　　山萸肉 10 克　　南沙参 12 克　　大麦冬 12 克

枸杞子 12 克　　肥知母 10 克　　大白芍 15 克　　川黄柏 5 克

炙龟板 20 克　　炙鳖甲 20 克　　女贞子 12 克　　炒白术 30 克

川楝子 15 克　　制首乌 15 克　　陈橘皮 9 克

案四　气滞血瘀型

主要症状：胁肋刺痛拒按，固定不移，右胁（或左胁）瘕块，头昏肢倦，面色晦暗，头颈胸部可见赤缕红丝，手掌红如朱砂，女子经行腹痛，经水色暗有块。舌质紫黯或有紫斑，脉沉细弦涩。

病因病机：肝郁血瘀，脾胃不和。

治则：活血化瘀，理气健脾。

方药：桃红四物汤合鳖甲煎复方加减。

桃仁泥 12 克	杜红花 9 克	西当归 10 克	赤白芍 各 10 克
大川芎 10 克	紫丹参 20 克	川楝子 12 克	柴胡根 9 克
炙鳖甲 20 克	延胡索 15 克	炒白术 20 克	炒枳壳 9 克
制香附 10 克	云茯苓 15 克	陈橘皮 9 克	

按语：

① 慢性肝病一般病程较长，病情错综复杂（以上四个证型远不能代表全部，但若能熟练掌握"黄疸、胁痛"章节中相关内容，自能运用自如，得心应手），临床表现很难以某一证型来概括，往往两个或两个以上证型同时存在，如常见的肝郁脾虚型，每多兼有湿热内蕴或瘀血阻络之证；有时候，甚至可见肝肾阴虚型，可与湿热内恋这一相对矛盾的两种症候同时并见。阴虚型病人未必没有血瘀，血瘀型亦可兼有阴虚见症。更何况，此型治疗时间长了，亦可转为其他证型，如清热利湿过甚则会劫津伤阴，辛燥过度亦会耗气劫津。所以，在整个治疗过程中若固定处方，一用到底，是不妥当的，亦不符合中医之辨证施治原则（上述证型例方只能作为参考），临证时，应该"观其脉证，随证治之"。必须几个证型合参，有是症用是药，根据临床见症的变化而不断进行调整，使处方与病情更为贴切。这才是中医之精髓，亦是治疗慢性肝病的准则。

②肝郁脾虚型是慢性肝病中最多见的证型，所以，疏肝健脾法亦是本病最常用的治疗法则，问题是如何把握肝郁和脾虚这二者之间的关系和轻重，若病位偏于肝，则多见肝气、肝火甚至肝风，治当侧重治肝，或疏肝或养肝，随症选用；若病位偏于脾，则为脾虚湿困，中气下陷，脾阳不振诸症，治宜侧重在脾，如健脾运湿、补中益气、温中补中等。

③脾胃为后天之本，升降出入之枢纽，既能运化水谷精微以营养全身，又可运化水湿而不致潴留。据临床所见，绝大部分慢性肝病患者（包括乙肝病毒持续感染者）都有一系列的脾虚症状存在，如乏力、易疲劳、不胜劳累等。所以，调治脾胃在治疗慢性肝病中占有极其重要的地位。治脾之要，贵在运脾，脾气得运则诸脏不郁，升降复常、三焦宣达、决渎通行，而郁滞得开。更何况健脾益气可以提高机体免疫功能，调整人体脏腑功能，有利于抑制病毒复制。

④湿热之邪胶固难化，缠绵不已，往往贯穿在慢性肝病的全过程中，是导致本病难以骤愈的一个重要因素。若处理不当，又易耗气、劫津、伤阴、瘀阻，变端百出。所以，清除湿热是治疗本病的一个关键环节。其治疗方法颇多，如健脾运湿、清热利湿、苦温燥湿、苦降辛开、芳香化湿、淡渗利湿、理气化湿、温阳化湿、甚至滋阴渗湿等，临床上随证选用。但是，当注意两点：一是祛湿务尽，以防复燃；二是利湿不能太过，以免伤阴。正确掌握分寸，中病即止，极为重要。

⑤黄疸之深浅在慢性肝病中往往可以预示疾病的轻重和预后。黄疸深重者病情较重，预后较差；黄疸轻浅病情较轻，预后良好；若黄疸日趋加深，预示着疾病的进一步发

展，极有可能发生肝性昏迷或出血，预后极差；若黄疸迁延日久难消，必损伤脾胃阳气，渐致湿浊瘀阻而发生癥块。黄疸的发生，张仲景概括为热、瘀两个字，临床所见亦确实与此二者关系极大（阳虚之阴黄在临床中所占比例极小）。所以，治黄疸之法大多从热、瘀两字着手，茵陈蒿汤、栀子柏皮汤是两张经常使用的名方。若黄疸较深难愈者，可在辨证处方中加赤芍、丹参、半枝莲等，往往能使黄疸逐渐消退，此乃"治黄必治血，血行黄自却"是也。

⑥ 胁痛是慢性肝病病程中一个比较多见的症状，若通过辨证施治，其他症状明显改善，而胁痛未除者，则应考虑为肝络瘀阻所致，非一般理气舒肝之剂能效。宜选用四逆散（柴胡、枳实、白芍、甘草）合瓜蒌散（全瓜蒌、红花、甘草）加当归、泽兰、旋覆花、延胡索、黄郁金等，往往能获得满意的疗效。

⑦ 慢性肝病期间，其血瘀情况常易被忽视，有医认为：必见癥积方有瘀阻。其实不然，早在《金匮要略》中就有"瘀热于里，身必发黄"之训，可见即使是急性肝炎，亦存在瘀血现象。同时，久病入络，这是任何疾病的必然转化，肝病亦不例外。所以，临诊时宜在辨证的同时适当配合活血通络之法，根据血瘀程度，或行血活血或破气逐瘀，以达到祛瘀治病之目的。具体法则有清热祛瘀、疏肝祛瘀、化痰祛瘀、化湿祛瘀、养阴祛瘀、温阳祛瘀、益气祛瘀、养血祛瘀、消癥祛瘀诸法，随证选用。注意中病即止，以免过剂伤正。

⑧ 肝藏血，体阴而用阳，故肝病伤阴者极多。特别是慢性肝病，常常由于湿热毒邪久蕴伤阴，或在治疗过程中过

用理气、渗湿、破瘀药耗气劫津。可以说，慢性肝病每多是阴虚邪恋之候，阴越伤则病越重，甚至引起肝性昏迷、出血。所以，临床用药必须牢记这一原则，做到清热务尽、理气不伤阴、利湿不过剂、破瘀必顾正。对于肝阴不足者，治宜柔润，贵在守方缓图，常可取得较好的效果。

⑨阴虚湿困是慢性肝病中比较麻烦的一个证型。据临床所见，既有困倦乏力、纳少便溏、腹胀或腹水、苔腻等湿困症状，又有口干咽燥、五心烦热或午后低热、盗汗失眠、腰膝酸软、鼻衄齿血、舌红绛少津等阴虚现象。欲化其湿，恐更伤其阴；欲滋其阴，则又碍祛湿，治疗颇为棘手。此时，当根据其湿困与阴虚的轻重程度，分别采用：或先治其湿后滋其阴；或先养其阴后祛其湿；或祛湿养阴同治，但用药不宜太重，轻剂缓图，日久图功。

⑩肝阳不足，在慢性肝病中并不常见，但也不应该被遗忘。肝阳不足，机能减退，肝病难以恢复。治应温润，养肝补虚，以助正气生发，盖阳气一升，则生化机能得复，疾病自能康复矣。

（八）无黄疸型肝炎

无黄疸型肝炎，为20世纪60～70年代临床上常见疾病之一，中医中药在治疗无黄疸型肝炎方面发挥了一定的作用。兹根据中医理论对无黄疸型肝炎的病因病机认识和治疗方法，就其临证摸索之经验，简要介绍如下。

1. 学术思想

（1）病因病机

无黄疸型肝炎的病因病机，有人认为是外感湿邪伤脾，引起脾胃湿阻，脾土反侮肝木，出现肝不条达症状；也有认为是七情内伤而导致肝脾不调，属于中医所谓内伤范畴。据我们几年来的临床观察，发现本病患者初起大多先有食欲不振、胸膺痞闷、四肢倦怠或有发热、脉濡细、苔薄白腻等，是一种湿困脾胃见症（因脾主四肢，脾居中州，主运化水谷水湿，脾为湿困，则湿浊不降，清阳不升，升降失常，故出现胸痞、胃呆、肢倦、脉濡苔腻等一系列见症。必须指出，这里所谈脾，不是指现代医学解剖学上的脾，以下提到的肝、肾等同），所以，我们认为：本病是湿邪伤脾引起脾胃湿阻所致。

湿邪之所以能伤脾，是因七情内伤（七情，喜怒忧思悲恐惊，这里所讲的七情是指恼怒伤肝，思虑伤脾）引起内脏功能活动失去平衡（中医所谓：正气不足），因而湿邪乘虚而入。《黄帝内经》所谓："邪之所凑，其气必虚，正气存内，邪不可干。"否则，纵有外邪也无能为力。由此可见，本病发生的原因是在七情内伤、正气不足的情况下造成的，具体的讲法是内因加外因相互作用的结果，中医所谓"内因决定外因，外因决定于内因"（外因是条件，内因是根据。这里再提一提，湿邪为什么只能伤脾？因脾为湿土，脏气相应，"气"即风寒暑湿燥火六气之一的湿）。

湿邪入脾引起脾为湿困（脾与胃以膜相连，同居中焦，

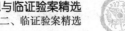

共为土脏），脾困则肝郁（或土虚而木侮），形成肝郁气滞（张景岳谓："以饮食劳倦而致胁痛者，此脾胃之所传也。"就是所谓由脾入肝之意。肝属木，脾属土，在五行生剋制化上，是木剋土，脾土被湿壅阻，升降调节失职，从而阻遏肝气的舒畅，使肝气横亘于中，郁而不伸）。此时既有脾胃湿困症状（前面已提到如：胸膺痞闷、食欲不振、四肢倦怠等），又有肝郁气滞的两胁疼痛或胀，右胁为甚（因肝脉布于两胁，两胁为肝之分野），嗳噫、矢气、脉弦等症状。由于肝为刚脏，性喜条达，郁则侮其所胜（"所胜"即相剋），于是犯胃，则胸闷、胃呆、作恶或呕酸、右胁疼痛，剋脾则厌闻油腻、腹胀或痛，大便溏薄，胁痛，疲劳肢倦。或出现脾虚浮肿，脉象弦细或濡，苔腻或薄腻（如病人本元不足，此时可出现肝肾两虚症候，如头昏失眠等，因肝与肾是母子关系，肝属木而肾属水，在五行生克上，是水生木，肝病可以子盗母气，损耗肾水，所谓子病及母。肾水不足也会反过来产生水不涵木，使肝木更旺），病久则正虚，肝郁则气滞，气血失于流畅，出现肝郁血瘀，如右胁隐痛或刺痛，胁下有癥积，头昏少寐，齿龈或出血，脉弦细或涩，舌质紫苔淡白等。因气滞则血瘀，络脉瘀阻，血凝于内，于是胁下癥积有形不移，迨至瘀血成癥，较为深锢，如不及时治疗，气血一再凝滞，则清阳不升，浊阴不降，即有延成"臌胀"之可能。

　　综上所述，本病是湿邪伤脾，由脾入肝，肝郁气滞，犯胃剋脾，久之，由气及血，肝郁血瘀，形成癥积。

　　（2）辨证施治

　　辨证施治是在辨证求因、审因论治的原则下，进一步寻找有效方药与探索治疗规律。前面已经提到，无黄疸型肝炎的发生发展，主要是肝脾二经的传受关系。那么，在治法上，自然就应当在着重调整肝脾机能的基础上来进行分型论治，兹将我们临床上的分型和治法方药归纳于下，严格地说，所谓分型也就是分证。

2. 验案举隅

案一　肝郁气滞型

主要症状：两胁隐痛或不适，右胁为甚，头昏疲劳，食欲不振（前面提到即有肝郁气滞，又有脾为湿困见症）。脉弦细，苔薄腻等。

病因病机：肝气郁滞，脾运不健。

治则：疏肝理气

方药：柴胡疏肝散合金铃子散加减。

炒柴胡 9克	大白芍 12克	金铃子 15克	延胡索 12克
制香附 9克	黄郁金 12克	炒枳壳 12克	青陈皮各9克
炒枳壳 9克	广木香 9克	炙甘草 9克	炒谷芽 12克
炒麦芽 12克			

按语：肝脉循胁，肝气自郁于本经，郁结不散则痛，故治胁痛必先疏肝，柴胡为舒散肝气的主药，配白芍以柔肝止痛，金铃子直泄肝火，延胡索宣畅肝郁，香附散血中之气滞，郁金散气中之血滞，青陈皮、枳壳、木香疏肝和脾，甘草缓肝，加谷麦芽助脾以缓肝，又能益气调中、增强脾气，此乃宗《金匮要略》所谓："见肝之病，知肝传脾，当先实脾。"

在此阶段，如肝功能出现转氨酶增高，则增入夏枯草膏，效果良好。夏枯草为什么能降转氨酶？我们认为：肝气郁滞，气有余便是火，夏枯草能平肝降火。

案二 肝胃不和型

主要症状：右胁隐痛，胸膺痞闷，食欲不振，作恶或呕酸，疲劳乏力。脉象弦滑，舌苔薄白等。

病因病机：肝郁气滞，脾胃不和。

治则：疏肝理气，运中和胃。

方药：四逆散加减。

炒柴胡 9 克	大白芍 12 克	制香附 12 克	黄郁金 15 克
广木香 9 克	制半夏 12 克	青陈皮 各 9 克	左金丸 3 克
炒苍术 10 克	炒白术 10 克	炙甘草 6 克	炒谷芽 12 克
炒麦芽 12 克	炒枳壳 9 克		

按语：本方柴胡舒肝，白芍柔肝，枳壳疏肝，甘草缓肝，香附、郁金、木香理气，务使肝木条达，脾不受克，加苍术、半夏、青陈皮、谷麦芽健脾和胃，左金丸平肝解郁降火，促使肝胃调和。

案三 肝木乘脾型

主要症状：胸腹饱胀或痛，大便溏薄，嗳恶矢气，厌食油腻，疲劳肢倦，右胁疼痛，或面浮肢肿。脉弦细或濡，苔腻或薄腻等。

病因病机：肝郁脾虚。

治则：疏肝健脾。

方药：四逆散加减。

炒柴胡 9 克	大白芍 12 克	炙甘草 6 克	炒白术 10 克

炒枳壳9克　　采芸曲12克　　淮山药9克　　云茯苓12克

香橼皮10克　　大砂仁6克　　广木香9克　　陈橘皮9克

按语：本方取四逆散中之柴胡、白芍、枳壳、炙甘草舒肝缓肝，青陈皮、木香、香橼皮、采芸曲、砂仁疏肝和脾，调中行气，白术、山药、云苓、陈皮补脾益气，以冀肝木得达，脾土不再受剋，疏肝不忘健脾。

案四　肝郁血瘀型

主要症状：右胁隐痛或刺痛，胁下有癥积，头昏少寐，齿龈或出血，面色晦滞。舌质紫、苔淡白，脉象弦细或细涩等。

病因病机：肝郁血瘀，气机不畅。

治则：活血化瘀，健脾理气。

方药：桃红四物汤合四君子汤加减。

西当归10克　　赤白芍各9克　　紫丹参15克　　桃仁泥9克

杜红花10克　　炒白术12克　　炙甘草6克　　制香附10克

广木香6克　　云茯苓12克　　炒党参12克　　瓦楞子9克

红　枣5枚

按语：病由肝郁而气滞，气滞而血瘀，治法自然以活血化瘀理气为主，当归、赤白芍、丹参、桃仁、红花补血活血，祛瘀生新；瓦楞子消癥散瘀，党参、茯苓、白术、甘草补脾益气；红枣调和营卫；香附、木香、瓦楞子行气解郁，取气为血之帅、气行则血行之意。如癥积久而不化，可配用炙鳖甲、三棱、莪术、地鳖虫、三七等祛瘀之品。

①《黄帝内经》云："肝主筋，为罢极之本。"张景岳谓："人之运动，由乎筋力，运动太过，筋必疲极。"因此，

肝病者应当很好休息，做到起居有时。

②酸能伤筋，辛能胜酸（辛为金味，故能胜木之酸，在五行上是金），肝为刚脏，肝病则不宜辛辣刺激之品，因辛辣之品能动肝，因此，肝病期间应忌辛辣（剋木，所以，辛酸刺激之品宜忌）。同时要注意饮食有节，《素问·太阴阳明论》谓："饮食不节，起居不时者阴受之……"这阴代表内的意思，就是说要注意脾胃的运化。在肝木乘脾出现厌闻油腻时，我们不主张多吃糖，因甘能满中也。

③性情要舒畅，因为恼怒能伤肝，忧虑能伤脾，既有肝病，就不能恼怒忧虑，增加肝脾症状。

④祖国医学文献中虽没有无黄疸型肝炎的名称，但有不少材料可供参考。如《黄帝内经·大奇论》曰："肝壅者两胁痛。"《千金方》云："病先发生于肝者，头目眩，胁痛支。一日之脾，闭塞不通，身痛体重；二日之胃，而腹胀。"《普济方·积聚门》曾指出："胸膈满闷，胁肋刺痛，不思饮食，口苦吞酸，四肢少力，大便秘或泻，呕吐恶心，头昏耳鸣健忘，在腹中成块不消，积年不瘥，荏苒岁月。"《医学纲目》谓："运气胁痛，乡境皆病胁痛也。"综上所述，不仅说明了肝病的主要症状，并且指出了能引起乡境皆病的流行情况和长期迁延，再根据近年来中医中药治疗肝病的报道来看，充分证明了祖国医学是一座宝库，有待我们中西医同仁共同努力挖掘。

⑤分型论治，是从许多不同病人、不同发展阶段的辨证论治规律探讨中得出来的初步理论性概括，不是固定刻板的框子，因同一疾病、同一类型，由于禀赋不同，病程中的转化亦不同。如肝木乘脾型，有些病人往往容易出现"子病

及母"肝肾不足的头昏、失眠等现象，此时，临床上再用固定的疏肝健脾方药，就会有疏之不应、健之无效。若适当加入补肝益肾之品后，症状即迅速改善。所以，分型虽属重要，但又需时辨证，随时掌握，不能机械。

⑥ 据我们临床观察，肝郁气滞与肝胃不和型经治后收效较为满意，一般在1～2月后肝功能正常，症状基本消失，肿大肝脏也随之缩小。肝木乘脾型收效较慢，在这一型中，我们认为：肝木乘脾出现脾虚浮肿症状者，大多存在白/球蛋白倒置（白/球蛋白倒置，是否与中医所谓脾虚有关，尚需扩大病例进一步验证）。肝郁血瘀型收效最慢。这些问题，还有待进一步探讨。

⑦ 最后说明一下，本病初起既然是湿邪伤脾引起脾胃湿困见症，所以，没有另立一型。我们临床上湿困脾胃的症状并不多见，这可能一方面与我们治疗的对象有关，另一方面因为此时症状并不明显，往往容易被人忽视，没有能做到早期诊断，待确诊肝炎时，早期症状已经过去了。

（九）恶性肿瘤

1. 学术思想

恶性肿瘤是目前临床上一种常见病。自1978年，张宗良一直从事研究、探讨中医中药治疗肿瘤的临床工作。虽然没有获得突破性成功经验，但是，通过辨证施治和临床系统观察发现，中医中药对控制肿瘤发展、改善症状、缓解放、

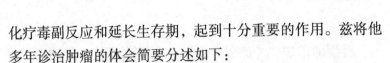

化疗毒副反应和延长生存期，起到十分重要的作用。兹将他多年诊治肿瘤的体会简要分述如下：

恶性肿瘤在祖国医学文献里，很早就有类似的记载。如《黄帝内经》中所叙述的"伏梁""膈中"，《难经》中的"积聚""肺积"以及后世医家论述的"癥瘕""失荣""乳岩""茧唇""舌菌"等内容，与现代医学所说的肝胰、食管、肺、胃、淋巴、乳房、舌等肿瘤，就非常符合。不过限于历史条件，有的病名不同，其实是病同名异而已。而且宋代东轩居士所著的《卫济宝书》中，就开始使用"嵒"字："一曰嵒、二曰……"可见古人对恶性肿瘤，早就有了一定的认识。

（1）病因病机

肿瘤的发病原因，迄今尚未完全清楚。祖国医学根据辨证求因的原则，一般认为：肿瘤的发生，与内外两因和饮食因素相关。外因是六淫之邪与邪毒，内因是正气不足，气血循环失常，五脏六腑蓄毒；或七情内伤使机体阴阳失调，脏腑经络气血功能障碍，引起气滞、血瘀、痰凝、湿聚、热毒等互相搏结所致。

这些病因病机不是孤立存在，而是互相联系，互为因果。例如气滞可以引起血瘀，血瘀亦能导致气滞，气血凝滞则气机不畅，脾失健运，津液不能输布，而形成痰湿凝聚。痰湿凝聚也能造成气滞血瘀。气滞血瘀，痰凝湿聚，日久不化，即可化为热毒。总之，它们之间相互影响、相互联系。但其中主要原因是正气不足，所谓："邪之所凑，其气必虚。"《医宗必读》说："积之成者，正气不足，而后邪气踞之。"说明正气虚弱是形成肿瘤的内在根据。

（2）治疗方法

肿瘤的治法，《黄帝内经》有"坚者削之，结者散之，留者攻之，损者益之"的原则。在具体治法上，有益气补血、补肾助阳、滋阴生津、平衡阴阳、恢复脏腑功能，改善症状者；有理气散结、活血化瘀、化痰软坚、健脾化湿，达到破除积聚、消散癥瘕者；有清热解毒、消除炎症、抑制肿瘤的发展者。至于或攻或补，或补多攻少，或补少攻多，或攻补兼施，要在辨证指导下，根据所出现的症候群，予以随证治之。总之，是补偏救弊，扶正祛邪，以达到养正消积，或邪去正安为目的。

2. 验案举隅

（1）肺癌的中医中药治疗

肺癌，是临床上最常见的恶性肿瘤。近年来，肺癌的发病率有所增加，发病年龄多在 40 岁以上，男性显著多于女性。本病属于祖国医学"肺积"等范畴。《难经》曰："肺之积名，曰息贲……久不已，令人洒洒寒热，喘咳，发肺壅。"《圣济总录》说："肺积息贲，气胀满，涕唾脓血"。这些描述与肺癌的症状极为类似。

一般认为，肺为娇脏，职司清肃。若毒邪侵袭，清肃失司，气机不畅，津液不布，聚湿生痰。痰凝湿蕴则气滞，气滞则血瘀，血瘀则络脉阻滞，积聚成块。气滞日久，郁而化火，灼伤络脉，则肺阴暗伤。心肺相连，肺为气之主，肾为气之根。肺为肾母，母病及子，最终导致出现心肺两虚，或肺肾两亏证候。

肺癌的早期症状，比较轻微。症状的轻重，与癌肿发生的早晚、部位、大小、种类，以及有无转移或并发症等有关。常见的主要症状有咳嗽、胸痛、血痰、发热等。临床上常根据其症状辨证治疗。

案一　痰湿蕴肺型

　　主要症状：咳嗽痰多泡沫，或夹有黏痰，咳甚则气急不平，胸闷或隐痛。脉濡滑，舌苔薄腻。

　　病因病机：痰湿蕴肺，肃降失司。

　　治则：肃降肺气，而化痰湿。

　　方药：苏子降气汤加减。

炙苏子 9 克　　光杏仁 12 克　　法半夏 9 克　　陈橘皮 9 克

全瓜蒌 12 克　　生薏仁 20 克　　赤白芍各 12 克　黄郁金 9 克

半枝莲 30 克　　大贝母（杵）12 克

　　加减：舌质隐紫，或有瘀点瘀斑，加桃仁泥 12 克、杜红花 9 克；痰中带血，去赤芍、半夏，加南北沙参各 12 克、仙鹤草 15 克、小蓟炭 12 克。

案二　阴虚痰热型

　　主要症状：咳嗽痰少而黏，痰中带血，气急不平，胸闷隐痛，午后低热。脉细数，舌质边红，苔薄黄。

　　病因病机：肺阴不足，痰热内蕴，清肃失司。

　　治则：养阴清肺，而化痰热。

　　方药：沙参麦冬汤加减。

南沙参 12 克　　北沙参 12 克　　天　冬 12 克　　麦　冬 12 克

光杏仁 9 克　　净橘络 6 克　　瓜蒌皮 12 克　　仙鹤草 15 克

小蓟炭9克　　黛蛤散6克　　半枝莲30克　　川贝母（杵）9克
白花蛇舌草20克

加减：咳血，加清阿胶 12 克、旱莲草 15 克；声音嘶哑，加银蝴蝶 3 克；胸水，加葶苈子 12 克、大枣 5 枚。

案三　气阴两虚型

主要症状：咳嗽痰少难出，咳声低弱，动则气急不平，心悸怔忡，低热口干。脉细数，舌质红、苔少。

病因病机：痰热瘀毒，积久不解，耗气伤阴。

治则：益气养阴，清解热毒。

方药：生脉散加味。

南沙参15克　　北沙参15克　　天　冬12克　　麦　冬12克
五味子9克　　光杏仁12克　　瓜蒌皮9克　　云茯苓12克
紫丹参15克　　半枝莲30克　　川贝母（杵）9克
白花蛇舌草15克

加减：肺虚及肾，动则喘促自汗，原方去瓜蒌皮、蛇舌草，加东北红参9克、煅龙牡各15克、炙甘草6克、补骨脂12克、蛤蚧尾1对。

（2）肝癌的中医中药治疗

肝癌是癌症中恶性程度最高的一种，临床上比较常见，任何年龄均可发病，但以 30～50 岁为最多。本病属于祖国医学"癥积""臌胀""黄疸"等范畴。肝癌的发生，多因饮食内伤，情志失调，而使肝脾受损，气机阻滞，久则气滞血瘀，脾虚湿聚，湿瘀相搏形成癥积，进而发为臌胀。或湿郁化热，熏蒸发黄；或气郁化火，阴分被灼，络脉暗伤，血液离经外溢。亦可因毒邪上攻，扰乱心神而昏迷。肝癌发展迅速，常见的主要症候有：肝脏进行性肿大疼痛、黄疸、低热、出血、腹水等。根据其临床症状，辨证分型治疗原则如下。

案一　气滞血瘀型

主要症状：右胁下癥块有形，按之质硬疼痛，胸脘痞闷，食欲不振，大便自调，小溲浑黄。脉弦细，舌苔薄、质偏紫。

病因病机：肝气郁结，气滞血瘀，搏结成块。

治则：疏肝理气，化瘀软坚。

方药：柴胡疏肝散合化积丸加减。

炒柴胡9克　西当归12克　赤白芍各12克　炒枳壳9克
京三棱12克　蓬莪术12克　桃仁泥9克　广木香6克
地鳖虫12克　半枝莲30克

加减：唇甲瘀紫、疼痛重者，加炙乳没各6克、杜红花10克、延胡索12克。

案二　湿热瘀毒型

主要症状：面目一身尽黄，右胁下包块质硬，腹胀日以益大，按之如囊裹水，小溲不多，大便自调。脉弦数，舌苔薄黄。

病因病机：肝脾不调，湿热瘀毒，搏结化水，熏蒸发黄。

治则：和肝化瘀，健脾利水。

方药：茵陈四苓散加味。

西茵陈 20 克　炒白术 12 克　福泽泻 12 克　猪茯苓 各 12 克

车前子 12 克　地鳖虫 9 克　大腹皮 15 克　炒枳壳 9 克

半枝莲 30 克　白花蛇舌草 15 克

加减：低热，加银柴胡 9 克、炙鳖甲 15 克。

案三　热毒伤阴型

主要症状：形体消瘦，神气萎顿，右上腹癥块平脐，腹胀如鼓，小溲短少，齿衄鼻血，心烦低热口干。舌质紫暗，苔黄少津。

病因病机：热毒伤阴，湿瘀化水，络脉暗伤。

治则：养阴安络，凉血解毒。

方药：犀角地黄汤合一贯煎加减。

水牛角片 12 克 大生地 15 克　京赤芍 9 克　　大麦冬 15 克

北沙参 12 克　云茯苓 15 克　旱莲草 15 克　小蓟炭 12 克

炙鳖甲 15 克　半枝莲 30 克

加减：有黄疸，加西茵陈 20 克；神迷嗜卧，加黄郁金 12 克、九节菖蒲 12 克、安宫牛黄丸；大便色黑，去赤芍，加仙鹤草 15 克、地榆炭 15 克、参三七粉 3 克（吞服）。

（3）乳腺癌的中医中药治疗

乳腺癌是女性常见的恶性肿瘤之一，其发病率仅次于胃癌，在女性恶性肿瘤中占第二位。本病多发于 40～60 岁绝经期前后的妇女。男性乳腺癌极少见。乳腺癌中医称之为"乳岩"。我国早在公元 610 年，隋代巢元方《诸病源候论》中就提到："乳中结聚成核，微强不甚大，硬若石状""肿结皮强如牛领之皮"，确切地描述了乳腺癌肿块固定粘连如橘

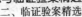

皮样变。宋代陈自明在《妇人大全良方》中指出：乳癌初起"内结小核，或如鳖棋子，不赤不痛，积之岁月渐大，巉岩崩溃，如熟石榴，或内溃深洞，血水滴沥——名曰乳岩。"清代《医宗金鉴》中述："乳中结核——耽延数月，渐大如盘如碗，坚硬疼痛，根形散漫，串延胸肋腋下。"可见，我国古代对乳腺癌早就有了深刻的认识，不仅对乳腺癌的症状、体征作了记载，而且还对乳腺癌沿淋巴道转移到腋下和锁骨下淋巴结也作了描述。在我国历代医学文献中也记载了许多内服、外治方药，其中有些方药至今仍在临床上应用。

中医中药治疗乳腺癌对缩小肿块、改善症状、延长生命、提高生存质量等方面有良好的作用。治疗乳腺癌常用抗癌中草药有白英、蒲公英、龙葵、土茯苓、半枝莲、蜂房、山慈菇、天葵子、连翘、芙蓉花、白花蛇舌草、紫草、夏枯草、青皮、枸橘李、王不留行、皂角刺、穿山甲、蟹壳、天门冬、薜荔果、生南星、生半夏、小金丹、牛黄醒消丸可随证选用。

兹将常见的辨证分型、治疗方药简要介绍如下：

案一 肝郁气滞型

主要症状：乳房结块，质硬，推之可移，两肋作胀，心烦易怒，精神忧郁。舌苔薄，脉弦细。常见于西医分型之1、2期的硬癌或髓样癌及恶性程度较低的乳腺癌。

治则：疏肝解郁。

方药：逍遥散加减。

炒柴胡 10 克　西当归 12 克　大白芍 12 克　黄郁金 10 克
全瓜蒌 20 克　青陈皮各 12 克　金橘叶 10 克　制香附 10 克

夏枯草 24 克　　枸橘李 12 克　　山慈菇 30 克　　生甘草 6 克

同时加用：小金丹 2 粒（吞）。

案二　瘀结痰滞型

主要症状：乳房结块较大，胸肋胀痛，有皮肤粘连（橘皮征），伴区域淋巴结转移，或深及胸大肌。舌苔黄白或厚，脉弦滑。常见于 2、3 期乳腺癌。

治则：疏泄壅滞，软坚散结。

方药：神效瓜蒌散加减。

西当归 10 克　　全瓜蒌 30 克　　乳没药各 10 克　　昆　布 10 克

海　藻 15 克　　夏枯草 24 克　　牡　蛎 30 克　　穿山甲 10 克

皂角刺 12 克　　枸橘李 12 克　　青陈皮各 6 克　　蒲公英 30 克

白花蛇舌草 60 克。

案三　瘀毒蕴结型

主要症状：乳房肿块质硬，增大迅速，或有疼痛。同时有红肿，甚至破溃，翻花呈菜花状，常继发感染。伴有区域淋巴结或远处淋巴结转移。消瘦无力，偶有发热。舌质暗红，舌苔黄白或厚，脉弦数或滑数。多见于乳腺癌呈急性炎性表现或晚期乳腺癌有局部浸润转移，或已破溃合并感染者。

治则：益气养血，祛瘀解毒。

方药：蒲公英汤加减。

蒲公英 30 克　　金银花 15 克　　紫地丁 15 克　　西当归 30 克

生黄芪 30 克　　山甲片 15 克　　全瓜蒌 60 克　　白　芷 15 克

京赤芍 10 克　　山慈菇 30 克　　炒党参 15 克　　天花粉 6 克

生甘草 5 克

同时加用：牛黄醒消丸 3 克（吞）。

案四　气血两伤型

主要症状：乳腺癌手术、放疗、化疗后，面色无华，头昏肢倦，食欲不振，血象偏低。脉细，舌苔少。

治则：气血双调，健脾和胃。

方药：八珍汤加减。

炒党参 15 克	炙黄芪 30 克	西当归 9 克	炒白术 9 克
云茯苓 12 克	鹿角片 12 克	明天冬 12 克	陈橘皮 5 克
炙鸡金 9 克	大熟地 15 克	补骨脂 12 克	红　枣 5 枚

大砂仁（杵）3 克

另外，配合手术、放疗和化疗的中药治疗如下：

① 乳腺癌根治术后可服益气、养血、健脾、扶正、抗癌的中药。常用方药：

生黄芪 15 克	西当归 15 克	女贞子 10 克	旱莲草 15 克
炒党参 10 克	炒白术 10 克	云茯苓 15 克	炙甘草 5 克
炒麦芽 30 克	明天冬 12 克	大砂仁（杵）3 克	

白花蛇舌草 60 克

② 乳腺癌根治术后发生患侧上肢浮肿（淋巴管回流障碍），属气血瘀滞、经络阻遏所致，治宜益气活血、利湿通络。常用方药：

生黄芪 30 克	鸡血藤 30 克	猪茯苓 各 10 克	紫丹参 30 克
威灵仙 15 克	丝瓜络 10 克	炒桑枝 30 克	路路通 10 克

汉防己 10 克

③乳腺癌行放疗或化疗后发生体倦无力，纳差，白细胞减少。治宜益气、健脾。常用方药：

太子参30克	西当归10克	炒白术10克	大白芍10克
鸡血藤30克	紫丹参15克	大熟地15克	紫河车10克
生黄芪30克	天花粉15克	云茯苓15克	炙甘草5克

④有效单方、验方：

1）鲜天冬60克，剥皮，加黄酒、红糖适量，隔水蒸服，每日2次（作者经验方）。本方同时可用于治疗乳腺小叶增生，临床验证有效。

2）芦笋片：每次4片，每日3次；或鲜芦笋，每日60克，当菜吃。

3）湿疹样乳头癌：四妙汤加味。生黄芪60克、金银花30克、全当归30克、全瓜蒌60克、柴胡20克、炮山甲15克、青皮12克、粉甘草9克，20～30剂为一疗程，外用鲜蟾蜍皮外敷。

4）香贝养荣汤：香附10克、贝母10克、人参10克、茯苓10克、陈皮10克、熟地10克、川芎10克、当归10克、白芍10克、白术12克、桔梗6克、甘草6克、生姜3片、大枣5枚。主治：晚期乳腺癌，气血双亏，为扶正方。

5）中成药：逍遥丸、小金丹、牛黄醒消丸、归脾丸，可酌情加用。

6）外用膏药：如乳腺癌不宜手术时，可外用中药太乙膏掺阿魏粉，或外用消瘰瘤散贴敷。晚期乳腺癌局部溃疡者，可内服香贝养荣汤、归脾汤，外用红灵油膏合炉硼麝冰散（炉甘石粉240克、硼酸粉60克、麝香、冰片各1.5克，碾成极细粉末）。

（4）宫颈癌的中医中药治疗

宫颈癌是妇女最常见的恶性肿瘤之一，占妇女恶性肿瘤的首位。近年来，由于广泛开展宫颈癌的普查普治，卫生条件改善，实行晚婚及计划生育，宫颈癌的发病率有逐渐降低的趋势。宫颈癌高发年龄为 40～59 岁。由于治疗水平的提高，早期宫颈癌的根治率很高，中、晚期病人经中西医结合治疗也能获得较好的远期疗效。

祖国医学虽无宫颈癌的名称，但根据宫颈癌所出现的症候则与"癥瘕""崩中""五色带下"等病类似，如《黄帝内经》中即有"任脉为病，女子带下瘕聚"的记载。《备急千金要方》谓："崩中漏下，赤白青黑腐臭不可近，令人面黑无颜色，皮骨相连，月经失度，往来无常，小腹弦急，或绞痛上至心。腰背痛连肋，不能久立，每思卧困顿……"。这些描述，很明显是宫颈癌的晚期症状。祖国医学认为：崩中带下，是由于冲任损伤，或肝郁气滞，疏泄失调，气血瘀滞而成癥瘕；或脾虚生湿，湿蕴化热，久遏成毒，湿毒下注，而成带下。

中医中药对宫颈癌有一定疗效，特别是原位癌和早期病人，若配合手术、放疗、化疗，疗效则可明显提高。现将中医对宫颈癌的辨证分型、治法、方药简述于下：

案一 肝气郁滞型

主要症状：胸胁不适，小腹常有胀感，白带绵绵，夹有少量血液。脉细弦，舌苔薄。此型常见于宫颈轻度糜烂或呈小菜花样损害。

治则：疏肝理气，祛瘀解毒。

方药：柴胡疏肝散合薏仁汤复方加减。

炒柴胡 5 克　　西当归 9 克　　赤白芍 各 9 克　　炒白术 12 克

墓头回 12 克　　青陈皮 各 9 克　　生薏仁 30 克　　小蓟炭 15 克

半枝莲 30 克　　败酱草 15 克　　白花蛇舌草 30 克

加减：腹痛加延胡索 9 克、川楝子 9 克；白带多加椿根皮 12 克、乌贼骨 12 克。

案二　湿热瘀毒型

主要症状：带下绵绵，色白清稀，或黄白相杂，腥臭异常，小腹胀痛，胸膺痞闷，食欲不振。脉滑数，舌苔或黄或白。此型多见于宫颈局部菜花样坏死、溃疡、继发感染。

治则：清热利湿，祛瘀解毒。

方药：三妙散加味。

炒苍术 9 克　　川黄柏 9 克　　生薏仁 30 克　　青陈皮 各 5 克

炒枳壳 6 克　　椿根皮 15 克　　墓头回 12 克　　土茯苓 30 克

败酱草 15 克　　半枝莲 30 克　　蒲公英 15 克

同时加用：牛黄醒消丸 3 克，日服 2 次。

另外，同时加用外用方：苦参 15 克、川黄柏 15 克、蛇床子 15 克、半枝莲 30 克，煎汤坐浴，每日 2 次。

案三　冲任两伤型

主要症状：经事淋漓不净，延绵时日，今又量多如崩，紫块磊磊，头昏心慌。脉细，舌苔少。

治则：调摄冲任。

方药：四君子汤合当归补血汤加减。

炒党参 15 克　　炙黄芪 30 克　　炒白术 9 克　　大熟地 15 克

西当归 6克　　大白芍 9克　　丹参炭 12克　　陈棕炭 9克

血余炭 9克　　仙鹤草 15克　　半枝莲 30克　　炙艾绒 5克

加减：出血不止，加旱莲草 15 克、清阿胶 9 克；若患者放疗后出现放射性直肠炎，症见面无华色，头昏心慌，便血如注，日行 7～8 次者，可用炒党参 15 克、炙黄芪 30 克、炒白术 9 克、地榆炭 12 克、侧柏炭 12 克、仙鹤草 15 克、赤白芍各 6 克、乌贼骨 15 克、白及片 12 克、半枝莲 30 克、石榴皮 12 克；如患者出现头昏耳鸣、口干内热、腰酸乏力、脉细数、舌质偏红等肝肾阴虚症候，可用六味地黄丸或知柏地黄丸加减；若症见面色少华、四肢清冷、倦怠无力、带多腥臭、便溏不实、脉细、舌体肥胖、苔薄等脾肾阳虚症候，可用参苓白术散、附桂八味丸加减。

（十）肿瘤病人化疗后反应

1. 学术思想

（1）病因病机

根据祖国医学对肿瘤的认识，其病因病机不外气血、痰湿、毒邪、虚损等几类。①气滞血瘀：在正常情况下，气是流通无阻，气为血帅，气行则血行，气滞则血瘀，积久必成块，王清任认为结块必有瘀血。②痰湿积聚：湿有内湿、外湿之分（这里指的是内湿为主），脾主湿，脾虚运化失司，则积湿生痰，痰湿经久不化，可以凝结成块（如脂肪瘤等）。③毒邪为患：什么叫毒邪？如宫颈癌之类，带下腥臭，晚期乳腺癌溃烂流血等，即谓毒邪。④脏腑虚损：《黄帝内经》谓："邪之所凑，其气必虚。"张景岳谓："肝肾不足及虚损之人，多有积聚之病。"

（2）治疗原则

治疗是针对病因病机而言，一般是遵照《黄帝内经》"坚者削之，留者攻之，结者散之，损者益之"的原则。具体运用是：①理气和血（活血化瘀）；②化痰利湿；③软坚散结；④清热解毒；⑤补气养血；⑥健脾和胃。

目前，对恶性肿瘤的治疗有手术、放疗、化疗、免疫疗法和中医中药。但大部分病人就医时，肿瘤已发生全身转移，或在手术、放疗后全身性复发，对这些病人的治疗，化疗就是唯一的治疗手段了（然而，这类病人也有不少吃中药的，甚至有个别病人长期服中药后能起到延长生命的作用）。不过据报道：化疗在杀肿瘤细胞的同时，也能损伤机体的正常细胞和组织，因此，化疗对全身的毒副作用，往往使患者不能耐受而被迫中途停药。尤其是骨髓抑制，是被迫停止化疗的主要原因。所以，针对患者用化疗药物的同时，按照病人所出现的症候辨证施治，配合相应的中药，能减轻和防止化疗所引起的一些毒副作用。

（3）辨证施治

中医对病因的认识，有内因、外因、不内外因的三因学说。化疗对人体引起的反应，是属于什么病因呢？按照三因学说的观点，应该是属于外因，即外来的一种刺激因素，这种外来的刺激，可以使机体的正常生理功能遭到破坏，阴阳失去平衡，气血生成受到障碍（红细胞下降），损害了脏腑功能（尤其是脾胃功能），脏腑功能受到损害后（如脾、胃、肝、肾功能的损害），因而产生一系列的临床症状。其中比较多见的是消化道反应。如胸闷嗳气、呕吐胃呆，或腹痛腹泻、舌苔白腻等；造血系统反应如面无华色、头昏肢倦乏力、自汗心悸、舌质淡、脉细、红细胞、白细胞下降等。此外，如阳事不振、脱发、肢麻、皮疹、膀胱炎等亦常有发生。这些症状的产生，均与化疗药品有关。这些症状的出现，有以消化道症状为主者；有以造血系统反应为主者。其中多数是既有消化道反应，又有造血系统反应。在我们系统观察的106例患者中，除个例皮疹、膀胱炎另作处理外，基本上把这些症候群归纳为以下三个类型。

2. 验案举隅

案一　脾虚痰湿型

主要症状： 胸闷作恶，甚则呕吐痰涎，杳不思食，头昏疲劳（白细胞减低）。脉濡滑，舌苔白腻。

病因病机： 脾胃受损，运化失司，痰湿中阻。

治则： 健运脾胃，而化痰湿。

方药： 平胃散加减。

炒苍术6克　　炒白术6克　　姜川朴5克　　姜半夏10克

陈橘皮5克　　广木香5克　　炒枳壳6克　　炙鸡金10克

煨　姜2片　　红　枣5枚　　大砂仁（杵，后下）3克

加减： 肠鸣腹泻，加煨肉果10克、炮姜3克。

证候分析： 什么叫脾虚痰湿型？脾指的是消化系统，脾的功能是主运化，主肌肉、四肢和统血等。所谓主运化，是指运化水谷与水湿。如果饮食不节（洁），或外来刺激，影

响了脾的运化功能，则脾虚而失健运，湿从内生，积湿可以生痰，这就叫痰湿。如胸脘属脾胃，胸闷是脾胃运化失常；呕吐痰涎是脾虚痰湿中阻；脾胃运化不健，自然就不思纳谷；脾统血，主肌肉四肢，所以，脾虚则头昏、疲劳；脉濡是湿，滑为痰；苔白腻是湿困脾胃之佐证。所以，病机是脾胃受损，运化失司，痰湿中阻。治法是健运脾胃，而化痰湿。"平胃散"平脾胃之俾盖，功能是运中燥湿（中：指中焦、脾胃）。

方药分析：这张方子，实际上包括香砂平胃、二陈汤、枳术丸在内。苍术运中燥湿，加白术补中健脾；川朴下气宽胸；半夏、陈皮燥湿化痰；木香、砂仁理气和胃，并能重镇虚逆而止呕吐；枳壳理气宽中，配苍术、白术为"枳术丸"，健脾理气；鸡内金健脾消食；姜、枣调和营卫。所以，它的作用主要是健运脾胃而化痰湿。肠鸣腹泻则加煨肉果，健脾暖胃；炮姜守而不走。若脾胃能运，痰湿自化。只要脾胃功能来复，血白细胞亦能随之上升，因脾胃为后天生化之源，营血来源于水谷，水谷则有赖于脾胃功能之运化，因此，脾胃功能来复，则不补血而血自至矣。经谓："得谷则昌，失谷则亡。"（注：脾胃症状消退，可随症加减）

病案举例：

① 张某某，男，49 岁，1979 年胃癌切除后化疗，白细胞下降至 $3.6×10^9$/L，并伴有以上胸闷、呕恶、苔白腻等脾虚痰湿困中见症，故停止化疗。服上方一周，脾胃症状减退，白细胞随之上升至 $4.5×10^9$/L，随后中药配合化疗至疗程结束。

② 付某某，女，52 岁，胃癌术后化疗（三次中断化

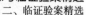

疗），白细胞降至 $3.1×10^9/L$，有以上脾胃受损见症，服香砂、平胃、二陈，脾胃症状减退，白细胞亦随之上升，以后改用脾肾双调，白细胞维持在 $4.2～6.3×10^9/L$ 之间。

案二 脾肾两虚型

主要症状：面少华色，头昏肢倦，胸闷呕恶，食欲不振，腰间酸楚，或便溏脱发，或阳事不振。脉沉细，舌质淡或有紫气，苔薄腻。白细胞下降。

病因病机：脾肾两虚，胃失降和。

治则：健脾补肾，和胃降逆。

方药：六君子汤加减。

炒党参 15克　　炒白术 10克　　云茯苓 10克　　姜半夏 10克

陈橘皮 5克　　西当归 10克　　补骨脂 10克　　鹿角片 12克

大砂仁 （杵）3克

加减：阳事不振，加淫羊藿 15 克、锁阳 10 克；脱发者，加大熟地 15 克、制首乌 15 克；便溏者，加煨肉果 10 克、淡吴萸 2 克。

证候分析：前面讲过，脾胃为后天生化之源，脾胃受损，痰湿中阻，故胸闷呕恶，食欲不振；脾主肌肉、四肢，脾虚故四肢疲倦，运化无权，气血来源匮乏，血虚不能上荣于面，故面无华色而头昏；其次，肾为先天之本，主骨生髓，藏精化血，其华在发，肾气受损，则不能生髓化血，同样又可以引起面少华色而头昏；腰为肾府，肾虚则腰酸；肾阳不振则阳痿；发为血之余，肾之华在发，既有血虚，又有肾虚，故毛发脱落；肾阳不振，则火不燠土，脾土不健，则便溏；脉沉属里，细为血少，舌质淡乃气血不足之佐证，紫气为有瘀，所谓"病久必有瘀，瘀久必成块"。综上所述，病机是脾肾两虚，胃失降和。故治以健脾补肾，和胃降逆。

方药分析：党参、白术、茯苓（四君子汤去甘草，因"甘"能满中），补气健脾；加二陈汤燥湿和胃；砂仁行气调中，治胸闷作恶胃呆；当归养血；补骨脂、鹿角片补肾生髓（肾主骨生髓）。本方脾肾双补而偏重脾胃，因脾胃为后天生化之源也。舌质紫为有瘀，不用祛瘀者，因解决化疗反应为主，急则治其标也。这里所谓标，是先病为本，后病为标，《金匮要略》所谓"先治其卒病，后治其痼疾"是也。淫羊藿、锁阳为补肾壮阳药，熟地、首乌补肝肾，乌须发。当脾胃症状解除后，原方加熟地、黄芪以补益肝肾，益气健脾。

病案举例：

徐某某，男，52岁，肠癌术后化疗，因白细胞降至$3.0 \times 10^9/L$而被迫终止化疗，并有以上头昏、肢倦、腰酸、阳痿、便溏等肝肾两虚见症。服上方加淫羊藿、锁阳一周，脾胃症状减轻，白细胞上升至$4.5 \times 10^9/L$，继续用中药配合化疗至疗程结束。化疗结束后，原方去姜半厚、大砂仁（杵），加仙茅15克、炙黄芪15克续服两月，而肾阳来复。

案三 气血两虚型

主要症状：面无华色，头昏肢倦，动则气短，自汗心悸，食欲不振，红细胞、白细胞减少。脉细，舌质淡或边紫、苔少。

病因病机：气血两虚，脾胃不和。

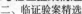
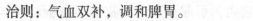

治则：气血双补，调和脾胃。

方药：八珍汤加减。

炒党参 15 克　　炒白术 10 克　　云茯苓 10 克　　西当归 6 克

大熟地 15 克　　陈橘皮 5 克　　鹿角片 12 克　　炙黄芪 30 克

煅龙骨 15 克　　煅牡蛎 15 克　　红　枣 5 枚　　大砂仁（杵）3 克

加减：脉结代加麦冬 15 克、五味子 5 克；无自汗、心悸，去龙骨、牡蛎，加首乌 15 克、紫河车 10 克。

证候分析：面无华色，是气血两虚不能上荣于面；头昏为营血不足；血虚心失所养则心悸；气虚不能卫外则自汗，气短更为气虚之征。前面讲过，脾主肌肉、四肢，脾虚故肢倦；脾胃不和故食欲不振；脉细为血少，舌质淡为血虚。故病机为气血两虚，脾胃不和。所以，治法是气血双补，调和脾胃。

方药分析：八珍汤是气血双补。四物汤补血，四君子汤补气。此方取党参、白术、茯苓补气；当归、熟地补血；熟地配砂仁补而不腻；黄芪配当归为当归补血汤，取其补气以生血，阴血不能自生，必须补气以生血，所谓"阳生阴长"；鹿角片为血肉有形之品，补肾而生髓，龙骨、牡蛎固涩敛汗；陈皮和胃；姜、枣调和营卫。可见本方重点是气血双补。麦冬润肺清心，五味子酸收敛肺，配合党参为生脉散；首乌补肝肾养血，紫河车大补气血。

病案举例：

侯某某，男，52 岁，肺癌颈淋巴结转移，大剂量化疗（阿霉素等）后，见症如上，白细胞降至 $3.4×10^9$/L，药后一周白细胞上升达 $5.8×10^9$/L，能继续接受化疗至疗程结束，但自汗、心悸、气短症状在化疗时未有好转。

此外，有个别病例引起膀胱炎、皮疹样或猩红热样皮疹，处理如下：

① 膀胱炎。八正散加减（或知柏地黄丸加减）

大生地 15克　　川黄柏 10克　　福泽泻 10克　　云茯苓 10克

车前子 12克　　正滑石 12克　　生甘草 3克　　萹蓄草 12克

方通草 3克

血尿者加清阿胶 10克、小蓟炭 15克、白茅根 12克。

② 皮疹

细生地 15克　　京赤芍 10克　　粉丹皮 6克　　金银花 15克

净连翘 12克　　净蝉衣 3克　　地丁草 15克　　蒲公英 12克

生甘草 3克

注：膀胱炎、皮疹，一般在服药一周后症状即可缓解，但有一例皮疹服药三周而症状尚未全退。

按语：

① 以上所分三型，是我们根据几年来的临床观察，以消化道与造血系统反应为多见而划分的。通过以上辨证分型的治疗，一般白细胞低于 $3.5 \times 10^9/L$ 的患者，均能在服药一周后上升 $0.5 \times 10^9/L$ 以上，消化道反应亦随之减轻，能继续接受化疗至疗程结束，三型中治法虽然不同，但处处注重脾胃功能。说明中医中药配合化疗是能起到一定作用的。

② 我们观察的 106 例中，脾虚痰湿型 25 例，脾肾两虚型 39 例，气血两虚型 42 例（膀胱炎 1 例、皮疹 3 例不在内）。有报道出现阴虚型者。我们门诊所见，原来肺癌，化疗后或放疗后有阴虚者外，其余化疗病人未见之也。

③ 化疗反应，多数在化疗后一周内出现，但有些病人在开始化疗时，即频频呕吐，不能忍受，还有继续化疗的病

人，进医院诊室门就想呕吐，所谓条件反射，这可能与人体耐受性有关。其次，反应的轻重与正气强弱、年龄大小有很大关系，如两例肺癌病人，用同样药化疗，一例因年龄较大而体弱，药后即面色苍白，汗多气短，不思纳谷，另一例因正值壮年，虽然化疗后白细胞下降至 $3.1×10^9/L$，但无任何自觉不适。经曰："正气存内，邪不可干，邪之所凑，其气必虚"，确系经验之谈。此外，长时间化疗，白细胞上升亦比较困难，如一例淋巴肉瘤，持续化疗两年以上，虽然年龄尚轻，身体情况尚可，但在化疗停止后，服补脾肾、益气血药物达数月之久，白细胞才上升至 $4.0×10^9/L$ 以上，但一经化疗，白细胞又很快下降至 $2.0×10^9/L$ 左右，久久不能恢复。盖肿瘤本来是慢性消耗性疾病，加上长期毒药的损害（化疗药的刺激），气血虚弱（骨髓抑制），即不易恢复，《黄帝内经》谓："毒药攻邪无使过之，伤其正也。"

④ 白细胞计数是能否接受化疗的主要依据，但我们认为，病人整个机体状况亦不容忽视。《黄帝内经》谓："正气存内，邪不可干，邪之所凑，其气必虚"。说明人体正气的重要性。如果在治疗中不重视正气的盛衰而一味攻伐，则邪未去而正已衰，未有不两败俱伤者。如一例乳腺癌患者，长期大剂量化疗，虽然配合输血，应用白蛋白，中药扶正等，白细胞在 $4.0×10^9/L$ 以上，红细胞在 $3.0×10^{12}/L$ 万以上，但病人面无华色，自汗气短，心悸怔忡，脉细等一派气血两伤、心脾两虚见象始终没有好转。《黄帝内经》谓"大积大聚，其可犯也，衰其半而止，过者死"是有一定道理的。

（十一）胸痹

胸痹是指胸部闷痛，甚则胸痛彻背，短气、喘息不得卧为主症的一种疾病。系因心脉挛急或闭塞引起的以膻中部位及左胸膺部疼痛。轻者仅感胸闷如窒，呼吸欠畅；重者则胸痛剧烈如刺、如灼、如绞，面色苍白，大汗淋漓，四肢不温。严重者心痛彻背，背痛彻心。纵观历代医籍对胸痹心痛的论述，认识不一，病机错综复杂，但概括起来可归纳为"本虚标实"4个字。"本虚"为气虚、血虚、阴虚、阳虚；"标实"为痰浊、血瘀、气滞、寒凝。《素问·缪刺论》曰："邪客于少阳之络，令人卒心痛暴胀，胸胁支满。"汉代张仲景则认为：胸痹心痛的基本病机是"阳微阴弦"。至宋代，《圣济总录》首先提出胸痹心痛的基本病机为"本虚标实"。清代王清任在《医林改错》中提出胸痹心痛与血瘀有关，曰："胸痛在前面，用木金散可愈；后通背亦痛，用瓜蒌薤白白酒汤可愈……"现代医学的冠状动脉粥样硬化性心脏病、急性冠脉综合征、心绞痛均可参考本病辨证论治。

1. 学术思想

张宗良先生临证治疗胸痹心痛"善用瓜蒌薤白之类汤方加减。瓜蒌薤白白酒汤出自汉代张仲景的《金匮要略》。《胸痹·心痛短气病》篇曰："胸痹之病，喘息咳唾，胸背痛，短气，寸口脉沉而迟，关上小紧数，瓜蒌薤白白酒汤主之""胸痹不得卧，心痛彻背者，瓜蒌薤白半夏汤主之"。原方组成：瓜蒌实1枚（捣）、薤白半升、白酒7升。方中瓜蒌苦寒滑利，豁痰下气，宽畅胸膈；薤白辛温，通阳散结以止痹痛；白酒通阳，可助药势，使痹阻得通，胸阳得宣，诸症可解。现代研究显示：瓜蒌薤白白酒汤具有扩张冠状动脉、增加冠状动脉血流量、减慢心率、提高耐缺氧能力等。张宗良先生将瓜蒌薤白白酒汤用于胸痹心痛病是考虑到：薤白温阳散结，行气导滞；瓜蒌清肺化痰，宽畅胸膈，两药合用有温阳化气、活血化瘀、疏通络脉之功。若痰涎壅盛者加半夏，组成瓜蒌薤白半夏汤；若胸阳不振，痰浊中阻，气结胸中，出现痞满胸闷、喘息咳唾者，加枳实、厚朴、桂枝，组成枳实薤白桂枝汤；若纳呆、腹满者，则佐以枳壳、陈皮等行气和胃之品；若痛如针刺，舌暗有瘀斑，舌下脉络青紫者，可配伍郁金、石菖蒲、半夏等开窍宽胸化痰之品；若心痛夹虚者，则在活血化瘀通络基础上加生黄芪、桂枝、甘草等补益心神、振奋心阳药物。

2. 验案举隅

案一 高某某，男，47岁。

主要症状：反复胸部憋闷3月加重1周。遇劳累发作加重，休息后得以缓解。近1周因工作紧张再度发作。刻症：胸部憋闷，甚则胸痛涉及后背，气短心悸，头痛头晕，夜间失眠，四肢疲乏，面色少华。舌淡胖，苔薄腻，脉弦滑。心电图检查示：心肌缺血，心肌酶指标正常。血脂正常。西医诊断：慢性冠状动脉供血不足。

病因病机：心气亏虚，胸阳痹阻，痰湿内蕴。

治则：宣痹通阳，健脾益气，养心和血。

方药：瓜蒌薤白白酒汤加减。

全瓜蒌15克	干薤白12克	西当归12克	大川芎9克
云茯苓12克	京赤芍12克	紫丹参20克	杜红花9克
柏子仁12克	酸枣仁12克	炒党参12克	炙黄芪9克
大麦冬12克	炙远志9克	陈橘皮9克	

二诊：进上方1周后，胸部憋闷减轻，但仍感左胸及后背酸沉不适，其他诸症尚未改善，脉舌同前。胸阳初振，痰湿未化，上方加苍术12克、厚朴9克。

三诊：半月后，胸闷胸痛已基本缓解，气短心悸，头痛头晕，夜间失眠均明显改善，面色红润，体力恢复，夜寐能安，舌淡苔薄，脉滑。胸阳已振，痰湿已化，气血渐复。继服上方1周，以资巩固，后改为水泛丸，每次9克，每日2次，3个月后电话随访，患者一直参加正常工作，病情未复发。

按语：胸痹是指胸部闷痛，甚则胸痛彻背，短气、喘息不得卧为主症的一种疾病，轻者仅感胸闷如窒，呼吸不畅，重者则有胸痛，严重者心痛彻背，背痛彻心。《素问·藏气法时论》篇亦说："心病者，胸中痛，胁支满，胁下痛，膺背肩胛间痛，两臂内痛。"胸痹之发生多与寒邪内侵，饮食不当，情志失调，年老体虚等有关。其病机有虚实之分，实证多为寒凝、气滞、血瘀、痰阻，痹遏胸阳，阻滞心脉；虚证则由心、脾、肝、肾亏虚，心脉失养。本例患者系由于痰湿壅阻胸中，胸阳痹阻所致。就其治疗而言，《胸痹·心痛短气病》篇说："胸痹之病，喘息咳唾，胸背痛，短气，寸

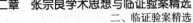

口脉沉而迟，关上小紧数，瓜蒌薤白白酒汤主之。"方中瓜蒌滑以开结，薤白辛以通阳，称为"辛滑通阳"之首剂，对胸中闷痛彻背、舌苔白腻或薄腻、脉弦滑之症，有显效。该患者伴有心悸、气短、头晕、失眠、面色少华等心气亏虚之征象，所以，采用瓜蒌薤白白酒汤加减治之。治疗中加用党参、黄芪、枣仁、远志等益气养心之品。凡胸阳痹阻者，必有心络瘀阻，故治疗当佐以丹参、红花、川芎、赤芍等活血化瘀，以通心脉。

本例患者治疗过程中，有一点值得一提，在二诊时，因痰湿未化，方中加苍术、厚朴后，临床诸症很快得以缓解。究其原因，元代朱震亨曰："苍术治湿，上中下皆有用，以能总解诸郁，痰、火、湿、食、气、血六郁，皆因传化失常，不得升降，病在中焦，故药必兼升降，将欲升之，必先降之，将欲降之，必先升之，故苍术为足阳明经药，气味辛烈，强胃健脾，发谷之气，能径入诸药……"多年临床实践发现，苍术运脾、化湿、祛痰、逐饮皆其所长，根据痰瘀同源以及脾统四脏理论，在对痰瘀久凝之患者治疗时，加苍术一味，不仅能速其效，而且事半功倍。

案二 汪某，男，64岁。

主要症状： 患者胸闷气急不能平卧四月，加重半月入院。经检查诊断为：冠状动脉粥样硬化性心脏病（心律失常型），心功能3级。刻症：胸闷如窒，气急依息，不能平卧，干咳痰少，头昏乏力，偶有心慌，口唇紫绀，脉濡细结代。舌质紫，苔白腻。

病因病机： 心肾阳虚，气血瘀滞。

治则：益气温阳，活血通络。

方药： 人参养营汤加减。

炒党参12克　　川桂枝3克　　五味子5克　　紫丹参15克

杜红花9克　　紫降香5克　　炙苏子9克　　全瓜蒌12克

云茯苓12克　　西当归9克　　大川芎5克

按语： 年逾花甲，肾气暗亏，气阴两虚。心主血脉，主一身之阳，心气不足，胸阳失运，络脉瘀阻，故胸闷如窒，口唇紫绀。《灵枢·本脏篇》云："血和则经脉流行，营复阴阳，筋骨劲强，关节清利矣。"久病阴血暗耗，五脏失其濡养，所以，头昏乏力。血虚心失所养，则偶间有心慌。肾虚摄纳无权，所以气急、倚息、不能平卧。肺虚清肃失司，则干咳少痰。舌为心之苗，心脉瘀阻，故舌质偏紫。心肾阳虚，浊阴凝聚，故苔白腻。脉细结代乃气血运行不畅之象。综上所述，证属祖国医学"胸痹"范畴。病机为心肾阳虚，气血瘀滞，肺失清肃之令，肾乏摄纳之权。治当益气温阳，肃肺纳肾，活血通络。

案三　吴某，男，59岁。

主要症状： 反复发作性心前区疼痛六年入院，经入院后相关检查诊断为"慢性冠状动脉供血不足"。刻症：心悸病史六年，胸闷心前区阵阵刺痛，四肢发麻，自汗乏力，头昏心悸。脉沉小，舌苔薄白、后半淡黄。

病因病机： 痰浊壅遏，胸阳不展。

治则： 通阳泄浊，宣痹和营。

方药： 瓜蒌薤白半夏汤加减。

全瓜蒌12克　　干薤白9克　　姜半夏9克　　陈橘皮5克

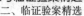

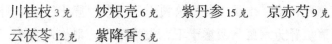

川桂枝 3 克　　炒枳壳 6 克　　紫丹参 15 克　　京赤芍 9 克

云茯苓 12 克　　紫降香 5 克

按语： 心主血脉，营周不休，如环无端。心阳不振，则阴寒、痰浊内生，阻于络脉，故经常心前区疼痛。病久气血暗耗，心失所养，故头昏心悸。汗为心液，阳失外卫，阴不内守，所以常自汗出。气血不能斡旋四末，故四肢发麻。脉沉小，舌苔薄白后半淡黄乃浊阴内蕴之象。综上所述，病机为胸阳不展，痰浊壅遏，心脉痹阻。治当通阳泄浊，宣痹和营。脉沉小，舌苔薄白乃浊阴内蕴，本例属于"胸痹"实证（本虚标实）范畴。虽然，病机分析头昏、心悸属虚，但主要症状是实，所以，应从实证治之。

案四　唐某某，男，65 岁。

主要症状： 胸闷气喘，经常发作，近又左胸发闷，咳嗽痰出色白，气急不平，大便溏薄，日行二次，小溲短少，两下肢浮肿。脉沉，舌质紫苔薄白。

病因病机： 心肾阳虚，肺气不利，脾失健运。

治则： 温阳益心，降气利水。

方药：真武汤加减。

制附片 5 克　　炒白术 9 克　　炒白芍 6 克　　云茯苓 12 克

淡干姜 3 克　　炙甘草 3 克　　炒党参 15 克　　炙苏子 9 克

怀牛膝 9 克　　陈橘皮 6 克　　车前子（包）12 克

按语： 患者年逾花甲，心、肺、脾、肾暗亏，心主血，肺主气，位居上焦，两者协调，同主气血运行，营卫失畅，肺失宣降，故咳嗽痰出色白。肺为水之上源，肺气不能通调水道，下输膀胱，所以，小溲短少。脾主运化水湿，肾司二便，脾肾两虚，水湿下趋，故两下肢浮肿。脾土不健，则大便溏薄。肾为水脏，阴盛于下，上乘阳位，则胸阳失旷，心脉不畅，故阵发性胸闷。肾虚摄纳无权，则气急不平。舌为心之苗，病久心脉瘀滞，故舌质紫苔薄。心阳不振，则脉沉小。此乃心肾阳虚，肺脾不足，脾失健运，水气内停。治当温阳益心，降气利水，真武汤加减主之。

案五　张某，男，50 岁。

主要症状：半月前，因疲劳引起左胸闷痛，并向左肩部放射，每日均有数次间歇性发作，门诊心电图示：冠状动脉供血不足。为此，要求中医治疗。刻症：心前区紧迫闷痛半月余，近来心痛彻背，背痛彻心，持续发作，时欲太息，入夜失眠，胸脘痞闷，呕恶痰涎，不思纳谷，大便燥结。脉弦滑，舌苔白滑而腻。

病因病机：心阳不足，痰瘀阻滞。

治则：健脾燥湿，辛滑通阳，佐以行气活血。

方药：平胃散合瓜蒌薤白白酒汤复方加减。

炒苍术 9克	姜半夏 9克	姜川朴 6克	全瓜蒌 15克
干薤白 15克	陈橘皮 6克	紫丹参 30克	黄郁金 9克
紫降香 6克	川桂枝 3克	荜茇 9克	

同时加用：冠心苏合丸，每次一丸，每天 3 次。

二诊：一周后，心前区闷痛减轻，大便已行，夜寐较安，食欲有所增加，白滑而腻之苔渐化，胸膺仍感不适，脉象弦滑。此脾胃初运，心阳未复，气血循行不畅，仍守原方续服。

三诊：半月后，心前区闷痛未发，胸闷已舒，夜能安麻，舌苔白腻亦退，其他临床诸症均已缓解。

按语：《灵枢·五邪》篇指出："邪在心，则病心痛。"其病因系"心阳不足，不能鼓动血液运行，以致气滞血瘀，脉络痹阻，不通则痛"。本例当属祖国医学"心痛"范畴，患者形体肥胖，痰湿本重，所表现的主要症状是心前区紧迫闷痛，胸闷作恶，胃呆便秘，舌苔白滑而腻、质边紫，是脾虚痰湿内生，阻遏阳气，以致心阳不振，痰瘀阻滞脉络见象。虽然脾虚为本，但主要症状是实。故用平胃散合二陈汤健运脾胃，燥湿化痰；瓜蒌、薤白辛滑通阳；佐以荜茇、降香、丹参、郁金、冠心苏合丸等理气活血，芳香开窍。俾脾能健运，则痰湿可化。阳气来复，则气行血行，血脉环周不休，则心痛可愈。

（十二）心悸

心悸包括惊悸和怔忡。心悸是由于气血阴阳亏虚，或痰饮瘀血阻滞等导致心失所养，心脉不畅，心神不宁，引起心中悸动、惊惕不安、不能自主为主要表现的一种病证。临床上一般多呈阵发性，每因情志波动或劳累过度而发作。发作时常伴有气短、胸闷，甚至眩晕、喘促、晕厥、失眠、健忘、耳鸣等症同时并见，脉象或数、或迟、或节律不齐。现代医学中，各种原因引起的心律失常，如心动过速、心动过缓、房性或室性早搏、心房纤维颤动或扑动、房室传导阻滞、病态窦房结综合征、预激综合征、心功能不全、心脏神经官能症等。凡有心悸症状者，均可以参照本病辨证施治。

岐黄之术自有传承

中医对心悸的认识源远流长。追溯《内经》虽无心悸（惊悸、怔忡）一类的病名，但已经有了类似的记载。《素问·举痛论》曾经指出："惊则心无所倚，神无所归，虑无所定，故气乱矣。"《素问·至真要大论》讲的"心澹澹大动"和《灵枢·本神》篇讲的"心怵惕"都是类似心悸的描述。到了汉代，张仲景在《金匮要略》和《伤寒论》两部名著中，才正式提出了悸与惊悸的病名。唐代孙思邈《千金方·心藏脉论》中提出了因虚致悸，认为："虚则惊，掣心悸，定心汤主之。"其后《丹溪心法》又提出了"责之虚与痰"的理论，认为血虚与痰火是怔忡致病的根本原因。如《惊悸怔忡门》指出："怔忡者血虚，怔忡无时，血少者多。有思虑便动，属虚。时作时止者，痰因火动"。《医林改错·心慌》认为，瘀血内阻亦能导致心悸怔忡。明代王肯堂《证治准绳》则认为，心悸的病因有汗、吐、下后正气内虚，以及"营卫涸流"等多种。

1. 学术思想

张宗良先生认为：心悸的形成，常与心虚胆怯、心血不足、心阳衰竭、水饮内停、瘀血阻络等因素有关。其病因在心，但与脾、肾、肺、肝四脏功能失调有关。如脾失健运，气血生化无乏源，或劳心过度，血液耗损过多，可导致心脾两虚而出现心悸；若肾水不足，不能上济心阴以涵养心阳，使心火独亢而出现心悸；若肺气虚损或肺之宣降失常，影响宗气的生成或气机阻滞不畅，势必影响心主血脉之功能，导致血液运行不畅而出现心悸；若肝血不足，牵及心血亏虚亦

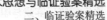

可出现心悸。由此可见，心悸病位在心，但可因他脏的功能失调而引起，因此，临床应审证求因，辨证论治。

本证的基本病因病机是本虚标实。本病虽然以虚证居多，但是，仍可由虚致实，虚实夹杂。虚者常表现为脏腑气血阴阳亏虚，痰浊、血瘀、水饮内停，可一脏受损，也可累及多脏。初起以心气虚为常见，表现为心气不足、心脾两虚、心肺气虚、心虚胆怯等证；阳虚者则表现为心阳不振、脾肾阳虚，甚或水饮凌心之证；阴虚血亏者多表现为心血不足、肝肾阴虚、心肾不交等证。病久正气耗伤，阴损及阳，阳损及阴可出现气阴两虚、气血不足、阴阳俱损之候。肝郁气滞或心脾气虚均可导致痰浊、痰瘀内生，而成痰浊阻络或心脉瘀阻之证。若病情恶化，心阳暴脱，患者可出现厥脱、抽搐等危候，甚至死亡。

2. 验案举隅

案一 汪某某，男，58岁。

主要症状：心胸压闷，时而隐痛，心悸扰寐，神疲乏力，二便自调，口干欲饮。脉细弦而滑，且有结代，疏密不匀，舌质偏红、苔薄黄。

病因病机：心脉痹阻，营行不畅。

治则：益心宁神，通脉和营。

方药：生脉散合人参养营汤复方加减。

太子参9克	大麦冬9克	五味子5克	肥玉竹12克
炒远志6克	炒枣仁9克	云茯苓9克	炙甘草5克
京赤芍9克	紫丹参12克	煅龙牡各12克	陈橘皮5克

二诊：进上方五剂后，自觉热躁不安，心中懊侬，观其面色潮红，舌红苔黄，闻之口中有浊味，询其所苦，胸闷不适，脉有弦意，偶有间歇。脉证合参，乃因心气已复，胃热偏重，胸痹失旷，拟方清中宣痹。

姜山栀6克　　淡豆豉9克　　炙甘草3克　　陈橘皮5克

姜半夏9克　　炒蒌皮9克　　炒枳壳5克　　云茯苓12克

姜竹茹6克　　紫丹参12克

按语：心悸相当于现代医学冠状动脉粥样硬化性心脏病之房性、室性早搏，心房纤颤等。该患者有吸烟史40年，平素嗜食肥甘，可见痰湿偏盛，痰湿内聚，痹阻心胸，络脉失和，胸阳失旷，故见胸中压闷，时而隐痛。痰湿偏重，心血痹阻，营卫不周，故心悸扰寐。病延半载，反复发作，气阴受损，故活动后易于心慌、气短、口干思饮，脉细弦而滑，且有结代，疏密不匀，舌红苔薄。因此，证属痰湿偏重、心脉痹阻、营卫失畅，经生脉散合人参养营汤复方加减，以益心宁神、通脉和营后得以缓解。二诊所见，乃胃热所致虚痞，所以，改用栀子豉汤加减而获效。

案二　吴某某，男，61岁。

主要症状：患者心悸气喘，不能平卧，动则尤甚，咳嗽痰中带血丝，神疲乏力，双下肢浮肿，胃纳欠佳，大便秘结，小溲短少。脉数，舌红苔薄白。

病因病机：心肾两虚，水饮内停。

治则：补益心肾，祛瘀利水。

方药：生脉散加味。

大麦冬12克　　五味子6克　　炒白术15克　　云茯苓12克

姜半夏 9克　　炒枳壳 6克　　炒六曲 15克　　全瓜蒌 12克

紫丹参 15克　　葶苈子 12克　　陈橘皮 5克

车前子 (包) 12克　　　　　别直参 (另炖) 9克

二诊：进上方7剂后，小溲增多，浮肿渐退，痰中血丝亦消，仍感心悸，动则尤甚，卧喜高枕，偶有自汗。脉濡数，舌红无苔。证属气阴两伤，心脉失调，久病肾失摄纳，姑为益气滋阴、养心纳肾。

太子参 12克　　大麦冬 12克　　五味子 5克　　肥玉竹 12克

云茯苓 12克　　炒枣仁 12克　　紫丹参 15克　　怀牛膝 12克

紫石英 12克　　黑苏子 9克　　车前子 (包) 9克

按语：该患者系因高血压心脏病、全心衰入院，在西医治疗同时邀中医会诊。根据该患者的刻症，其中医诊断应包括心悸、水肿和喘证，后二者诊断均由心悸所致，因此，作"心悸"诊断。患者年逾花甲，真水亏耗，五脏六腑皆失于濡养，心气不足，故见心悸不宁。肾虚失纳则气喘不能平卧，肺虚失肃，又可咳嗽气喘，或咯痰带血丝，或巨口咯血，脾虚不运，肾气衰微致水饮内停，溢于肌肤而见双下肢浮肿，血郁于肝还可发生胁下癥积，其纳差、神疲、便结、溲少为气阴不足之证。本病实为痼疾重症。虽关系五脏六腑，但首先责之于心、肾二脏。因心主血，肾主水，若心不主血，则营卫不周，肝脏受累，肾不主水则肺、脾受损，瘀血、水肿等症随之而成。因此，该患者证属年老体弱，五脏受损，心气虚而不主血，肾气亏而不纳气，瘀血内阻，水饮内停。就其体征而言：一喘、二肿、三心悸，这三大证与肺、肾、心三脏攸关，同时该患者还表现为舌红、出汗，此乃气阴两虚之象，故用生脉散加味。二诊时，方中用黑苏子

（未炙过）取其黑入肾，炙苏子宁肺平喘，黑苏子则能纳肾平喘。

案三 胡某某，男，62岁。

主要症状： 冠心病史年余，近来两下肢浮肿，胸闷心悸，动则自汗气喘，面色苍白少华，口唇微紫，四肢不温，食欲尚可，小溲不能自行控制，便溏日行一次。脉细，舌质紫，苔淡白而腻。

病因病机： 肾阳衰微，气血瘀滞。

治则： 温肾纳气，活血通阳。

方药： 参附汤合右归饮复方加减。

炒党参9克	制附片6克	炒白术9克	淡干姜3克
云茯苓9克	上肉桂3克	细 辛2克	紫丹参30克
五味子5克	补骨脂12克	炙甘草3克	

按语： 患者年逾古稀，气血暗亏，肾气衰微。盖肾主水，司二便，肾阳不振，开合失司，故小便清长不能自控。水湿内停趋于下，则见双下肢浮肿。脾主运化水谷与水湿，肾主命门之火，肾虚脾失温煦，所以，大便溏薄，日行一次。阳气不能布达四肢，故四肢不温。肾不纳气，故动则气喘。肾乃水脏，阴盛于下，上乘阳位，则胸阳不振，心脉失畅，而胸闷心悸。汗为心液，心阳不足，阴不内守，则自汗出。心脉瘀滞，所以口唇紫绀，脉细，舌质紫苔淡白。心肾阳虚，故见面色苍白不华。此乃肾阳衰微，摄纳无权，心阳不振，气血瘀滞。治当温肾纳气、活血通阳，故选参附汤合右归饮复方加减治之。

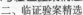

案四　谢某，男，47 岁。

主要症状：反复胸闷心悸十年，近六月加重，遇劳尤甚，头昏乏力，关节酸软，腰间酸楚，口干欲饮不多，纳谷不香，大便或干或溏，小溲黄赤，心烦少寐。脉细数疏密不均，舌质偏红苔黄腻。

病因病机：气阴两虚，痰火上扰。

治则：清心降火，益气养阴。

方药：黄连温胆汤加减。

川黄连3克　　姜竹茹5克　　黑山栀5克　　竹沥半夏9克

炒远志5克　　云茯苓12克　　紫丹参15克　　太子参12克

大麦冬12克　　五味子5克

按语：患者胸闷心悸十年，心气不足，营流不周可知，心主血脉，气血运行不畅，胸阳失旷，心失所养，故常胸闷心悸，遇劳则甚。《灵枢·本脏篇》云："血和则经脉流行，营复阴阳，筋骨劲强，关节清利矣。"病久阴血不足，五脏失其充养，则头昏乏力，关节酸软，腰间酸楚。阴虚火旺灼津炼痰，痰即有形之火，火乃无形之痰，痰火扰心，所以心烦少寐，口干溲黄，舌质红，苔黄腻。痰瘀阻络故脉细疏密不匀。综上所述，病机为气阴两虚、痰火上扰，治当清心降火、益气养阴。

案五　于某，男，65 岁。

主要症状：患者心悸气短，活动后尤甚，时或胸痛，延今四年余，入夜少寐，午后两下肢浮肿，食欲尚可，二便自调。脉细数、参伍不调，舌质红苔薄。

病因病机：气阴两虚，心失所养。

治则：益气养阴。

方药：生脉散加味。

太子参9克　　大麦冬12克　　五味子5克　　炙甘草5克

紫丹参12克　　辰茯苓12克　　柏子仁12克　　合欢皮6克

黑苏子9克　　西当归9克　　炙黄芪15克　　炒枣仁12克

按语： 年逾花甲，气阴暗亏，心主血脉，主一身之阳，胸阳失运，营流不周，故胸痛时作，脉象参伍不调。病久血虚，心失所养，所以，心悸怔忡，入夜少寐，舌质红苔薄。心脉上通于肺，气血运行不畅，肺气升降失常，故动则气短。肺主气化，通调水道，肺气失降，水湿下趋，则午后两下肢浮肿。综上所述，病机为气阴两虚，心失所养。治当益气养阴，生脉散加味。顽疾不敢许效，殊防气虚及阳，或阴伤及阳而出现心阳衰弱，甚至心阳欲脱等危重证候。

案六　王某某，男，68岁。

主要症状： 因心悸气急四个月，加重一周入院。既往有"风湿性心脏病"史，入院心电图示：心房纤颤。刻症：心悸气急，动则尤甚，胸闷胸痛，卧喜高枕，面黄不华，咳嗽咯痰色白而黏，两下肢浮肿。脉细参伍不调，舌质有紫气、苔薄腻。

病因病机： 心脉瘀阻，心失所养。

治则：活血化瘀，理气通络。

方药：桃仁红花煎加减。

桃仁泥9克　　藏红花6克　　京赤芍9克　　紫丹参15克

制香附9克　　西当归9克　　大川芎9克　　全瓜蒌9克

黄郁金9克　　云茯苓9克　　法半夏9克　　杏薏仁各12克

陈橘皮5克

按语：《证治汇补·惊悸怔忡》指出："人之所主者心，心之所养者血，心血一虚，神气失守，神去则舍空，舍空则郁而停痰，痰居心位，此惊悸之所以肇端也。"心主血脉，主一身之阳，患者年逾花甲，心脉瘀阻，胸阳失运，营流不周，心失所养，故心悸气急，动则尤甚，胸闷胸痛，脉细参伍不调。气血不能上荣，则面黄不华。心肺相连，同居胸中，气血运行不畅，肺气升降失常，所以咳嗽气急，咯痰色白而黏，卧喜高枕。肺主治节，通调水道，肺虚治节失司，故两下肢浮肿。舌质有紫气乃瘀血蓄积，心阳阻遏之征。综上所述，证属心脉瘀阻，心失所养，肺失清肃。故选桃仁红花煎加减，以活血化瘀、理气通络。

案七　徐某某，男，54岁。

主要症状：头昏胸闷一年入院，经检查诊断为：病态窦房结综合征。刻症：面色萎黄不华，胸闷心悸气短，神疲乏力，食欲如常。脉迟缓，舌质暗红偏紫、苔薄。

病因病机：心气不足，络脉瘀阻。

治则：益气养心，活血通络。

方药：四君子汤加味。

炒党参15克　　炒白术9克　　云茯苓9克　　炙黄芪9克

西当归9克　　紫丹参15克　　川桂枝3克　　杜红花9克

陈橘皮5克　　大白芍9克　　炙甘草3克　　九节菖蒲5克

按语：胸在上焦，内藏心肺，心主血脉，气为血帅，血为气母，两者相互协调循行脉中，营周不休，如环无端，患者年逾半百，气血暗亏，心气不足，气血运行失畅，瘀阻脉络，故胸闷。《灵枢·本脏篇》云:"血和则经脉流行，营复阴阳……"气血不足，心失所养，故面少华色，心悸气短，神疲乏力。气虚血瘀，营行不畅，所以，脉迟缓，舌质暗红偏紫。综上所述，病机为心气不足，络脉瘀阻。治当益气养心，活血通络。方选四君子汤加味，其中党参、白术、茯苓、黄芪、炙甘草益气强心；当归、丹参、红花活血通络；桂枝、九节菖蒲温通心气，促其心气振作，血行畅通。方中黄芪、当归并用能益气生血，气血旺，血脉通，则诸证可除。同一疾病，因年龄、体质、生活习惯、季节气候之不同，可在不同人身上表现出不同证候，因而治法也就不同。所以，辨证必须透过症状的表象，认识到疾病的本质，从而采取有效的方药，才能达到预期疗效，由此可见，辨证施治的重要性。

案八 胡某，女，51岁。

主要症状: 3天前夜间突感胸闷憋气，全身汗出，心悸不安。自服麝香保心丸3粒，半小时后胸闷、心悸缓解。次日仍感全身倦怠，头晕心悸，恶心口苦，上腹部胀痛，食欲不振，大便干结，小溲黄赤，面色萎黄。舌质红、苔黄腻，脉弦滑。既往有慢性结石性胆囊炎病史，平时性急易怒。心电图检查正常，上腹部B超示:胆囊炎、胆结石。西医诊断:胆-心综合征。

病因病机: 肝郁气滞，痰火扰心。

治则: 疏肝理气，清化痰热。

方药: 温胆汤加减。

姜半夏12克　　陈橘皮9克　　炒枳实9克　　炒枳壳12克

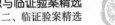

云茯苓 12克　　炒柴胡 9克　　川楝子 9克　　延胡索 12克

紫丹参 20克　　炒黄芩 9克　　炒苍术 9克　　鸡内金 12克

黄郁金 12克　　金钱草 12克

二诊：经上方治疗1周，临床诸症明显缓解，仍大便干结难解，脉舌同前。原方加西当归9克、焦三仙9克。

三诊：迭进疏肝理气、清化痰热治疗后，诸症已除，改汤剂为"胆舒胶囊"，并控制油腻食物。半年后随访，病情稳定未复发。

按语：《医学衷中参西录·论心病治法》谓："有其惊悸恒发于夜间，每当交睫于甫睡之时，其心中即惊悸而醒……心脏属火，痰饮属水，火畏水迫，故作惊悸。"宜清痰之药与养心之药并用，温胆汤始载于唐代孙思邈著《备急千金方》，由陈皮、半夏、枳实、竹茹、生姜、甘草组成。宋代陈无择在《三因极一病证方论》中又在原方基础上增加茯苓、大枣，减生姜之量，用于治疗胆胃不和、痰热内扰而致的虚烦不得眠、呕吐呃逆、惊悸不宁、癫痫等症。

"胆-心综合征"的发病，胆病在前，心病在后。《薛氏医案》谓："肝气通则心气和，肝气滞则心气乏。"《医学入门》指出："心与胆相通。"由于肝郁气滞，胆汁排泄不畅，肝郁又可剋土，导致脾运不健，痰湿内生，湿热内蕴，其气逆上，上扰心胸，引起心脉痹阻，发生心脏病证。肝木为心火之母，故而形成肝火扰心之"胆-心综合征"。温胆汤加味可以清胆和胃、理气化痰，主要在于治疗肝胆病，也就是清肝胆湿热，从本论治。方中柴胡、川楝子、黄郁金、金钱草疏肝利胆；姜半夏、陈橘皮、云茯苓、黄芩清热化痰；枳实、枳壳、延胡索、苍术、鸡内金健脾和胃，消食降逆；紫丹参养心安神；二诊时，加当归养血补血，焦三仙消食和胃。全方从本论治，兼顾其标，药症合拍，收效令人满意。

案九 刘某，男，65岁。

主要症状：心悸伴双下肢浮肿半月。既往有胸闷、心悸、气短、畏寒病史，曾经多次心电图示：慢性冠状动脉供血不足，心肌酶谱正常。服用复方丹参滴丸、银杏叶片、辅酶Q10等药也能改善症状，维持日常生活。半月前无明显诱因心悸又作，伴双下肢浮肿，日渐加重。刻症：心悸胸闷，活动后气短，甚则喘促难以平卧，双下肢浮肿，畏寒肢冷，胃纳不振，便溏不实。舌淡苔薄白，脉细滑。西医诊断：慢性冠状动脉供血不足，心功能3级。

病因病机：心肾阳虚，水饮凌心。

治则：健脾滋肾，温通心阳。

方药：附子理中丸加减。

黑附子9克	炒党参15克	炒白术20克	川桂枝9克
大熟地12克	干薤白9克	云茯苓20克	福泽泻15克
车前子12克	炒枳壳9克	大麦冬12克	五味子6克
生姜皮3克	炙甘草6克		

二诊：经上方治疗1周，心悸、胸闷、气短、双下肢浮肿均有缓解，畏寒肢冷，便溏不实如故，脉舌同前。效不更方，原方续服。

三诊：迭进健脾滋肾、温通心阳剂治疗后，临床诸症均已缓解，原方去黑附子，加补骨脂15克。配10剂，研细末，水泛为丸，每次6克，每天2次。半年后随访，病情一直稳定。

按语：《素问·经脉别论》篇谓："饮入于胃，游溢精气，上输于脾，脾气散精，上归于肺，通调水道，下输膀胱，水精四布，五经并行。"它揭示了人体水液代谢、运行、传输主要与肺、脾、肾三脏密切相关。水为阴邪，赖阳气化之，今阳虚不能化水，水邪内停，上凌于心，故心悸，阳气不能达于四肢，不能充于肌表，故畏寒肢冷。依据该患者的症、舌、脉辨证，当属心肾阳虚、水饮凌心证。治疗当温振心、肾之阳，健脾制水。方选附子理中丸加减。其方中黑附子辛温通阳，温振肾阳；党参、川桂枝、麦冬、五味子、干薤白、炙甘草益心气，温心阳；配有桂枝可增强温振心肾阳气之功；熟地、白术、茯苓滋肾健脾利水，配有福泽泻、车前子、生姜皮增强利水之力；少量枳壳应用，以调节气机升降。三诊时患者症状改善，去黑附子辛燥，改补骨脂，以防长期应用伤阴之虑。全方紧扣心肾阳虚之病机，从健脾滋肾、温通心阳、化饮利水入手，标本兼治，收效良好。

（十三）痹证

痹证是由于风、寒、湿、热等外邪侵袭人体，闭阻经络，气血运行不畅所引起的，以肌肉、筋骨、关节发生酸痛、麻木、重着、屈伸不利，甚则关节肿大、灼热等为主要临床表现的病证。《诸病源候论·风痹候》曰："痹者，风寒湿三气杂至，合而成痹，其状肌肉顽厚，或疼痛，由人体虚，腠理开，故受风邪也。"《诸病源候论·风湿痹候》曰："由血气虚，则受风湿，而成此病。"因此认为：痹证的发生主要是由于正气不足，感受风、寒、湿、热之邪所致。内因是发生痹证的基础。素体虚弱，正气不足，腠理不密，卫外不固，是引起痹证的内在因素。因其感受外邪侵袭，且在感受风、寒、湿、热之邪后，易使肌肉、关节、经络痹阻而形成痹证。此即《灵枢·五变》所曰："粗理而肉不坚者，善病痹。"《济生方·痹》也曰："皆因体虚，腠理空疏，受风寒湿气而成痹也。"现代医学所谓关节炎、痛风、类风湿性关节炎，均可以按照本病（痹证）辨证施治。

1. 学术思想

张宗良先生认为，由于患者居处潮湿、涉水冒雨、气候剧变、冷热交错等因素，以致风寒湿邪乘虚侵袭人体，注于经络，留于关节，使气血痹阻而为痹证。若感受风热之邪，与湿相并，而使风湿热合邪为患，素体阳盛者或阴虚有热，感受外邪之后易从热化，或因风寒湿痹日久不愈，邪留经络关节，郁而化热，则可出现关节红肿疼痛、发热，形成临床所谓的热痹。因此，临床上将痹证分为风寒湿痹（行痹、痛痹、着痹）和风湿热痹。

对痹证的辨证，首先当辨清风寒湿痹与热痹之不同。热痹以关节红肿灼热疼痛为特点；风寒湿痹则虽然有关节酸痛，但无局部红肿灼热，其中又以关节酸痛游走不定者为行痹；痛有处，疼痛剧烈者为痛痹；肢体酸痛重着，肌肤不仁者为着痹。病程久者，应当辨清楚有无气血损伤和脏腑亏虚之证候。痹证是由于风、寒、湿、热所致，所以，祛风、散寒、除湿、清热以及舒经通络为治疗痹证的基本原则，后期还应当适当配伍补益正气之剂。《医学心悟·痹》曰："治行痹者，散寒为主，而以疏湿佐之，大抵参以补血之剂，所谓治风先治血，血行风自灭也。治痛痹者，以散寒为主，而以疏风燥湿佐之，大抵参以补火之剂，所谓热则流通，寒则凝塞，通则不痛，痛则不通也。治着痹者，燥湿为主，而以祛风散寒佐之，大抵参以补脾之剂，盖土旺则能胜湿，而气足自无顽麻也。"

2. 验案举隅

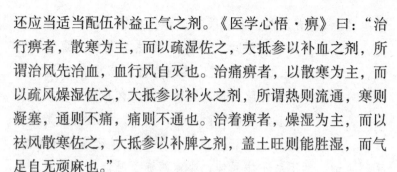

案一　张某某，男，31岁。

主要症状：患者一周前始恶寒发热，汗出不退，伴四肢关节游走性疼痛，局部有灼热感。近两天来，双足不能下地行走而来院就诊，经相关检查诊为风湿热、风湿性关节炎。刻症：发热恶寒，汗出不退，四肢关节游走性疼痛，屈伸不利，痛剧则局部有灼热感，手不可近，两下肢不能着地，口渴不欲多饮，小溲短赤。脉濡数，舌苔淡黄而腻。

病因病机：风、寒、湿三气着络，郁而化热，痹阻经脉关节。

治则：祛风化湿，清热通络。

方药：桂枝芍药知母汤加减

川桂枝3克　　京赤芍9克　　左秦艽6克　　肥知母5克

汉防风5克　　生薏仁15克　　炒苍术5克　　怀牛膝9克

忍冬藤12克　　川黄柏6克　　丝瓜络9克

按语：《素问·痹论》说："风寒湿三气杂至，合而为痹也。其风气胜者为行痹；寒气胜者为痛痹；湿气胜者为着痹也。"该患者发热，四肢关节游走性疼痛，局部红肿有灼热，因此，当属祖国医学"痹证"之热痹范畴。痹证的形成，乃本元不足，气血亏虚，腠理空虚，感受风寒湿邪所致。风寒湿邪客于经脉关节，留而不去，久郁化热，故发热恶寒，渴不多饮。风者善行而数变，所以，四肢关节游走性疼痛，风湿与热邪相合，壅阻关节经脉，则疼痛局部灼热，手不可近，两下肢不能屈伸，小溲短赤。脉濡数、舌苔淡黄而腻均为风寒湿化热之象。综上所述，病机为风寒湿三气着络，郁而化热，痹阻经脉关节。治当祛风化湿、清热通络，桂枝芍药知母汤加减。

案二 高某某，女，51 岁。

主要症状：周身关节游走性疼痛三天，两膝关节较为明显，痛喜热熨，稍恶寒，不发热。脉濡缓，舌苔薄白。

病因病机：风寒湿邪，乘虚着络。

治则：疏风散寒，化湿通络。

方药：独活寄生汤加减。

羌独活各6克	汉防风5克	炒苍术6克	大白芍6克
川桂枝5克	炒桑枝9克	左秦艽9克	西当归9克
威灵仙9克	怀牛膝9克	桑寄生9克	生 姜2片
红 枣2枚			

按语：《诸病源候论·风痹候》曰："痹者，风寒湿三气杂至，合而成痹，其状肌肉顽厚，或疼痛，由人体虚，腠理开，故受风邪也。"患者周身关节游走性疼痛，当属"痹证"。患者年逾半百，气血暗亏。"风者，善行而数变"，故疼痛游走不定。风寒湿邪闭阻经络，而以寒邪偏盛，寒为阴

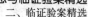

邪，其性凝滞，留而不去，则关节疼痛，双膝为甚。寒性收引，易于伤阳，寒遏肌腠，卫阳不固，故稍有恶寒，而喜热熨。脉濡数、舌苔薄白乃是寒湿着络之象。综上所述，病机为本元不足，风寒湿邪，乘虚着络。治宜独活寄生汤加减，以疏风散寒、化湿通络治之。

案三　姜某，男，58岁。

主要症状：患者因周身关节游走性疼痛三月，加重五天入院。经检查诊断为：风湿性关节炎。刻症：全身关节游走性疼痛月余，近五天加重，持续低热（体温38.5℃），恶风而自汗出，两上肢关节微肿，屈伸不利，痛后有灼热感。脉濡数，苔淡黄。

病因病机：风湿热痹阻关节，气血不和。

治则：祛风通络，清热利湿。

方药：桂枝芍药知母汤合独活寄生汤复方加减。

川桂枝6克　　赤白芍各9克　　肥知母6克　　生甘草5克
防风己各6克　生薏仁12克　　炒桑枝12克　　羌独活各6克
左秦艽12克　　威灵仙9克　　虎　杖9克

按语：患者素体虚弱，气血不足，风湿之邪乘虚而袭，留着经络关节，气血运行不畅，故周身关节游走性疼痛。风湿久郁化热，壅阻经络，营卫不和，所以，持续低热（体温38.5℃），恶风自汗，两上肢关节微肿，疼痛后有灼热感，屈伸不利。脉濡数、苔淡黄为湿热合邪之象。综上所述，病机为风湿热痹阻关节经络，气血不和，络脉失调。治当祛风通络、清热利湿，桂枝芍药知母汤合独活寄生汤复方加减治之。

痹证治疗应当注意：①两上肢关节微肿，屈伸不利，必须用羌独活，还可再加片子姜9克。②如果下肢微肿，热痛，可加川黄柏、怀牛膝。③治疗痹证按部位选药原则：上肢，羌独活、片子姜、桂枝尖。下肢，牛膝、木瓜、五加皮。腰部，桑寄生、狗脊、续断、杜仲。骨关节，千年健、寻骨风、钻地风、骨碎补。麻痹，川草乌、豨莶草、宣木瓜。痛重，乳香、没药。病程久、疼痛重者，可在辨证施方的基础上加一或二味虫类药，如蜂房、乌梢蛇、炙蜈蚣、全蝎、地鳖虫。

案四　章某，女，48 岁。

主要症状：患者因四肢关节肿痛一年，关节变形，屈伸不利六月入院，经检查诊为：类风湿性关节炎。刻症：四肢关节疼痛肿大，指节变形，屈伸不利，步履不调，近六个月来，常感心慌，午后低热（体温 37.5℃），二便自调。脉濡细，舌苔薄。

病因病机：肝肾不足，痰瘀痹阻。

治则：肝肾同调，祛瘀通络。

方药：右归丸合独活寄生汤复方加减。

大熟地 12 克	西当归 9 克	川桂枝 5 克	香独活 9 克
左秦艽 9 克	桃仁泥 6 克	厚杜仲 9 克	川续断 9 克
炙地龙 9 克	炙全蝎 2 克	桑寄生 12 克	炙甘草 5 克

按语：患者素体虚弱，腠理空虚，复因性喜贪凉，当风而卧，风寒湿之邪乘虚而袭，留着经络关节，气血运行不畅，故周身关节疼痛。风寒湿壅阻经络，营卫不和，所以，午后低热（体温 37.5℃）。《内经》云："肝主筋，肾主骨"，

病久肝肾不足，瘀阻络脉，津液凝聚成痰，痰瘀交阻关节，故指节变形，关节肿大，屈伸不利，步履不调。气血不足，心失所养，故常感心慌。脉濡细、舌苔薄，乃气血不足之象。证属肝肾不足，痰瘀痹阻，气血两虚，瘀着经脉。故治当肝肾同调、祛瘀通络，佐以虫蚁搜剔之品，右归丸合独活寄生汤复方加减。

案五　张某某，男，54岁。

会诊原因：患者右小腿疼痛一年半，初为麻痹，并逐渐向上升至大腿内侧和臀部疼痛，近两月腰痛不能挺直站立，弯腰动作时右下肢疼痛加剧，入院后X线检查诊断为"腰椎间盘突出症"，神经科检查考虑为"右侧坐骨神经痛"。目前除一般对症治疗外，配合推拿、理疗后效果仍不显著。为此，特请中医协助治疗。

主要症状：患者腰腿疼痛，辗转较难，屈伸不利，1946年、1948年、1950年腰部分别三次扭伤，卧床休息后缓解，迄至1964年症情逐渐加重，病情发展如上所述，脉沉细、舌苔薄。

病因病机：风寒湿痹阻脉络。

治则：祛风散寒，利湿通络。

方药：独活寄生汤加减。

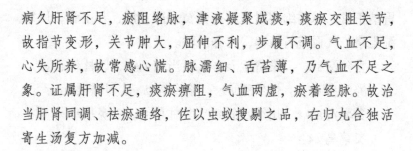

香独活 6克	桑寄生 12克	左秦艽 9克	汉防风 5克
炙细辛 2.4克	大川芎 6克	西当归 6克	大生地 9克
京赤芍 5克	炙桂枝 3克	云茯苓 9克	怀牛膝 9克
厚杜仲 9克	炙甘草 3克		

二诊：进独活寄生汤加减后，腰腿疼痛尚未明显减轻，

胃纳正常，脉濡细小滑，舌苔薄黄。肝主筋，肾主骨，风寒湿阻络，气血流行障碍，再守前法。

香独活 5克　　桑寄生 12克　　西当归 9克　　厚杜仲 12克
潞党参 12克　　怀牛膝 9克　　炙细辛 2.4克　　川桂枝 3克
炙乳没各 3克　　川续断 12克　　炙甘草 3克　　炙川乌 2.4克
炙草乌 2.4克

注：浓煎45分钟以上。

三诊：迭进温通络道，腰腿疼痛已止，能屈伸自如，右足麻痹亦减。前日午后猝然头目眩昏，有如房屋旋转，不能自主，泛泛作恶，今时症状虽有减轻，仍头昏不已，食欲不振。脉象濡细带弦，舌苔薄腻。痰浊上扰，内风自动。拟天麻半夏白术汤加减。

明天麻 24克　　炒白术 15克　　法半夏 9克　　陈橘皮 5克
双钩藤 12克　　白蒺藜 12克　　炒僵蚕 12克　　广藿香 5克
西当归 9克　　大川芎 2.4克　　夏枯草 12克　　磁珠丸 (包) 9克
黄郁金 (矾水炒) 12克

四诊：进天麻半夏白术汤加减治疗后，头目眩昏大减，泛泛呕吐已平，仍时感右侧腰腿麻痹，胃纳如常。脉濡弦，舌苔薄腻。姑再为祛风化痰，通经和络。

炒白术 15克　　法半夏 9克　　陈橘皮 5克　　白蒺藜 12克
怀牛膝 9克　　炒僵蚕 9克　　桑寄生 12克　　羌独活各 5克
制川乌 9克　　制草乌 9克　　川续断 9克　　双钩藤 9克
夜交藤 12克　　黄郁金 (矾水炒) 12克

注：浓煎45分钟以上。

五诊：头目眩昏虽减未止，右侧腰腿酸楚，时感麻痹，胃纳尚可，夜寐欠安。脉濡细，舌苔薄。内风已平，络脉未

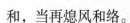

和，当再熄风和络。

明天麻 2.4 克　双钩藤 12 克　白蒺藜 12 克　西当归 9 克

香独活 6 克　川牛膝 9 克　威灵仙 15 克　辰茯苓 9 克

辰远志 5 克　川续断 9 克　丝瓜络 9 克　夜交藤 9 克

六诊：经治来，症情已有好转，右腿仍感麻痹，脉舌同前，再守原方出入。

前方加制川草乌各 1.5 克，豨莶草 9 克。

注：浓煎 45 分钟以上。

七诊：右侧腰腿疼痛、麻痹已减轻，能弯屈（俯仰）自如，步履仍有不调，胃纳如常。脉细濡，舌苔薄，当再和血通络。

西当归 9 克　京赤芍 9 克　香独活 6 克　桑寄生 12 克

豨莶草 9 克　宣木瓜 12 克　炙乳没各 1.5 克　制川乌 1.5 克

制草乌 1.5 克　丝瓜络 9 克　炙甘草 5 克

注：浓煎 45 分钟以上。

八诊：患者病情稳定，拟丸方带药出院。

西当归 30 克　香独活 30 克　桑寄生 60 克　怀牛膝 60 克

川续断 45 克　厚杜仲 45 克　宣木瓜 45 克　威灵仙 30 克

炙乳没各 15 克　制川乌 9 克　制草乌 9 克　炙甘草 30 克

紫丹参 90 克　杜红花 18 克　巴戟天 45 克　豨莶草 45 克

大白芍（桂枝尖 9 克拌炒）30 克

注：上味共研细末，用丝瓜络 90 克、红枣 90 克浓煎之汤泛丸，每晨晚各服 5 克。

按语：痹证是由风、寒、湿、热等外邪侵袭人体，闭阻经络，气血运行不畅所致，以肌肉、筋骨、关节发生酸痛、麻木、重着、屈伸不利，甚或关节肿大灼热等为主要临床表现的病证。痹证的发生，主要是由于正气不足，感受风、寒、湿、热之邪所致。《素问·痹论》说："风寒湿三气杂至，合而痹也。其风气胜者为行痹，寒气胜者为痛痹，湿气胜者为着痹也。"以风性善行而数变，故痹痛游走不定而成行痹；寒气凝涩，使气血凝滞不通，故疼痛剧烈而成痛痹；湿性黏滞重着，故使肌肤、关节麻木、重着，痛有定处而成着痹。本案系感受风寒湿邪而湿邪偏盛，因湿性重浊黏滞，故痛有定处。湿留肌肉，阻滞关节，故重着步履不调；脉濡滑、苔白腻均为湿邪偏盛之象。故予以独活寄生汤加减，祛风散寒、化湿通络为治。在治疗过程中，根据其症状轻、重、缓解情况，随证加减，至临床症状缓解后，再以肝肾同调，舒筋、活血、化湿、通络方制成丸药，以巩固效果，对畏惧服中药汤剂者，也可让患者服用"乌头粥"，以祛风散寒，燥湿止痛。

附：乌头粥

出自《本草纲目》，主治：风寒湿痹，关节冷痛，麻木不仁。由：生乌头（研末）5克、粳米100克、生姜（末）3片、蜂蜜适量组成。煮制方法：将生乌头（研末）5克与粳米100克煮成粥（注：需煮45分钟以上，以减乌头之毒性），待沸时，调入生姜（末）和蜂蜜适量，空腹温服，每天1剂，连服3～5天。

食后胃中有灼热感，但为时不长，即可消失。若久不消失，或烧灼难忍，可用绿豆急火煮汤解之。乌头大辛大热，祛风散寒，燥湿止痛，其性有毒，对胃有刺激，所以，"乌头粥"中配以养胃和中之粳米，庶胃气不至受伤，加生姜末、蜂蜜缓急解毒、益气和中，且有调味作用。乌头以逐风

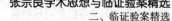

邪、除寒湿见长，同时又有较强的麻醉止痛作用，故多用于阴寒内盛所致之心腹剧痛、疝痛，以及风寒湿痹之肢体疼痛，每获良效。惟性有大毒，须慎用。本品有川乌、草乌之分（在中药配方中常川乌、草乌同用），性味功用相同，而草乌之毒性较川乌更强，用时务须注意。据本草记载，本品与半夏、瓜蒌、贝母、白及、白蔹相反，不宜同时使用。乌头粥改药疗为食疗，且以蜂蜜制其毒，祛风散寒、燥湿止痛、和胃安神，具有中医特色，治疗慢性疾病，此种剂型值得尝试。

案六　左某某，男，22岁。

会诊原因：患者因腰部酸楚，贯臀四载，俯仰掣痛，动则身转，不能下蹲，步履畸形，迄今未愈，此次入院专程查治。曾诊为渗出性关节炎（鹤膝风）、类风湿性脊柱炎，请贵科协助诊治。

主要症状：患者始而背脊及两膝关节疼痛，继之腰间及臀部酸痛，轻则俯仰不利，步履不调，胃纳尚可，大便自调。脉濡滑，苔白腻。

病因病机：肝肾不足，风湿着络。

治则：祛风散寒，通络化湿。

方药：独活寄生汤合乌头汤复方加减。

香独活 6克	桑寄生 12克	炒苍术 6克	海风藤 9克
威灵仙 9克	西当归 9克	川续断 9克	怀牛膝 9克
炙乳没 各5克	炙甘草 3克	制川乌 2.4克	制草乌 2.4克
红　枣 3枚			

注：浓煎45分钟以上。

二诊：药后腰间及臀部酸痛未减，两腿乏力，步履不调，脉舌同前。病情收效不易，当从缓图，仍守原方加减，以观进退。

西当归9克　桂枝尖2.4克　香独活6克　桑寄生12克

威灵仙5克　宣木瓜9克　怀牛膝10克　炙乳没各2.4克

制川乌1.8克　制草乌1.8克　炙甘草3克　丝瓜络9克

注：浓煎45分钟以上。

三诊：腰脊酸痛，俯仰不利尚未好转，右髋关节酸痛，步履不调，食欲不振，脉濡，舌苔少。湿邪羁留络脉，近因气候阴雨，寒湿相加，当再温通络道，原方加减。

炒苍术9克　桂枝尖2.4克　香独活6克　桑寄生12克

威灵仙9克　海风藤9克　宣木瓜9克　怀牛膝9克

川续断9克　炙甘草3克　炙乳没各2.4克

四诊：迭进温通络道，腰脊疼痛减轻，胃纳稍有好转，脉濡苔少，再守原法。

炒苍术9克　桂枝尖2.4克　香独活6克　桑寄生12克

威灵仙9克　海风藤9克　宣木瓜9克　怀牛膝9克

川续断9克　红枣3枚　炙乳没各2.4克

五诊：经治以来，症状控制，病情大有好转，一般活动尚可自主，阴雨变化亦无异常，据其情况，近期安排出院，脉濡，舌苔少。当再肝肾同调，舒筋活络，常服丸药，巩固效果。

西当归60克　桂枝尖15克　香独活60克　桑寄生120克

制川乌15克　制草乌15克　炙乳香24克　炙地龙60克

炙全蝎15克　炙蜂房30克　宣木瓜90克　怀牛膝90克

川续断90克　厚杜仲60克　生甘草30克　豨莶草30克

紫丹参 90 克　　杜红花 15 克

注：上药共研细末，威灵仙 60 克、炒苍术 30 克煎浓汤泛丸，每晨晚各服 5 克。

案七　葛某某，男，24 岁。

会诊原因：因风湿性关节炎入院，现髋关节强直，目前以推拿治疗，虽有一定疗效，但进步较慢，为加速疗效，特请中医科会诊。

主要症状：痹证有年，自去年二月始髋关节、膝关节渐趋强直，行走不利，痛而伴胀，夜寐欠佳。脉小数，舌苔薄。

病因病机：肝肾不足，寒湿着络。

治则：祛风散寒，通络化湿。

方药：桂枝芍药汤合乌头汤复方加减。

川桂枝 3 克　　赤白芍各 6 克　　炒防风 15 克　　全当归 9 克
钻地风 20 克　　炙地龙 20 克　　炙蜂房 2.4 克　　炒桑枝 15 克
制川乌 2.4 克　　制草乌 2.4 克　　生甘草 2.4 克

注：浓煎 45 分钟以上。

二诊：腰以下，髋膝关节疼痛，清冷不和，强直不能屈伸，步履不调，胃纳二便如常，脉濡弱，舌苔薄。肝主筋，肾主骨，肝肾不足，寒湿外侵着络，病延一年，势无速效，仍当肝肾同调，温经通络。

全当归 9 克　　桂枝尖 5 克　　香独活 9 克　　制川乌 2.4 克
制草乌 2.4 克　　威灵仙 9 克　　炙地龙 9 克　　炙蜂房 9 克
炙乳香 2.4 克　　地鳖虫 9 克　　生甘草 5 克　　炙全蝎（吞）0.9 克

注：浓煎 45 分钟以上。

三诊：经治疗以来，诸症虽有好转，仍不能坐下，不能俯仰，当再通络化湿、蠲痹搜剔。仍当肝肾同调、温经通络，拟丸药丸方图治。

西当归 60 克	桂枝尖 15 克	香独活 60 克	桑寄生 120 克
制川乌 15 克	制草乌 15 克	炙乳香 24 克	炙地龙 60 克
炙全蝎 15 克	炙蜂房 30 克	宣木瓜 90 克	怀牛膝 90 克
川续断 90 克	厚杜仲 60 克	生甘草 30 克	豨莶草 30 克
紫丹参 90 克	杜红花 15 克		

注：上药共研细末，威灵仙 60 克、炒苍术 30 克煎浓汤泛丸，每晨晚各服 5 克。

按语：痹，即闭阻不通之意。人体肌表经络受外邪侵袭后，气血不能畅通，引起关节等处疼痛、酸楚、重着麻木等一类疾患，均称为痹证。痹证总由于感受风、寒、湿、热所致，故祛风、散寒、除湿、清热以及舒经通络为治疗痹证的基本原则，后期还应适当配伍补益正气之剂。对于风寒湿痹的治疗，古代医家根据其感邪偏盛及病理特点，做了很好的概括，如《医学心悟·痹》说："治行痹者，散风为主，而以除寒祛湿佐之，大抵参以补血之剂，所谓治风先治血，血行风自灭。治痛痹者，散寒为主，而以疏风燥湿佐之，大抵参以补火之剂，所谓热则流通，寒则凝塞，通则不痛，痛则不通也。治着痹者，燥湿为主，而以祛风散寒佐之，大抵参以补脾之剂，盖土旺则能胜湿，而气足自无顽麻也。"

例六、例七案均在祛风散寒、通络化湿治疗中加西当归养血和营，是"治风先治血，血行风自灭"之意。因背脊及两膝疼痛，继之腰间及臀部酸痛，重着步履不调，故配逐风邪、除寒湿见长之制川、草乌、甘草，甘草配川、草乌可制

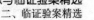

其刚烈之性。其次，用川、草乌时，务必告知病家煎药（小火）45分钟以上，因川、草乌少煎有毒，久煎则毒轻而效果好。经中药汤剂治疗，临床症状缓解后，改丸方巩固疗效，可避免复发。

案八　刘某，男，46岁。

主要症状： 腰骶部发作性疼痛2年，加重半月。患者自1990年初无任何诱因情况下，始出现腰骶部疼痛，服用止痛药症状可以缓解，仍能参加日常工作。近半月来，腰骶部疼痛加重，经专科相关检查后确诊为：强直性脊柱炎。刻症：腰骶部疼痛，夜间痛甚，转侧不利，不能胜任日常工作，并伴髋、膝关节疼痛，晨僵明显（约15分钟左右），活动后有缓解，全身疲倦。舌质淡红、苔薄白，脉弦细。西医诊断：强直性脊柱炎。中医诊断：痹证（骨痹）肾阳亏虚，寒湿瘀阻证。

病因病机： 肾阳亏虚，寒湿瘀阻。

治则： 温补肾阳，活血通络。

方药： 独活寄生汤加减。

羌独活 各15克　桑寄生 15克　　西当归 9克　　大白芍 12克
大川芎 9克　　薏苡仁 15克　　怀牛膝 12克　　制川乌 9克
炙黄芪 20克　大熟地 15克　　桃仁泥 12克　　炙乳香 9克
金狗脊 12克　补骨脂 12克　　炙甘草 6克

注：浓煎45分钟以上。

二诊： 进上药半月后，患者腰骶部疼痛减轻，僵直感也有缓解，脉、舌同前，效不更方。原方续服半月。

三诊： 迭进温补肾阳、活血通络剂治疗，腰骶部疼痛，夜间痛甚，转侧不利，伴髋、膝关节疼痛，晨僵现象均明显缓解，仍全身疲倦，舌质淡红、苔薄白，脉弦细。原方加减。

羌独活各15克	桑寄生15克	怀牛膝12克	西当归9克
大白芍12克	川续断12克	生薏仁20克	炒白术20克
大熟地15克	大川芎9克	桃仁泥12克	炙乳香9克
金狗脊12克	补骨脂12克	络石藤12克	厚杜仲15克
炙甘草5克			

注：更方后连服10剂，患者临床诸症已基本缓解。将原方配20剂，研末水泛为丸，每次10克，日服2次。半年后电话随访，病情稳定，并能参加日常工作。

按语： 强直性脊柱炎是一种病因不甚明确的慢性炎症性疾病，主要侵犯人体中轴骨骼，且以骶髂关节为主。早期症状主要有腰背疼痛或僵硬，晚期可发生脊柱强直、畸形以及严重的功能障碍。本病属于祖国医学"痹证""龟背风""竹节风""骨痹""肾痹"范畴。《素问·脉要精微论》谓："腰者肾之府。"肾位于腰部，脊柱两侧，主藏精，主骨生髓。肾精不足，不能充养骨髓，则可出现关节疼痛，不耐劳作，腰膝酸痛，甚至不能屈伸，可见，强直性脊柱炎源于肾虚。

本案患者为中年男性，无明显诱因发病，当属先天肾阳不足，肾阳亏虚为本，偶感风、寒、湿侵袭腰腑，寒湿瘀阻为标。肾阳亏虚导致血液运行无力，外感风、寒、湿之邪侵入机体，使经脉气血不畅，导致瘀血阻滞，故出现腰骶部疼痛，夜间痛甚，转侧不利，不能胜任日常工作，并伴髋、膝关节疼痛，晨僵明显（约15分钟），全身疲倦，舌质淡红、苔薄白，脉弦细。辨证当属肾阳亏虚，寒湿瘀阻证。治当温补肾阳，活血通络。方中羌独活、桑寄生、薏仁、怀牛膝、制附子、制川乌、大川芎、桃仁泥、炙乳香、金狗脊、补骨脂温补肾阳，活血通络止痛；炙黄芪、大熟地、西当归、大白芍补益气血，炙甘草调和诸药。中年患者，肾脏之阳易补，寒湿瘀阻易除，三诊时，诸症明显缓解，故改丸制以图巩固疗效。

第三章

张宗良经典用药组合

岐黄之术自有传承

一、疏风解表 清热解毒类

（一）麻黄和桂枝

麻黄、桂枝均有辛温之性，归肺与膀胱经，走肌表，具有发散风寒的功效，主治风寒表证。麻黄、桂枝伍用，出自张仲景《伤寒论》的麻黄汤。用于治疗太阳病风寒在表之表实证，风、寒、湿三气所致之痹证，以及冷风哮喘咳嗽。然而，桂枝味甘，发汗不及麻黄，兼助卫阳，对于外感风寒、表虚有汗者更宜。麻黄性偏辛散开泄，发汗解表力强，善治外感风寒、表实无汗者。麻黄、桂枝伍用，可调和营卫，增强发汗解表之力，正如《汤液本草》所云："夫麻黄治卫实之药，桂枝治卫虚之药。桂枝、麻黄，虽为太阳证药，其实荣卫药也。肺主卫（为气），心主荣（为血），故麻黄为手太阴之剂，桂枝为手少阴之剂。故伤寒伤风而咳嗽者，用麻黄桂枝，即汤液之源也。"此外，桂枝尚有温通经脉、助阳化气之功，用于胸阳不振、中阳虚弱、下焦阳虚气化不利诸证及寒凝血滞诸痛，又可用于水饮内停所致的痰饮、蓄水等证。麻黄尚能宣肺平喘、利水消肿，治肺气宣降不利之咳喘，尤适宜于风寒闭肺者，治水肿尿少，尤宜于风水水肿。

临证处方时，麻黄、桂枝用量有讲究：欲发汗解表者，麻黄、桂枝二药以等量（各6～10克）为宜，麻黄取其生品；欲平喘者，桂枝大于麻黄，麻黄宜用蜜炙。临床实现发现：处方用桂枝6克、麻黄3克，未见发汗，而见平喘止咳，可见里外所致的哮喘证，非桂枝助麻黄莫属。若治痹痛，则用桂枝温经散寒，并以通血脉为主，而麻黄解风寒、宣卫气为辅（麻黄配桂枝治痹痛，仍以风寒痹痛为宜，或佐以附子、防风，其效更佳），用于哮喘，则麻黄为之专功，而须以麻黄为主矣。

经典验方：麻黄汤、小青龙汤、大青龙汤、麻黄桂枝汤、麻杏石甘汤、麻黄连翘赤小豆汤、麻黄附子细辛汤、射干麻黄汤、厚朴麻黄汤。

（二）荆芥和防风

荆芥、防风二者均能散风，发汗之力荆芥大于防风。荆芥芳香而散，气味轻扬，性温而不燥，以散为功，偏于发散上焦风寒，炒黑入药，又入于血分，可发散血分郁热。既能散风寒，又能疏风热，适用于外感风寒或风热，症见头痛、发热、目赤、咽肿等；并能疏散血中风热，透邪外出，故可用于麻疹透发不畅或风疹瘙痒以及痈疡肿毒之证；而且还可祛风解痉，用于妇女产后冒风，口噤发痉；炒炭还可以止血。防风辛温散风，甘缓不峻，为治风通用之药，且能胜湿，常用于外感风寒、风热、风湿，症见恶寒发热，头痛身疼、目赤咽痛以及风寒湿痹、关节酸痛等；因能散风，又有解痉作用，也可用于治疗破伤风。

荆芥、防风伍用，名曰"荆防散"。《本草求真》说："荆芥、防风伍用，名曰荆防散。"《本草求真》说："荆芥……驱风之必入人骨肉也，是以宣散风邪，用以防风之必兼用荆芥者，以其能入肌肤宣散故耳。"荆芥发汗散寒之力较强，防风祛风之功较胜。二药参合，既能发散风寒，以能祛经络中之风热，故凡四时感冒，恶寒怕风，发热无汗，全身疼痛之症，均可以配伍应用。荨麻疹是临床上常见的一种过敏性疾病。中医学称之为"风疹块""瘾疹""皮肤粟疹"。多为外感风热之邪，郁于肌表，毛窍闭塞，不得宣泄，化热伤及阴血而发为疹。以炒荆芥穗、炒防风疏风止痒，解表透疹。炒荆芥穗入血分，清散血分郁热，引邪外透；防风走气分，为祛风之圣药，散风以止痒。有过敏病史及指征者，与防风通圣散伍用，其效更彰。

经典验方：荆防败毒散、消风散、川芎茶调散、荆芥连翘汤、防风通圣散（丸）。

（三）桑叶和菊花

桑叶为桑科落叶小乔木植物桑树的叶，又称冬桑叶。味苦甘，性寒。入肺、肝经。其质轻气寒，轻清发散，能疏散在表之风热，又能清泄肺热、润肺燥、止咳嗽，还能散风热、清肝热和凉血止血、乌须黑发等功能。菊花为菊科多年生草本植物菊的头状花序，味辛甘苦，性微寒，入肺、肝经。本品质轻气凉，为疏风清热之要药。同时还能清肝泻火、平降肝阳、清热解毒和扩张冠状动脉，增加心肌收缩力等作用。

桑叶、菊花二者均能疏散风热，平肝明目，可用于治疗风热表证或温病卫分证、肝阳眩晕、肝经风热或肝火之目赤肿痛以及肝阴不足之视物昏花，临床常相须为用。然而，桑叶性寒，作用偏于肺，疏散力较菊花强，又能润肺止咳，治肺燥咳嗽，还能凉血止血，治血热之吐衄、咯血；菊花性微寒，作用偏于肝，平肝明目之力较桑叶为胜，善治肝风头痛，又可清热解毒，治痈肿疮毒。桑叶、菊花伍用，为辛凉解表之剂。出自清代吴鞠通《温病条辨》桑菊饮，用于治疗风温咳嗽。临证中发现：桑叶长于散风；菊花长于清热，二药合用，散风清热、解表退热之功加强。故四时感冒，证属风热者，或风温初起，有汗不解者，用之皆有良效。此外，桑叶、菊花水煎外洗，善治急性结膜炎。

经典验方：桑菊饮、桑杏汤、天麻钩藤饮、疏风清热汤、黄连清火汤。

（四）葱白和豆豉

葱白、豆豉临证时经常伍用。其中葱白辛而带润，温而不燥，升多降少，入肺宣散，发汗解肌，以通上下之阳；豆豉气味俱降，祛风散热，利水下气，活血解毒，散郁除烦。二药伍用，一升一降，直通上下左右，通阳发汗，解表散邪，祛风散寒。二药参合，通阳发汗而不伤阴，更无寒凉遏邪之虑。清代张璐曰："豆豉吐虚热懊恼，得葱则发汗。"可谓二药相合，相得益彰矣。懊恼，葱白、豆豉伍用，出自

收黄之术自有传承

《肘后方》之葱豉汤。葱白辛温通阳发表，豆豉解表宣邪，二药参合，通阳发汗之力益彰。用于治疗感冒风寒初起，头痛鼻塞，邪轻病微者；亦治温病初起，而有恶寒者。张宗良先生认为：二者参合，以解肌发汗，可代麻黄汤之用。清代张璐曰："本方药味虽轻，功效最著，凡虚人风热，伏气发温，及产后感冒，靡不随手获效。"笔者心得：凡风寒为患，表实无汗，欲发汗解表者，加地肤子，其效更捷。曾遇一患者，外出受寒，全身发冷，回家覆大被捂之，后又见发热、流涕、鼻塞，服感冒药无果，嗣后自购淡豆豉 30 克、葱白50 克水煎服，一剂退热，病愈。

　　经典验方：葱白豆豉汤（葱豉汤）、葱白七味饮。

（五）紫苏叶、紫苏梗和紫苏子

　　紫苏叶、紫苏梗、紫苏子三者同出一物，均为唇形科一年生植物紫苏的叶、子（成熟果实）和梗。但是，因来自紫苏的不同部位，故其功效与应用也存在差异。紫苏叶辛温芳香，归肺、脾、胃经，长于发散风寒，主治风寒表证，兼能行气宽中，善治中焦气滞，又能解鱼、蟹中毒。其发汗作用不及麻黄、桂枝，适用于外感风寒之轻证，又可用于治疗肺脾气滞，咳嗽痰多，胸闷呕恶，常配伍半夏、陈皮、藿香（如藿香正气散）等。还可与生姜配伍水煎，治疗鱼蟹中毒引起的腹痛吐泻；紫苏梗性味归经同紫苏叶，发散力弱，体虚者更宜，以长于理气、利膈、安胎，善治中焦气滞以及胎动不安；紫苏子性偏润降，入肺、大肠经，善下气消痰，止咳平喘，兼能润肠通便。用于咳喘痰多以及肠燥便秘。其黑苏子，取其黑入肾，所以，有炙苏子宣肺平喘，黑苏子则能纳肾平喘。

经典验方：苏叶黄连汤、苏子降气汤。

（六）蝉蜕和薄荷

蝉蜕为蝉科昆虫黑蚱（蝉）羽化时的蜕壳，味甘、性寒，入肺、肝经。本品乃土木余气所化，能疏散风热、清热透疹，治疗风热感冒，或温病初起之发热、咽喉肿痛；也治疗小儿麻疹风热较甚、疹出不畅者；还治疗风邪束表、风热痒疹、皮肤瘙痒症。此外，蝉蜕还能清肝经风热，祛风解痉、镇静安神，治疗风热为患之目赤、目生翳膜，以及破伤风、小儿惊风、小儿夜啼不眠之症。薄荷为唇形科多年生草本植物薄荷的茎叶，味辛、性凉，入肺、肝经。辛能发散，功擅祛风清热、清利咽喉、散邪透疹、祛风止痒、解郁散气。张锡纯曰："薄荷内透筋骨，外达肌表，宣通脏腑，贯串经络，服之能透发凉汗。"

蝉蜕、薄荷二药均能疏散风热、透疹止痒、利咽，均可用于外感风热或温病卫分证，麻疹初起，透发不畅；风疹瘙痒；风热上攻，咽喉肿痛等证。但蝉蜕甘寒质轻，又长于疏散肝经风热而明目退翳，凉肝息风止痉。薄荷辛凉芳香，清轻凉散，发汗之力较强，故外感风热，发热无汗者首选薄荷，且其能清利头目，疏肝行气。

蝉蜕轻清升散，善走皮腠；薄荷轻清芳香，辛凉行散。

二药参合，相互为用，升散之力倍增，共收散风热、利咽喉、行肌表、透斑疹、祛风止痒之效。蝉蜕、薄荷伍用，名曰"二味消风散"（出自《景岳全书》）。用于治疗皮肤瘙痒症、风疹块（荨麻疹）。多年来，笔者每遇荨麻疹时，常以二味消风散加浮萍、紫草、丹皮、丹参施治，屡获良效，尤其对初发患者疗效更佳，常投3～5剂而愈。另外，婴幼儿夜哭不安宁，一味蝉蜕，煮水饮之，确有实效。

经典验方：二味消风散、蝉薄饮、蝉蜕散。

（七）葛根、柴胡和升麻

葛根味甘辛，入胃、脾经。本品既能发表散邪、解肌退热；又能疏通足太阳膀胱经的经气，改善大脑血循环及外周血液循环；还能疏表透疹，引内陷之邪外出；还可鼓舞脾胃阳气上升，而升清止泻、生津止渴。升麻味辛甘，入肺、脾、胃、大肠经。本品体轻升散，能疏散风热、解表透疹，又能升阳解郁、清热解毒、引药上行，还能升举脾胃清阳之气。柴胡味苦辛，归肝、胆二经，功能疏散退热，疏肝解郁，升阳举陷及截疟。

三药均味辛，性寒凉，为解表升阳之品，主治外表发热之证。但葛根善发表解肌退热，主治外感表证、项背强痛；柴胡主散少阳半表半里之邪，善疏散退热，主治少阳之寒热往来以及感冒高热；升麻主升散而解表，主治风热头痛。三药均能升阳，但柴胡、升麻能升清阳而举陷，用于气虚下陷、内脏脱垂诸证治疗；葛根则鼓舞脾胃清阳上升而止泻痢，多用于治疗脾虚泄泻。此外，升麻、葛根均能透疹，治疗麻疹不透或透发不畅者，而柴胡不能；柴胡又善疏肝解郁，治疗肝郁气滞，月经不调，胸胁疼痛；升麻又善清热解毒，治咽喉肿痛、口舌生疮、丹毒、温毒发斑以及热毒疮肿；葛根还具生津止渴之功，治热病伤津及内热消渴。

经典验方：葛根汤、葛根桂枝汤、柴胡饮、柴胡茵陈汤、升麻麻黄汤、升麻黄芪汤、升麻葛根汤、升麻鳖甲汤。

（八）石膏和知母

石膏甘辛而淡，体重而降，气浮以升，其性大寒，善清肺胃之热，又偏走气分，以清气分实热证；知母甘、苦寒，质润多液，既升以降，上能清肺热，中能清胃火，下能泻相火。二药伍用，相互促进，清泄肺、胃实热之力增强。然而，知母退热力缓，但作用持久，石膏退热虽速，但作用短暂，二者参合，互制其短而展其长，故为退热之佳品。

生石膏、肥知母伍用，出自《伤寒论》白虎汤。治阳明病脉洪大而长，不恶寒，反恶热，舌上干燥，而烦躁不得卧，渴欲饮水数升者，以及脉滑数而手足逆冷，此热厥也，亦主之。温病高热不退，生石膏宜重用，日用量可达300克，盖本品辛甘发散，有透邪外达之力，其性寒可乘发散之势而逐热邪外解。若热邪久稽，宜与青蒿、白茅根伍用，以增强透发郁久之邪热也。"消渴（糖尿病）"是目前临床常见慢病之一，所谓"上消"，多属肺阴虚而化热之证，宜用生石膏、肥知母为治。盖生石膏甘寒清热，除烦止渴，用知母苦寒坚阴，滋阴润燥，二药相合，相得益彰，治疗上消诸症，确有实效。

经典验方：白虎汤、石膏知母汤、竹叶石膏汤、芎芷石膏汤、三黄石膏汤。

（九）石膏和滑石

石膏为矿石，含水硫酸钙。多以生品入药，习惯称生石膏。味辛甘，性大寒。本品质重气浮，入于肺经，既能清泄肺热而平喘，又能清热泻火，清泄气分实热，解肌肤邪热；还能治胃火亢盛、胃火上炎之头痛、牙龈肿痛等五官科病症。著名耳鼻喉科专家耿鉴庭（1915～1999）称石膏作用有五：一治胃火口舌破烂或牙龈肿痛；二治牙痛；三治白喉之高热不退；四作擦牙之用，又可固齿；五与外治药合用，可生肌长肉。滑石因其性滑而得名，为含水硅酸镁，味甘淡、性寒、色白，入膀胱、胃经，能清暑泄热、清热降火、生津止渴，还能利窍通闭、利水通淋、渗湿止泻。

二者均为矿石药，性寒质重沉降、清热止渴，外用祛湿收敛。但石膏止烦渴在于清阳明火热，使热除则津液存留，故阳明热盛烦渴用之最宜；滑石止渴在于利窍渗湿，适用于暑热有湿而小便短赤不畅及烦渴者。外用煅石膏偏用于疮疡久不敛口者，滑石偏用湿疹、痱毒流水而奇痒者。

经典验方：滑石石膏散、加味木防己汤、五味石膏汤。

（十）荷根和竹叶

荷根味苦气平，中空体轻，生于水土之下，污秽之中，挺然独立，富有长养生发之气，故能去暑清热，理气宽胸，升发清阳（升发脾胃之气）；淡竹叶为禾本科多年生草本植物淡竹叶之叶，来源不同，作用相近。竹叶体轻气薄，味甘而淡，气寒而凉。轻能走上，辛能散郁，甘能缓脾，凉能清心除烦，寒能散上焦风热。淡竹叶以清利为主，导热下行，令其从小便而解。竹叶卷心清心除烦作用更佳，淡竹叶利尿作用较好，所以，热病初起或热伤气阴，烦热口渴多用竹叶，热入心包、神昏谵语多用竹叶卷心，若湿热为患，小便不利则用淡竹叶；荷梗以升清为要，以理气宽中，消胀除满，醒脾开胃。二药伍用，一升一降，相互为用，清心火、利小便，去暑湿、快胸膈、消胀除满、开胃增食之功增强。

荷根、竹叶伍用，为清热去暑佳品。临证之际，常与六一散参合，亦可与藿香、佩兰合用。

经典验方：竹叶汤、黄芪竹叶汤、灯芯竹叶汤。

（十一）鲜地黄和干地黄

鲜地黄、干地黄乃地黄之干、鲜之品，味甘苦，性寒。为滋阴养血之主药，常用于热病伤阴之舌绛烦渴、便秘尿赤，或阴虚血热之发斑发疹、吐衄下血，或阴亏血虚，心烦内热、消渴、骨蒸。鲜生地含水分较多，清热泻火，生津凉血力强；干地黄所含水分较少，滋阴养血之功最。二药伍用，其功益彰，养阴清热、凉血退热、生津止渴的力量增强。临床上用于热性病邪热入营者；温热病伤阴，营血受损，低热不退者；血热妄行，或阴虚血热，迫血妄行者（咯血、吐血、鼻衄、皮下出血等）。

临证时常习惯将鲜生地与大（干）生地同时使用，鲜生地清热凉血之功较胜，善治急性热性病之发热、失血等症；大（干）生地滋阴养血之功较强，善治慢性阴虚血少发热等症。二药伍用，相得益彰，清热凉血、滋阴生津力量增强。

经典验方：鲜地黄饮、犀角地黄汤。

（十二）生地和知母

两药均能清热养阴、生津止渴，同治热病烦渴，骨蒸潮热，阴虚消渴，肠燥便秘。然而，生地入营入血分，长于清热凉血、滋阴生津，多用于温热病热入营血，血热妄行之斑疹、吐衄或阴血不足兼血热者；知母属清热泻火药，善清肺胃气分实热而除烦止渴，主治温热病邪在气分，壮热、烦渴、脉洪大，又能清泻肺火，滋阴润肺，可治疗肺热咳嗽、痰黄黏稠或阴虚燥咳、干咳少痰。

经典验方：生地知母汤、生地汤、防己生地汤、当归生地汤、百合生地汤。

（十三）柴胡和银柴胡

柴胡、银柴胡两药虽然均性微寒，功能退热，但性效应用相差甚大。柴胡味苦辛，归肝、胆二经，功能疏散退热，疏肝解郁，升阳举陷及截疟，主治少阳寒热，感冒发热，肝郁胁痛或月经不调，中气下陷之久泻脱肛、子宫脱垂及疟疾寒热；银柴胡味辛甘，归肝、胃经，功专退虚热，除疳热，兼益阴，主治阴虚发热、骨蒸潮热及小儿疳热。

经典验方：柴胡桂枝汤、柴胡疏肝散、小柴胡汤。

（十四）黄芩和黄连

黄芩味苦、性寒，入肺、胆、胃、大肠经。本品味苦能燥湿，寒能清热，为清热燥湿、泻火解毒之品，用于湿热蕴结所引起的泻痢腹痛、里急后重、痢下赤白，以及湿热黄疸等症；黄连味苦性寒，入心、肝、胃、大肠经。本品大苦大寒，为泻心火、除湿热之佳品。它既能清热泻火、清心安眠、凉血止血、解毒止痢，用于治疗热性病之高热、烦躁、神昏谵语等症；又能治疗阴血不足、心烦不眠之症；还能治疗心火内炽、迫血妄行所致衄血、吐血诸症。二药参合，清热燥湿、泻火解毒，效果益彰。

黄芩、黄连伍用，出自《伤寒论》。张仲景用芩连善治湿热中阻，胸膈痞闷。黄连善清湿生之热，黄芩善解热生之湿，二药参合，相得益彰，治湿热下痢甚妙。黄芩、黄连伍用，《医宗金鉴》名曰"二黄汤"。治上焦火旺，头面大肿，目赤肿痛，心胸、咽喉、口、耳、鼻热盛，以及生疮毒者。黄芩清肺火，黄连泻心火，二者取其酒炒，并走于上，清热解毒之力倍增，善除上焦实火诸症。作者体会：治糖尿病尿检酮体阳性者，黄芩、黄连加茯苓30克煎服，疗效显著。

经典验方：黄芩汤、黄芩黄连甘草汤、黄芩黄连汤、黄芩黄连泻心汤。

（十五）金银花和连翘

金银花又名忍冬花、双花、二花、银花。其质体轻扬，气味芳香，既能清气分之热，又能解血分之毒；连翘轻清上浮，善走上焦，以泻心火，破血结，散气聚，消痈肿。二药伍用，并走于上，轻清升浮宣散、清气凉血、清热解毒的力量增强。二药参合，还能流通气血，宣导十二经脉气滞血凝，以消肿散结止痛。《珍珠囊》曰："连翘作用有三：泻心经客热一也，去上焦诸热二也，为疮家圣药三也。"《用药法象》曰："散诸经血结，十二经疮药中不可无此，乃结者散之之义。"

金银花、连翘伍用，出自清代吴鞠通《温病条辨》银翘散。用于治疗温病初起诸症，亦可治疗多种热性传染病之初起诸症。若治疗疮疡肿毒、脉管炎诸症，用量宜大，15～30克均可，尚可加蒲公英、紫花地丁草参合。

经典验方：清营汤、桑菊饮、新加香薷饮、普济消毒饮、银翘散。

（十六）金银花和金银藤

金银藤即常绿藤本植物金银花之带叶的嫩枝，因经冬不凋，故亦称忍冬藤。金银花质体轻扬，气味芳香，既能清气分之热，又能解血分之毒，故为清热解毒之佳品；金银藤又称忍冬藤，具有生发之气，能清经络之中的风湿热邪，并能疏通络道的气机而达到止痛消肿之作用，广泛用于治疗风热感冒、头身疼痛，以及风湿热痹（相当于风湿性关节伴有风湿活动者，以及结节性红斑）、关节红肿热痛、屈伸不利者。

金银花以清热解毒为主，金银藤以通络止痛为要。二药伍用，清热消炎、解毒（抗菌、抗病毒）消肿、通络止痛作用增强。

金银花、金银藤伍用，出自宋代陈自明《外科精义》忍冬汤。鲜金银藤连枝带叶五两（或干品四两五钱）、干金银花五钱、生甘草一两，用两大碗水煎至一碗，去渣，分三次服用，每日一剂。专治痈疽发背一切无名肿毒，无论在头项腰部等处，皆治之。未溃即散之，已溃败毒收口，病重者不过数剂即愈，忌铜、铁器。金银花、金银藤伍用，善治外感风热，或温病初起，四肢酸楚、疼痛等症。若治疗热痹诸症，常与牡丹皮、紫丹参、苍术、黄柏配伍应用，其效更捷。治口腔扁平苔藓时，取金银花、连翘各 30 克，升麻（升阳解毒）15 克，水煎，内服、含漱各半，连用 10 天，糜烂疮面即可痊愈。

经典验方：金银花饮、忍冬汤、玉竹金银花饮、银花泌黄灵片、金芪降糖片。

（十七）南沙参和北沙参

《本草求真》曰："沙参有南、北二种，北沙参质坚性寒，南沙参体虚力微。"南沙参又名白沙参、泡沙参、土人参，味甘、微苦、性凉，入肺、肝经，能养阴清肺、祛痰止咳，用于治疗肺热燥咳、咳痰不爽、口燥咽干、虚痨久咳、百日咳、虚火牙痛等症。北沙参又名辽沙参、海沙参、野香菜根等，味甘、苦淡、性凉，入肺、脾经，具养阴清肺、祛痰止咳之功，用于治疗肺热燥咳、虚痨久咳，热性病后阴伤咽干、口渴等症。二药合用，相互促进，养阴生津、清热止渴、润肺止咳作用增强。

沙参古无南、北之分，至清代《本草纲目拾遗》《本经逢原》始分南北二种。北者质坚，南者质松；北者力强，南者力弱。《本草便读》曰："清养之功北逊于南，润降之性南不及北。"合而用之，可增强药效也。"干燥综合征"肺燥伤阴者，以养肺阴为主，取南、北沙参治之；脾阴不足、脾不散精者，宜甘淡实脾，黄精、玉竹为治；胃阴不足者，宜养胃阴，生发胃气为治，取丹参、鸡内金合生谷麦芽为治；肾阴虚损者，六味地黄丸可用，单独服用或入煎剂均可。在临证工作中，遇肿瘤患者放、化疗副反应者，常将南沙参、北沙参与川石斛相伍，贯穿治疗始终。盖南、北沙参独有补气化痰之功，《本草从新》谓其"专补肺阴，清肺火"，其补养肺阴之力可见一斑；川石斛入胃肾二经，益胃生津、滋阴清热，《神农本草经》称其独具"强阴"之功。三者伍用，养肺阴、益胃津、滋肾阴、退虚热。尤宜于放化疗后出现皮肤干燥脱屑、咽干口渴、舌质干红、脉细数等阴液亏损者，伍用上药，疗效颇佳。

经典验方：沙参麦冬汤。

（十八）天冬和麦冬

天冬又名天门冬，味甘、苦，性大寒，入肺、肾经。本品甘寒滋阴，苦寒泄热，能滋阴润燥、清肺泻火、化痰止咳、滋肾阴、退虚热，用于治疗阴虚发热、潮热盗汗、阴虚肺燥、干咳少痰，甚或吐血、肺痈、咽喉肿痛、便秘等。

麦冬又称麦门冬，味甘、微苦，性微寒，入心、肺、胃经，能养阴润肺、化痰止咳，用于治疗阴虚肺燥、干咳少痰，或咳逆痰稠、咽喉不利，以及吐血、咯血、肺痈，又能养胃阴、生津液、润肠燥，用于热病伤津、咽干口渴、舌红少苔、大便燥结；对心阴不足所引起的心烦、失眠、心悸、怔忡也有治疗作用。

天冬、麦冬伍用，名曰二冬膏，出自清代《张氏医通》，用于治疗肺、胃燥热，咳嗽少痰，咽喉干燥症。张锡纯曰："天冬，味甘微辛、性凉，津液浓厚滑润。其色黄兼白，能入肺以清燥热，故善利痰宁嗽；入胃以消实热，故善生津止渴。津液之性，能通利二便、流通血脉、畅达经络，虽为滋阴之品，实兼能补益气分。"我们认为：天冬、麦冬均为甘寒清润之品，二者养阴润燥之功相似，故相须为用。且麦冬入肺经、养肺阴；天冬入肾经、润肾燥，二药伍用，有金水相生之妙用。

临证中，常将天门冬、麦门冬与杭白芍伍用，其中天冬、麦冬味甘苦寒，共入肺胃二经，养阴益胃、清肺生津。天冬归肾，清火润燥；麦冬入心，除烦安神。白芍味酸入肝，养血敛阴，柔肝止痛。此三药伍用，上养心肺，中益脾胃，下滋肝肾，可使三焦得润，阴液得复，实乃养阴固本方之肱股药对。

经典验方：清营汤、清燥救肺汤、百合固金汤、二冬膏、益胃汤、麦门冬汤、天王补心丹。

（十九）知母和黄柏

知母味苦、甘，性寒，入肺、胃、肾经。本品质润，苦寒不燥，沉中有浮，降中有升。上行能清肃肺气，以泻肺火，润肺燥、除烦热、止咳嗽，用于温热病邪在气分，症见高热、烦躁、口渴、脉洪大者；入于中，善清胃火、除烦渴，用于消渴病之中消证；行于下，能泻相火、滋肾燥，用于治疗阴虚火旺，骨蒸潮热，盗汗等症。

黄柏味苦，性寒，入肾、膀胱、大肠经。本品沉阴下降，生用降实火，炙用不甚伤胃，酒制治上，蜜制治中，盐制治下，炒黑能止血、止带。

黄柏既能清实热、退虚热，侧重于泻相火、退虚热，适用于阴虚发热、骨蒸潮热、梦遗滑精等症；又能清热燥湿、泻火解毒，治疗湿热黄疸、下痢、热毒疮疡、湿疹、赤白带、足膝肿痛、热淋等症。二药伍用，相互促进，滋阴清热退热，泻火解毒降湿，降低血糖之力益彰。

知母、黄柏伍用，出自李东垣《兰室秘藏》滋肾丸。治下焦湿热，小便癃闭，点滴不通。李时珍曰："知母之辛苦寒凉，下则润肾燥而滋阴，上则清肺金泻火，乃二经气分药也，黄柏则是肾经血分药，故二药必相须而行。"《本草正义》曰："古书言知母佐黄柏滋阴降火，有金水相生之义。盖谓黄柏能制膀胱，命门阴中之火，知母能消肺金，制肾水化源之火，去火可以保阴，是即所谓滋阴也。张元素、李东垣皆以为滋阴降火之要药。"黄柏入药，炙法颇有法度，《本草逢原》："黄柏，生用降实火，酒制治阴火上炎，盐制治下焦之火，姜制治中焦痰火，姜汁炒黑治湿热，盐酒炒黑制虚火，阴虚火盛面赤戴阳，附子汁制。"

经典验方：滋肾丸、知柏地黄汤（丸）、大补阴丸。

（二十）车前子和车前草

车前子味甘，性微寒，入肝、肺、膀胱、小肠经，车前子甘寒滑利，性专降泄，利水通淋，渗湿止泻，清泄湿热，适用于热结膀胱引起的小便不利、淋漓涩痛，以及湿盛泄泻、暑湿泻痢；本品尚有清肝明目、清肃肝肺、化痰止咳、降低血压之功，可用于肝经风热引起的目赤肿痛、头昏头痛、肺热咳嗽和高血压患者。

车前草味甘，性寒，入肝、肺、肾、小肠经，既能清热祛暑、利尿通淋、渗湿止泻，又能清热解毒、凉血止血；还能祛痰止咳、明目降压。车前子偏于行有形之水液，车前草长于利无形之湿热，兼能凉血止血，可治血尿诸症。二药合用，清热利湿、通淋利尿、利咽止咳之力增强。

车前子、车前草伍用，对泌尿系感染疾患有良效。笔者体会：车前草宜用鲜品，亦可代茶饮，治疗泌尿系结石，可与海浮石、海金沙、金钱草、鸡内金、益元散参合。

经典验方：车前草茶。

（二十一）白芍和桂枝

白芍味苦、酸，性微寒，入肝经，既能养血敛阴，又能平肝抑阳，还能柔肝止痛。白芍生者性凉，炒后转温，生者养阴为主，润燥通便；炒制后养血敛阴，而不伤胃，用时需审。

桂枝又叫嫩桂枝、桂枝尖，味辛、甘，性温，入心、肺、膀胱经，既能解肌发表、调和营卫，又能温阳化气、利水消肿，还能横行手臂、温经通脉、祛风湿、宣通闭阻、祛寒止痛以及妇女经寒瘀滞诸症。《本草疏证》曰桂枝"用之之道有六：曰和营，曰通阳，曰利水，曰下气，曰行瘀、曰补中"。

白芍酸收，和营敛阴，桂枝辛散，和营解肌。二药伍用，发汗之中寓有敛汗之意，和营之内又有调卫之力。白芍养血敛阴而不滞邪，桂枝和营解肌而不伤阴。二药合用，一收一敛，开阖相济，一寒一温，一阴一阳，相互制约，而收调营卫、和气血、启发心阳、益阳止汗之功。桂枝色赤，入于血分，可通血脉；白芍善走阴分，能益阴护里，缓急止痛。桂枝又能振奋脾阳，白芍又善滋养胃阴。二者伍用，一阴一阳，共奏通调血脉、缓急止痛、振奋中阳、调整脾胃之功能。

　　白芍、桂枝伍用，出自张仲景《伤寒论》桂枝汤。治疗外感风寒表虚证之发热头痛、汗出恶风、鼻鸣干呕、口不渴、舌苔薄白，脉浮缓。《医宗金鉴》曰："此为仲景群方之冠，乃解肌发汗，调和营卫第一方也。"笔者临证处方时，习惯以"大白芍（桂枝拌炒）"书写，善治营卫不和、时有躁汗、表虚寒证不解者。若四肢麻木、酸楚、关节疼痛者，将桂枝改为桂枝木，用量可达 20 克。若寒甚四肢发凉者，可酌加制附片，其效更显著。

　　经典验方：桂枝汤、小建中汤、桂枝芍药汤、黄芪桂枝五物汤。

（二十二）白芍和柴胡

　　白芍味苦酸，性微寒，入肝经，既能养血敛阴，以治血虚引起的月经不调、痛经、崩漏，以及自汗、盗汗；又能平肝抑阳，以治肝阴不足、肝阳上亢之头胀、头痛、眩晕、耳鸣、烦躁易怒等症；还能柔肝止痛。用于治疗肝气郁滞、胸胁疼痛，肝气犯胃、胃脘疼痛，肝脾不和、腹部挛急、疼痛，以及血虚、血不养筋引起的手足、肌肉挛急、疼痛诸症。

岐黄之术自有传承

柴胡味苦辛，性微寒，入心包络、肝、胆、三焦经。其味薄气升，功善透表泄热，为治邪入少阳半表半里所引起的寒热往来、胸胁苦满、口苦咽干、头晕目眩等症之要药，也可治疗疟疾寒热往来和外感发热等症；又能疏肝解郁、宣畅气血、散结调经，以治疗肝气郁结所致的胸胁胀满、头晕目眩、耳鸣耳聋、月经不调、乳房胀痛（乳腺增生者）诸症；柴胡气升为阳，能引清气上行，所以，也能升阳举陷，治疗气虚下陷引起的气短、乏力、内脏下垂诸症。

白芍养血敛阴，柔肝和血，缓急止痛，清解虚热；柴胡疏肝开郁，和解退热，升举阳气。白芍酸寒收敛，能敛津液而护营血，收阳气而泻邪热，养血以柔肝，缓急而止痛，泻肝之邪热，以补脾阴；柴胡轻清辛散，能引清阳之气从左上升，以疏调少阳之气，而理肝脾、调中宫、消痞满。二药伍用，一散一收，相互依赖，相互促进，互制其短而扬其长。由此可见，以白芍之酸敛，制柴胡之辛散，用柴胡之辛散，佐白芍之酸敛，以引药直达少阳之经，而收疏肝利胆、和解表里、升阳敛阴、解郁止痛之功。

柴胡、白芍伍用，出自《太平惠民和剂局方》逍遥散。治五郁（金、木、水、火、土）及骨蒸劳热最佳。盖肝为风木之脏，体阴而用阳，性喜条达而恶抑郁，以白芍酸敛养血柔肝而补肝之体，以柴胡之辛散补肝之用。二药合用，刚柔相济，动静结合，体用兼顾，互制其短而展其长，从而达到升阳敛阴、调和表里之妙用。所以，凡肝郁气滞、表里不和诸症均可使用。

经典验方：逍遥散、四逆散、柴胡疏肝散。

（二十三）柴胡和黄芩

　　柴胡苦平，疏肝开郁，和解退热，升举阳气；黄芩苦寒，清热燥湿，泻火解毒，止血安胎。柴胡泻半表半里之外邪，黄芩泻半表半里之里邪。柴胡升清阳，黄芩降浊火。二药相合，升清降浊，调和表里，和解少阳，清少阳之邪热甚妙，柴胡又长于开郁，黄芩又善于泄热，两药伍用，既能疏泄肝胆之气机，又能清泻内蕴之湿热，清解气分热结甚妙。

　　柴胡、黄芩伍用，出自张仲景《伤寒论》小柴胡汤。二药伍用，通调表里，和解少阳，清泄肝胆之热益彰。若遇胃不和、痰饮内停者，伍以半夏豁痰饮、降里气之逆（和胃通阴阳），以增强柴胡、黄芩和表里之功。急慢性肝胆疾病均可以运用柴胡、黄芩，其中柴胡入肝胆，疏泄条达，畅郁阳、化滞阴，解心腹胃肠之间结气，推陈出新。黄芩苦寒入肝胆，降浊清热，治自里外达之热，尤其是协同柴胡更可清解郁结之热。由此可见，二药伍用，柴胡升清阳，黄芩降浊阴，能调理阴阳升降之枢机。

　　经典验方：小柴胡汤、大柴胡汤、逍遥散。

（二十四）升麻和桔梗

　　升麻味辛甘，入肺、脾、胃、大肠经。本品体轻升散，能疏散风热、解表透疹，又能升阳解郁、清热解毒、引药上行，还能升举脾胃清阳之气。

桔梗味辛苦，性平，入肺经，本品辛开苦泄，但辛而不燥，苦而不峻，既能开宣肺气、泻火散寒，又能宣通气血、祛痰排脓，载诸药上行。

升麻轻清上浮，发表透疹，清解阳明经热毒；桔梗质轻升浮，开宣肺气，解表利咽，祛痰排脓。二药伍用，直达上焦，清解风热蕴毒之力益彰。

升麻、桔梗伍用，出自孙一奎《赤水玄珠》升麻汤。用于治疗肺痈吐脓血，作臭气。笔者临证体会：升麻、桔梗治疗咽喉肿痛、牙龈肿痛诸症，若与黄芩、黄连伍用，或与知母、生石膏参合，效果更著。治疗肿痈，与冬瓜子、甜瓜子、杏仁、薏苡仁、冬瓜子、冬葵子、芦根、白茅根伍用效果更胜一筹。

经典验方：升麻汤、升麻葛根汤、桔梗汤。

（二十五）蒲公英和紫花地丁

蒲公英又名黄花地丁，为菊科多年生草本植物蒲公英的带根全草。味甘苦，性寒，入肝、胃经，本品能清热解毒、散结消痈，治疗疔疮肿毒、乳痈、尿路感染、结核等症，还能利胆祛湿，治疗湿热黄疸、慢性胃炎。《本草新编》曰："蒲公英亦泻胃火之药，但其气甚平，既能泻火，又不损土，可以长服久服而无碍。凡系阳明之火起者，俱可大剂服之，火退而胃气自生。但其泻火之力甚微，必须用一两，少亦五六钱，始可散邪辅正耳。"紫花地丁味辛苦，性寒。入心、肝经，能清热解毒、消散痈肿，治火毒疔疮、丹毒、乳痈、肠痈、目赤肿痛等一切化脓性炎症，也能治疗黄疸、蜂窝组织炎、尿路感染。

在临证中，常将蒲公英与仙鹤草、白花蛇舌草相伍用于肿瘤患者治疗。其中仙鹤草味苦涩，无毒，有收敛止血、止痢、杀虫、脱力补虚之作用；白花蛇舌草味苦淡，性寒，可清热解毒、消痈散结、利尿除湿；蒲公英味苦甘寒，清热解毒、消肿散结、利湿通淋，《本草求真》谓其"入阳明胃，厥阴肝，凉血解毒，故乳痈、乳岩为首重焉"。三者伍用，补虚清热、解毒散结，且仙鹤草清中具补，实为治肿瘤之佳药，且现代研究也表明上药均有良好的抗肿瘤作用。

经典验方：蒲公英散结茶。蒲公英与紫花地丁同名异类。蒲公英开黄花，又称黄花地丁。

（二十六）青蒿和鳖甲

青蒿味苦辛，性寒，入肝、胆经。本品得春升之令最早（二月生苗），故阴中有阳，降中有升，专走肝肾三焦血分。既能除阴火伏留骨节，凉血除蒸，清退虚热；又善治热热性病后期，邪入阴分，夜热早凉诸症。

鳖甲味咸，性平。入肝、脾、肾经。鳖甲滋阴潜阳，养阴清热，散结消痞；鳖甲为鳖的背甲（龟板是乌龟的腹甲，龟板滋阴潜阳，益肾健骨，龟板滋阴力强），鳖甲退热力胜。能滋肝肾之阴，潜纳浮阳，既能治肝肾不足、潮热盗汗，也能治热性病之阴虚风动、手足抽搐等症；还能软坚散结、破瘀通经，治疟疾胸胁作痛、肝脾肿大、癥瘕、积聚等症。

青蒿气味芬芳，性寒而不伤胃，既能达于表，透发肌间郁热，以清热祛暑；又能入于里，升发舒脾，泄热杀虫；鳖甲咸寒属阴，功专滋阴潜阳，软坚散结，清骨间之邪热。二药伍用，清虚热、退伏邪之功显著增强。

青蒿、鳖甲伍用，出自吴鞠通《温病条辨》青蒿鳖甲汤。治疟疾及温病之暮热早凉、汗解渴饮者，同时也治邪热留于阴分（临床所谓"低热"）。邪热留阴，阴液已虚，但不可一味滋阴，以免滋阴留邪。只能以青蒿透热，以鳖甲养阴退热，使阴复足以制水，邪热自除。青蒿退热而不伤正，真可谓用之佐气血之药，退阴火，解劳热，大建奇功也。

经典验方： 青蒿鳖甲汤、鳖甲煎丸、鳖甲软肝片、鳖甲汤、鳖甲消痰胶囊、复方鳖甲消痰胶囊。

（二十七）白茅根和芦根

白茅根味甘，性寒，中空有节，入肺、胃经，善清肺胃之热而生津止渴，既能治疗热性病之烦渴、肺热咳嗽、胃热呕哕，又能凉血止血以治血热妄行、吐血、尿血诸症。《本草正义》曰："白茅根，寒凉而味甚甘，能清血分之热，而不伤于燥，又不黏腻，故凉血而不虑其积瘀，以主吐血呕血。"它还具有利尿、导热下行之功，故也能用于水肿、热淋、黄疸等症。

芦根味甘、性寒，入肺、胃经。本品中空，能理肺气，其味甘多液，更善滋阴养肺，上可祛痰排脓、清热透疹；中可清胃热、生津止渴、止呕；下可利小便，导热外出，用于治疗湿热病之高热、口渴、胃热呕吐，以及肺热咳嗽、痰稠而黄、吐之不爽诸症。

　　白茅根、芦根伍用，出自《千金要方》。芦根、白茅根各60克，水四升，煮二升分服，治反胃上气，食即吐出。临证中，无论外感发热、内伤发热，还是原因不明之低热均可使用。若发热甚者，伍用山栀、豆豉退热更速；治婴儿感冒发热（38℃左右），加葛根煮水频服，退热迅速。

　　经典验方：白茅根饮子、白茅根茶。

二、芳香化湿　清热祛暑类

（一）藿香和佩兰

藿香味辛，性微温，入肺、脾、胃经，气味芳香，为解暑上品，善治暑湿所致胸闷不舒、倦怠乏力、舌苔白腻等症；又能醒脾和胃、和中止呕，治疗湿阻脾胃、胸脘胀满、胃纳不佳、恶心呕吐、腹痛腹泻等症。

佩兰味辛，性平，因其气香如兰而得名，既能解暑化湿，又能化湿和中。

藿香芳香不猛烈，温煦不燥热，既能散表邪，又能化里湿，取其鲜品，多用于夏秋之季，以增强醒脾和胃、辟恶止呕及解暑之力；佩兰气味芳香，既能散暑邪，又能宣化湿浊而止痛，取其鲜品，药力更强。二药伍用，芳香化浊，清热祛暑，和胃止呕，醒脾开胃。

藿香、佩兰伍用，出自《时病论》芳香化浊法。治五月霉湿，并治秽浊之气。笔者临证处方习惯于藿香、佩兰用其鲜品，因为鲜者气香浓郁，内含有效成分高，所以，其芳香化浊（即化湿也）作用强，治疗效果甚佳。凡湿浊困脾，脘腹胀满、恶心呕吐诸症，皆可使用。临证应用当注意：为防其芳香之气耗散（有效成分挥发），不宜久煎，应当后下。

经典验方：藿香正气散（丸、口服液、胶囊）、藿香佩兰解暑茶。

（二）车前子和六一散

　　车前子味甘，性微寒，入肝、肺、膀胱、小肠经，甘寒滑利，性专降泄，利水通淋，渗湿止泻，清泄湿热，适用于热结膀胱引起的小便不利、淋漓涩痛，以及湿盛泄泻、暑湿泻痢；此外，尚有清肝明目、清肃肝肺、化痰止咳、降低血压之功，可用于肝经风热引起的目赤肿痛、头昏头痛、肺热咳嗽和高血压患者。

　　六一散又称益元散。《明论方》：滑石 180 克、甘草 30克。研末冲服，每次 10 克。主治暑湿身热、心烦口渴、小便不利，以及三焦湿热、小便淋痛。六一散的含义，汪昂解释说："其数六一者，取天一生水，地六成之之义也。"故又名天水散。

　　车前子清热利尿，渗湿止泻，清肝明目，化痰止咳；六一散清暑利湿，利水消肿。二药伍用，相互促进，清暑退热，镇静安神，利小水、实大便，通淋止痛益彰。

　　鲜荷包六一散，水煎服，适用于夏日时感之症，屡见显效。其用意，黄宫绣曰："荷叶生水土之下，污秽之中，挺然独立，实有长养生发之气。故昔人谓其色青，主属木，其形仰，主上行，其中空，主上发，其象震，主入胆，为东方胆木必用之药，故洁古（张元素）枳术丸方，用荷叶烧饭为丸，取其以为升发脾胃之气。"所以，鲜荷叶功擅升阳散瘀，且以升为主。六一散清热祛暑，利尿渗湿，镇静除烦，降上中下之浊热，且以降为要。二者伍用，一升一降，相互促进，升降调和，解清热祛暑，渗湿利尿，升清止泻，升阳止血力量显增。

三、止咳平喘 通窍亮音类

（一）前胡和白前

前胡为伞形科多年生草本植物白花前胡的根。其味苦辛，性微寒，入肺经。前胡辛味苦降，既能宣肺散风清热，治风热感冒、咳嗽痰多、气急等症；又能降气化痰，治肺热咳嗽、痰黄黏稠、胸闷不舒、呕逆诸症。《本草汇言》曰："前胡，散风寒、净表邪、温肺气、消痰嗽之药也。故伤风之证，咳嗽痰喘，声集气盛，此邪在肺经也……大人痰热，逆气隔拒，此邪壅闭在腠理之间也，故前胡俱治之。"

白前为萝藦科多年生草本植物柳叶白前的根茎。其味辛甘，性微温，入肺经。本品长于泻肺降气，盖气降痰自消、咳嗽自止，故为肺家咳嗽之要药，用于治疗肺气壅实、痰多咳嗽、胸膈逆满等症，无论属寒、属热，均可使用。李自珍曰："白前长于降气，肺气壅实而有痰者宜之。"《本草经疏》曰："白前，肺家之要药。甘能缓，辛能散，温能下，以其长于下气，故主胸胁逆气，咳嗽上气。二病皆气升，气逆，痰随气壅所致，气降则痰自降，能降气则病本立拨矣。"

前胡走表，宣散风热，降气消痰；白前走里，清肺降气，祛痰止咳。肺主气，外合皮毛，肺毛宜宣，肺毛宜降。若外感风寒、风热，或痰浊蕴肺，均可引起肺的清肃功能失调，以致胸闷气逆、咳嗽痰多等症。故以白前清降肺气，降气化痰；用前胡宣散风热，下气化痰。白前重在降气，前胡偏于宣肺。二药伍用，一宣一降，肺之清肃功能恢复正常，所以，痰可去，嗽可宁。

前胡、白前伍用，出自《中药方剂学》二前汤。方由前胡、白前、桑叶、桔梗、杏仁、薄荷、大力子、甘草组成。主治风热外感、发热、头痛、咽痛、咳嗽气急诸症。前胡苦能下气祛痰，辛能宣肺散风，乃疏散风热、祛痰止咳之要药；白前长于降气，气降痰自消，咳嗽自止。前胡对新感咳嗽效果极佳，白前对久咳不愈者更宜。二药伍用，相互为用，不论新感咳嗽，还是年久咳嗽，均有良效，实属止咳之上品也。临证处方时，前胡、白前均取蜜炙之品，以增加其润肺止咳之功。

经典验方： 二前汤、前胡枳壳散、前胡散、前胡止嗽散。

（二）半夏和陈皮

半夏为天南星科多年生草本植物半夏的块茎。其味辛，性温，有毒，入肺、脾、胃经。半夏体滑性燥，能走能散，能燥能润，既能燥湿化痰，治疗湿痰咳嗽、痰白而稀者；又能降逆止呕、散结消痞，治疗胃气不和、胃气上逆所引起的恶心呕吐；还能治疗痰湿内阻、寒热互结之胸脘痞满、食欲不振、嗳气频频、恶心呕吐，以及因痰阻气滞所致的梅核气、瘿瘤痰核等症。此外，还能燥湿和胃而通阴阳，以治胃气不和之失眠症。盖半夏作用有三：一曰辛燥而蠲湿痰；二曰降逆而止呕恶；三曰散结以消痞满。

陈皮又称橘皮，为芸香科常绿小乔木植物橘之成熟果实的皮。其味辛苦，性温，入肺、脾、胃经。陈皮辛散苦降，其性温和，燥而不烈，为肺、脾气分药，既能行气健脾、调中快膈，治疗脾胃气滞引起的脘腹胀满、咳嗽气逆、痰多质稀等症；还能健脾和胃、降逆止呕，用于治疗痰湿阻滞、胃气不降之呃逆、呕吐诸症。李时珍曰："橘皮，苦能泻能燥，辛能散，温能和。其治百病，总是取其理气燥湿之功，同补药则补，同泻药则泻，同升药则升，同降药则降。脾乃元气之母，肺乃摄气之仓，故橘皮为二经气分之药，但随所配而补泻升降也。"

半夏辛燥蠲湿化痰，消痞散结，健脾止呕；陈皮理气健脾，和胃化痰。二药均入肺、脾、胃经，两药参合，相互促进，故脾可健，湿可去，痰自化，气机通畅，恶心呕吐、咳嗽自除。

半夏、陈皮伍用，出自《太平惠民和剂局方》橘皮半夏汤，用于治疗痰饮、食积；伤寒时气，恶心呕吐，目眩昏闷、瘴疟。治痰须分燥痰、湿痰。治燥痰用蛤粉、竹茹、竹沥、贝母；治湿痰用半夏、陈皮、茯苓、白芥子等，用时宜审之。湿痰之成，多因饮食生冷，脾胃不和，健运失常，湿聚为痰。痰湿犯肺，则咳嗽痰多，痰阻胸膈，则气机不畅，遂有痞满不舒；胃失和降，胃气上逆，则恶心呕吐，浊阴凝聚，清阳不升则头晕目眩；痰饮凌心，则见心悸。

经典验方：二陈汤（丸）、橘皮半夏汤（陈皮半夏汤）。

岐黄之术自有传承

（三）杏仁和川贝母

杏仁，习惯称光杏仁，味苦辛，性温，有小毒，入肺、大肠经。杏仁辛苦甘温而利，辛能散邪，苦可下气，润能通便，温可宣滞。杏仁不仅有发散风寒之能，而且有下气平喘之力。治疗外感风寒之咳嗽气喘、痰吐不利、胸闷不舒等症；由于杏仁质润多油，故能润肠通便。《本草便读》曰："凡仁皆降，故（杏仁）功专降气，气降则痰消嗽止，能润大肠气闭者用之。"注：气闭即少腹作胀，出虚恭（俗称：放屁）不能。

川贝母为百合科多年生草本植物川贝母的地下鳞茎。其味苦甘，性微寒，入心、肺经。川贝母苦泄甘润，微寒清热，能清肺凉心、润肺化痰、开郁散结、清泄胸中郁结之火，用于治疗外感风热咳嗽，肺虚久咳，痰少咽燥，痰火郁结、咳痰黄稠，肺痨咳嗽、痰中带血，甚或咯血等症。《药品化义》曰："贝母，味苦能下降，微辛能散邪，气味俱清，故入心肺，主治郁痰、虚痰、热痰以及痰中带血，虚劳咳嗽，胸膈逆气，烦渴热甚，此导热下行，痰气自利也。取其下利则毒去，散气则毒解，用疗肺痿、肺痈、瘿瘤痰核、痈疽疮毒，此皆开郁散结，血脉流通之功也。又取其性凉能降，善调脾气，治胃火上炎，冲逼肺金，致痰嗽不止，此清气滋阴，肺部自宁也。"

川贝母润肺化痰，清热止咳；杏仁降气祛痰，宣肺平喘，润肠通便。川贝母突出一个润字，光杏仁侧重一个降字。二药伍用，一润一降，润降合法，化痰止咳甚效。《药品化义》曰，知母"与贝母同行，非为清爽，专为滋阴"。

按：职是滋阴润肺止咳是也。

杏仁、贝母伍用，功擅润肺降气，化痰止咳。盖杏仁辛苦微温，辛可散邪，苦能下气，润可通便，温能宣滞；川贝母味甘性凉，甘以润燥，苦以化痰，凉以清热。杏仁以宣降肺气为主，气降喘咳自平，郁滞散痰浊自消；川贝母以化痰为要，痰化咳喘平，热去肺金宁。二药参合，一温一凉，一润一降，痰气并治，润降合法，气利痰消，咳喘自平。

经典验方：杏仁散、杏苏散、肺炎汤。

（四）麻黄和杏仁

麻黄，习惯称净麻黄，为麻黄科多年生草本状小灌木草麻黄的草质茎。其味辛、微苦，性温，入肺、膀胱经。本品中空而浮，长于升散。能发汗散寒而解表，治疗外感风寒，所引起的恶寒发热、头痛、鼻塞、无汗、脉浮紧之表实证；又能散风止痒、散邪透疹，治疗麻疹透发不畅和风疹身痒等症；还能宣肺平喘、利尿消肿，治疗风寒外束，肺气壅闭引起的咳嗽气喘、胸闷不舒、有水肿兼见表证者。

杏仁味苦辛，性温，有小毒，入肺、大肠经。本品辛苦甘温而利，辛能散邪，苦可下气，润能通便，温可宣滞。能发散风寒、下气平喘。主治外感风寒所引起的咳嗽气喘、痰吐不利、胸闷不舒；由于杏仁质润多油，能润肠通便，故常用于肠燥通便。

麻黄味辛性温，中空而浮，长于升散，宣通肺气，止咳定喘；杏仁味苦性温，色白入肺，降气止咳。麻黄以宣肺定喘为主，杏仁以降气止咳为要。二药伍用，一宣一降，宣降合法，肺气通调，止咳平喘益彰。

麻黄、杏仁伍用，出自《太平惠民和剂局方》三拗汤，用于治疗风寒感冒之头痛、身痛、咳嗽胸满、痰稀色白等症；二药伍用，一可外应皮毛而有助于发汗驱邪，二可宣肺气、通鼻窍，三可通调水道而利水消肿。南京市中医院干祖望用麻黄、杏仁治疗"风聋"（突发性耳聋耳鸣，并伴鼻塞、咳嗽等肺经症状者），疗效令人满意。在肺部肿瘤方面，初期宜攻宜消，中期宜消补兼施，后期宜补虚扶正，笔者常以杏仁与金荞麦、浙贝母配伍生薏仁伍用，其中金荞麦清热解毒、排脓祛痰，尚有健脾消食之功，尤宜于肿瘤而见咳嗽痰多者，其补土生金，一药而具多效。现代药理研究也证明，金荞麦抗肿瘤谱广泛，对肿瘤细胞侵袭及转移扩散具有明显抑制作用。苦杏仁止咳平喘、润肠通便，《珍珠囊药性论》言其可"除肺热"，用治"上焦风燥，胸膈气逆，大肠气秘"。浙贝母苦寒入心肺，清热化痰、散结消痈，且"开宣肺气""凡肺家夹风火有痰者宜此"（引自《本草纲目拾遗》）。因此，肺癌咳嗽、咳痰，甚则咯吐脓血等阴虚肺热者，三者合用，以清热化痰、排脓解毒之功益彰。

经典验方： 三拗汤、麻黄汤、麻黄杏仁汤、麻杏石甘汤、定喘汤（丸）。

（五）五味子和细辛

五味子为木兰科多年生落叶木质藤本植物五味子的成熟

果实，皮肉甘酸，核中辛苦而带有咸味，以其五味俱备而得名。其实以酸味为最，苦次之，咸更次之。酸能收敛，苦能清热，咸能滋肾，其性温，但温而不热不燥。其入心、肺、肾经。五味子不仅益气生津、补肾养心，而且能敛肺气归肾、止咳平喘，用于治疗气虚伤津之体倦乏力、表虚多汗、口干口渴，心阴不足、心失所养之心悸气短、健忘失眠和久嗽虚喘。此外，五味子还有收敛固涩之功，用于体虚自汗、盗汗、遗精、尿频、遗尿、久泄不止之滑脱诸症。

细辛味辛，性温，入肺、肾经。本品味辛而厚，性温而烈，上行入肺，发散在表之风寒；下行走肾，散肾经之风寒，故为宣通内外、发散风寒之要药。用于治疗素体阳虚，外感风寒之恶寒、发热、脉反沉者。细辛还具有较好的止痛和温肺化饮、镇咳祛痰作用，用于头痛、牙痛、骨关节疼痛和肺寒咳喘、痰白清稀诸症。

五味子酸涩收敛，敛肺滋肾，生津敛汗，涩精止泻；细辛辛散温通，温肺化饮，发散风寒，祛风止痒。肺主气，司呼吸，肺气宜宣。若外感风寒，则肺气抑郁，治当宣通肺气，温散寒邪为治。咳嗽伤气，气伤则胀，古人曰：肺气宜拢、宜敛。细辛宣肺散邪、温肺化饮，五味子收敛肺气。二药伍用，以细辛之辛散，制五味子之酸敛；五味子之酸敛，又制细辛之辛散。二药参合，一散一合，一散一敛，一开一阖，相互制约，相互促进，止咳平喘甚妙。

五味子、细辛伍用，乃古人所谓：五味子之敛，细辛之升发，二者参合，则升降灵而咳喘自止矣。盖"肺气阳中有阴，故能降，治肺气以降为主，然气之降先本于升，五味子合细辛升降皆备，所以阳邪伤阴，固宜清阳，以之收阳；阴

收黄之术自有传承

邪伤阳，亦宜此辛温畅阳，而寓收阴"，此即细辛合五味子治咳喘之机制也。临证时，当根据辨证施治原则，灵活掌握五味子、细辛的用药剂量，咳嗽初起，以开、宣为主，多用细辛；久咳之症，以敛肺气为要，多取五味子。

经典验方： 五味子散、人参五味子散、小青龙汤、细辛五味子汤、温肺汤、射干麻黄汤、天雄散、宣肺散。

（六）五味子和干姜

五味子味甘、酸、辛、苦、咸，以其五味俱备而得名。其实以酸味为最，苦次之，咸更次之。酸能收敛，苦能清热，咸能滋肾，其性温，但温而不热不燥。药入心、肺、肾经。五味子不仅益气生津、补肾养心，而且能敛肺气归肾、收敛固涩。

干姜为姜科多年草本植物姜的干燥根茎。其味辛，性热，入心、肺、脾、胃经。干姜辛开温通，既能通心助阳，又能温散里寒，治疗阳气衰微、阴寒内盛、四肢厥冷、脉微欲绝之厥逆亡阳证；也能温中散寒，治疗脾胃虚寒、脘腹冷痛、呕吐、泄泻；还能温肺散寒，燥湿化痰，治疗肺寒咳嗽、痰白清稀，或白色泡沫痰等症。

五味子酸涩收敛，善敛肺气而滋肾水；干姜辛散温通，逐寒邪而发表温经，燥脾湿而止呕消痰。五味子以酸涩收敛为主；干姜以辛散温开为要。二药参合，一收一敛，一开一阖，一走一守，互制其短，而展其长，敛不碍邪，散不伤正，利肺气、平喘逆、化痰饮、止咳嗽甚妙。

五味子、细辛或五味子、干姜伍用，出自《伤寒论》小青龙汤。治风寒束表，水饮内停，恶寒发热，无汗，咳嗽短气，痰白而稀，或背脊拘急，或发凉，或头面四肢水肿，舌苔白润，脉浮紧。清代医药学家邹润安曰："《伤寒论》中，凡遇咳者，总加五味子、干姜，义甚深奥，经云'脾气散精，上归于肺'，是故咳虽为肺病，而起源实主于脾，惟脾家所散上归之精不清，则肺家通调水道之令不肃，后人治疗咳嗽但知润肺消痰，不知润肺则肺愈不清，消痰则转能伤脾，百痰之留于肺者究莫消也。干姜温脾肺，是止咳之来路，来路清则咳之源绝矣；五味子使肺气下归于肾，是治咳之来路，来路清则气肃降矣。合两药而言，则为一开一阖，当开而阖是为关门逐盗；当阖而开则恐津液消亡，故小青龙汤及小柴胡汤、真武汤、四逆散之兼咳者皆用之，不嫌其表里无别也。"

经典验方：小青龙汤、温肺汤、宣肺散。

（七）麻黄和射干

麻黄味辛、微苦，性温，入肺、膀胱经，能发汗散寒而解表，治外感风寒引起的恶寒发热、头痛、鼻塞、无汗、脉浮紧之表实证；又能散风止痒、散邪透疹，治疗麻疹透发不畅和风疹身痒等症；还能宣肺平喘、利尿消肿，治疗风寒外束、肺气壅闭引起的咳嗽气喘、胸闷不舒、有水肿兼见表证者。

射干味苦，性寒，入肺、肝经。本品苦寒清热、泻火解毒、散血消肿、祛痰利咽，用于治疗感受风热，或痰热壅盛引起的咽喉肿痛、痰涎壅塞、咳嗽气喘。还可用于瘰疬痰核、疟母、妇女经闭、痈肿疮毒。

射干苦寒，清热解毒，降肺气、消痰涎、利咽喉；麻黄辛温发散，宣肺平喘，利水消肿。射干以降气为主，麻黄以宣肺为要。二药伍用，一宣一降，宣降合法，消痰下气平喘甚妙。

麻黄、射干伍用，出自《金匮要略》射干麻黄汤。治水饮伤肺，咳而上气，喉中鸣水声。据现代药理研究显示：麻黄有缓解支气管平滑肌痉挛之功；射干有清除上呼吸道炎性渗出物之力。二药相合，宣肺、祛痰、平喘甚妙。临证中，为加强祛痰，与黛蛤散、海浮石伍用；喘甚者与葶苈子、大枣伍用，其效更著。

经典验方：麻黄射干汤、麻黄桂枝汤、麻黄附子细辛汤、麻黄连翘赤小豆汤。

（八）橘皮和桑白皮

橘皮又称陈皮。味辛苦，性温，入肺、脾经，辛散苦降，其性温和，燥而不烈，为肺、脾气分药。其既能行气健脾、调中快膈、降逆止呕，用于治疗痰湿阻滞、胃气不降之呃逆、呕吐诸症。

桑白皮为桑根白皮，味甘辛，性寒，入肺经。桑白皮善走肺中气分，能清肺热、泻肺火、散瘀血、清痰止咳、下气平喘，用于治疗肺热咳喘、痰多色黄（类似肺气肿合并感染、急性支气管炎）；又能下行行水、利尿消肿，用于水肿属于"皮水"者（所谓"皮水"，属阳证范畴，其特点是面目四肢肿满、发热、不恶寒、口渴、小便不利、脉浮，或伴有咳嗽，多见于急性肾小球肾炎等）。此外，还具有降低血压之功。

橘皮辛温，上可泻肺气，降逆气，中能燥湿脾，和中气，下可舒肝木，润肾命。职是顺气、消痰、去郁是也。桑白皮辛散苦降，泻肺平喘，利水消肿。桑白皮入走手太阴肺经，作用在肺；橘皮入肺、脾经，但着重作用于中焦脾胃。二药伍用，脾肺并重，生化有权，则脾气健运、痰无以生，肺气通畅、邪不可干，故二药合力，清热化痰、止咳平喘功能增强。

临证时，诸凡咳嗽、吐痰，均可以从肺、脾二经施治，取标本兼治之法，均获良效。

经典验方：桑白皮汤、橘枳姜汤。

（九）熟地和当归

熟地色黑、油润、柔软黏腻。味甘，性微温，入心、肝、肾经。熟地味厚气薄，乃补血生精、滋阴补肾、滋阴退热之要药。常用于治疗血虚所引起的萎黄、眩晕、心悸、怔忡、失眠、月经不调、崩漏，以及肝肾阴虚、骨蒸潮热、盗汗、耳鸣、头昏、遗精、滑精、消渴诸症；

当归甘辛，性温，入心、肝、脾经。当归温润，以甘温和血、辛温散寒，为血中气药。其既能补血、养血，又能柔肝止痛、活血止痛，用于治疗血虚所引起的头昏、目眩、心悸、疲倦、脉细等症；又能治疗血虚腹痛、月经不调、月经稀少、经期错后、经闭、痛经，以及跌打损伤、风湿痹痛、疮痈肿痛、冠状动脉粥样硬化性心脏病、心绞痛、血栓闭塞性静脉炎等病症。此外，不能养血润燥、滑肠通便，治疗阴虚血少所引起的肠燥便秘。

熟地味甘微温，为血中之血药，其性善守，益肾纳气，补血养肝；当归甘辛而温，为血中之气药，其性能走能守，补血和血，活血止痛，又主咳逆上气。二药参合，相互制约，相互为用，滋阴补血、益肾平喘之功益彰。

熟地、当归伍用，以熟地治喘，首推张景岳用之最善。所谓益肾纳气，金水相生之理也。当归治咳喘则用之者较少。笔者临证中，对于久咳、久喘患者，常在辨证施治处方中加当归一味，临床症状迅速改善者，屡见不鲜。盖古人早有记载："主咳逆上气。"苏子降气汤亦以当归为佐，则当归治咳喘，在古人有明训矣。

经典验方：熟地首乌饮、生脉熟地枸杞饮、苏子降气汤、四物汤、当归四逆汤、当归补血汤、当归六黄汤、当归苦参丸、当归芍药散。

（十）橘红和紫菀

橘红味苦，性温。其性较燥烈，能燥湿化痰，亦能理气健脾，兼有发表之意，用于治疗风寒咳嗽、喉痒痰、胸膈胀闷、消化不良、嗳气、恶心、呕吐清水等症。《药品化义》

曰："橘红，辛能横行散结，苦能直行下降，为利气之要药。盖治痰须理气，气利痰自愈，故用入肺脾，主一切痰病，功居诸痰药之上。"

紫菀为菊科多年生草本植物紫菀的根和根茎。味苦甘，微温，入肺经。本品性温而不热，质润而不燥，色紫入走血分，行于上能润肺下气、化痰止咳，泻肺热而止血，用于治疗咳嗽气逆、咳痰不爽，以及肺虚久咳、虚痨咳嗽、痰中带血；入于下能促气化而利小便，治疗小便不利、尿血等症。

橘红（即橘皮）与化橘红（化州"柚皮"）系二物，不可混淆。化橘红祛痰力强而亦较燥，理气和中之功远逊橘皮。《本草从新》曰："化州陈皮，清痰至灵，然消伐太峻，不宜轻用。"临证时习惯以炙紫菀、炙化橘红伍用，二者蜜炙，可增加其润肺止咳之功。炙是指用蜂蜜为辅料，与药物拌炒而成。蜂蜜性甘平，有甘缓益气、润肺宁嗽、解毒矫味之功。与药同制，可缓和药物过偏之性，并与药物起协同作用，并增加其疗效。

经典验方：橘红丸、橘红痰咳液、橘红昆布散、橘红灵芝散、止咳橘红合剂。

（十一）葶苈子和杏仁

葶苈子味苦辛，性寒，入肺、膀胱、大肠经。本品辛散开壅，苦寒沉降，能泻肺气壅滞而祛平喘、肃降肺气、通调水道而利水消肿，治肺气壅滞、痰多咳喘、水肿、小便不利等实证；也可用于气管炎、肺炎、渗出性胸膜炎、胸腔积液，以及肺源性心脏病、心力衰竭、水肿喘满诸症。

杏仁亦称苦杏仁，味苦辛，性温，有小毒，入肺、大肠经。杏仁辛苦甘温而利，辛能散邪，苦可下气，润能通便，温可宣滞，能发散风寒、下气平喘。主治外感风寒所引起的咳嗽气喘、痰吐不利、胸闷不舒；由于杏仁质润多油，能润肠通便，故常用于肠燥通便。《本草便读》曰："凡仁皆降，故（杏仁）功专降气，气降则痰消嗽止，能润大肠气闭者用之。"

葶苈子苦温沉降，辛散开壅，泻肺平喘；杏仁辛甘质润，温而不燥，宣肺平喘。杏仁以宣肺平喘为主，葶苈子以泻肺平喘为要。二药伍用，一宣一泻，气机通畅，哮喘自平。

哮喘为疑难病症，明代张景岳曰："喘有夙根遇寒即发，或遇冷即作者，亦名哮喘。"所谓夙根，是指肺脏所伏之痰浊水饮为哮喘病屡发屡止的潜在病理因素。临证体会："治喘先治痰，治痰宜调气。"治稀痰，宜与半夏曲、旋覆花为伍；治稠痰，可与海浮石、旋覆花伍用；治顽痰，与海浮石、黛蛤散参合，或与三子养亲汤合用。调气，取杏仁、葶苈子，盖杏仁宣肺平喘，葶苈子泻肺行水，一宣一泻，气机通畅，哮喘自能平矣。

经典验方：葶苈大枣泻肺汤、芪苈强心胶囊。

（十二）葶苈子和大枣

葶苈子为十字花科草本植物播娘蒿的成熟种子。味苦辛，性寒，入肺、膀胱、大肠经。葶苈子辛散开壅，苦寒沉降，能泻肺气壅滞而祛平喘、肃降肺气、通调水道而利水消肿，用于咳喘、水肿、小便不利、气管炎、肺炎、渗出性胸膜炎、胸腔积液，以及肺源性心脏病、心力衰竭、水肿喘满诸症治疗。

大枣为小乔木植物枣树的成熟果实。味甘，性平，入脾、胃、心、肝经。大枣质润性缓，善补脾胃、润心肺、调营卫、生津液、补阴血、缓和药性。用于治疗脾胃虚弱所引起的倦怠无力、纳谷减少、面色少华、虚烦失眠、妇人脏躁、过敏性紫癜诸症。

大枣甘缓补中，补脾养心，缓和药性；葶苈子苦寒沉降，泻肺气而利水，祛痰定喘。二药伍用，以大枣之甘缓，挽葶苈子性急泻肺下降之热，防其泻利太过，共奏泻痰行水、下气平喘之功。

葶苈子、大枣伍用，出自《金匮要略》葶苈大枣泻肺汤，《医宗金鉴》又名葶苈大枣汤。治痰涎壅盛，咳喘胸满不得卧，面目水肿者。临证中，治疗心功能不全（尤其是右心功能不全）时，常以葶苈大枣泻肺汤加味。盖葶苈子质轻味淡，上行于肺，下能通调水道，既可以泻肺气之闭塞，又可以利水消肿。现代药理研究证实，葶苈子有强心功能。可见，只要辨证准确，用药恰当，实乃治疗心衰喘息不得卧的良方。

经典验方：葶苈大枣汤、葶苈大枣泻肺汤。

（十三）补骨脂和胡桃肉

补骨脂亦称破故纸，为豆科一年生草本植物补骨脂的种子。味辛苦，性大寒，入脾、肾经。补骨脂气温味苦，能暖丹田、壮元阳、温肾逐寒、敛气止脱，主治肾阳不足、命门火衰所致的腰膝冷痛、小便频数、遗尿、阳痿、遗精；也可用于治疗脾肾阳虚之久泻便溏、五更泻（即黎明前腹泻，伴有腹痛肠鸣、泻后则安、苔薄白、脉沉细，多见于肠结核、局限性肠炎、慢性结肠炎）；还能纳气归元、止咳平喘，用于治疗肾气不足之咳喘。此外，还能补相火以通君火、扩张冠状动脉，用于冠状动脉粥样硬化性心脏病、夜尿多、四肢冰冷之阳虚诸症。

胡桃肉也称胡桃仁、核桃仁，为胡桃科落叶乔木植物胡桃果实的核仁。味甘，性温，入肺、肾、大肠经。胡桃味甘气热，皮涩肉润汁黑。本品既能温补命门、涩精固气，用于治疗肾虚阳衰、腰间酸楚、两足痿软、小便频数诸症；又能补气养血、敛气定喘，治疗肺肾不足、咳嗽气喘（喘息性慢性支气管炎）等症；还能温肺润肠，治疗血虚、津枯引起的肠燥便秘、老人气虚便秘（习惯性便秘）。现代药理研究显示：胡桃仁能降低血清胆固醇和预防冠状动脉粥样硬化性心脏病。

肺为气之主，肾为气之根。肺主呼气，肾主纳气。呼纳相合，呼吸功能乃属正常，人即安康。胡桃肉补肾助阳，敛肺定喘，润肠通便；补骨脂补肾助阳，纳气归宅，温脾止泻。二药伍用，一肺一肾，金水相滋，敛肺纳气，止咳平喘甚妙。

补骨脂、胡桃仁伍用，出自《太平惠民和剂局方》青娥丸。治肾虚腰痛如折，俯仰不利，转侧艰难。清代王泰林《王旭高医书六种》中青娥丸治肾虚腰痛，《素问·脉要精微论》曰："腰者肾之府，转摇不能，肾将惫矣。"故纸十两（酒蒸），胡桃仁二十两（去皮研），蒜四两，姜四两，杜仲一斤。

在临证中，对肿瘤患者在辨证施治基础上，常伍用补骨脂、炒杜仲、骨碎补，补脂温肾助阳、纳气止泻。《本草经疏》言其"能暖水脏，阴中生阳，壮火益土之要药也"。炒杜仲补肝肾、强筋骨。此外，研究表明：杜仲所含杜仲总黄酮可清除氧自由基，从而具有良好的抗肿瘤作用。骨碎补补肾强骨、续伤止痛，肿瘤转移至骨者，疗效甚佳。肿瘤病人早期气阴两虚，渐至阴损及阳而有畏寒怕冷，手脚不温等症，伍用上品，可补肾助阳，此乃"阴得阳助而源泉不竭，阳得阴助而生化无穷"之理。

经典验方：补骨脂丸、青娥丸。

（十四）蝉蜕和凤凰衣

蝉蜕又称蝉衣、蝉退壳、知了皮，为蝉科昆虫黑蚱（蝉）羽化时的蜕壳。味甘，性寒，入肺、肝经。本品乃土木余气所化，其体轻浮，其气轻虚，能疏散风热、清热透疹，治疗风热感冒，或温病初起之发热、咽喉肿痛；也治疗小儿麻疹风热较甚、疹出不畅者；还治疗风邪束表、风热痒疹、皮肤瘙痒症。此外，蝉蜕还能清肝经风热，以祛风解痉、镇静安神，治疗风热为患之目赤、目生翳膜，以及破伤风、小儿惊风、小儿夜啼不眠之症。现代药理研究显示：本品能降低反射反应，减轻横纹肌的紧张度，并对神经节有阻断作用。

凤凰衣又称鸡蛋膜衣。本品味甘，性平，入肺经，能养阴润肺止咳，治久咳、咽痛、失音、瘰疬结核、溃疡不敛。此外，凤凰衣研末外用，可治疗口疮、口疳、喉痈、目翳。

蝉蜕质体轻清，甘寒清热，宣肺利窍，升散增音。凤凰衣甘平无毒，润肺止咳开音。二药伍用，相互促进，润肺止咳，宣肺开窍，亮音甚妙。

蝉蜕、凤凰衣与玉桔梗、诃子肉、甘草伍用，能治疗声带麻痹之音嘶。

（十五）诃子肉和桔梗

诃子肉为使君子科落叶乔木植物诃子的成熟果实，味苦酸涩，性平，入肺、大肠经。诃子肉既能敛肺下气消瘀，又能苦泄降火种咽喉，治疗痰火郁肺、久咳失音、肺虚久咳、动则气喘；诃子肉煨用，能涩敛大肠，制止腹泻，治疗久泻、久痢不止，邪气已衰而滑泄不固、脱肛、便血、带下、遗精、尿频诸症。

桔梗味辛苦，性平，入肺经。本品辛开苦泄，但辛而不燥，苦而不峻，既能开宣肺气、泻火散寒，又能宣通气血、祛痰排脓，载诸药上行。升麻轻清上浮，发表透疹，清解阳明经热毒；桔梗质轻升浮，开宣肺气，解表利咽，祛痰排脓。

诃子肉涩肠止泻，敛肺利咽；桔梗宣肺祛痰，散邪利咽、排脓；诃子肉以收敛肺气、降火开音为主；桔梗宣肺气而散外邪为要。二药合用，宣肺清咽、开音止咳甚妙。

　　诃子肉、桔梗伍用，出自明代《赤水玄珠》诃子汤，主治失音不语。盖诃子肉苦涩降敛，生用清金（肺属金），煨熟固肠止泻；桔梗能升能降，生品入药，升散之力强，炒制入药，降敛之力胜，生炒各半，职司升降兼备，斡旋气机，开郁散结，宽胸和膈，清和咽喉，疏通窍络。二药相合，治疗咽喉诸疾效力倍增。

　　经典验方：桔梗汤、诃子汤、乌梅散、喉痰灵胶囊、铁笛丸、黄氏响声丸、十味诃子丸、加味桔梗汤、玄参桔梗汤、甘草桔梗汤、葱豉桔梗汤、桑菊桔梗汤。

（十六）苍耳子和辛夷

　　苍耳子为菊科一年生草本植物苍耳的果实。味辛苦，性温，有小毒，入肺、肝经。其具有较强的疏散宣通、行气活血之功，上行入脑巅，下行走足膝，向内至骨髓，向外达皮腠，故为祛风湿之圣药。既能散风通窍、活络止痛，治疗风寒感冒之头痛、头风疼痛、鼻渊头痛；又能祛风湿、通络止痛，治疗风湿痹痛、四肢拘急、疼痛诸症；还能祛风止痒，用于治疗皮肤瘙痒、疥疮、麻风病。

　　辛夷为木兰科落叶灌木植物辛夷的花蕾，味苦，性温，入肺、胃经。本品芳香走窜，体轻气浮，专走头目。既能宣散风热，又能宣通鼻窍，为治疗鼻渊之圣药。用于治疗鼻渊头痛、鼻塞不通、不闻香臭、常流浊涕；也可治疗风寒感冒、头痛鼻塞、慢性鼻火、过敏性鼻炎、肥厚性鼻炎、鼻窦炎、副鼻窦炎、额窦炎等。

苍耳子辛苦温润，上行脑巅，散风除湿，宣肺通窍；辛夷辛温香散，轻清上行，散风解表，宣通鼻窍，抗过敏、抗菌。二药伍用，辛温发散，并走于上，散风祛湿，宣肺而通鼻窍，敛疮之功增强。

苍耳子、辛夷伍用，出自《证治准绳》苍耳子散，治疗鼻渊。苍耳子、辛夷伍用，驱邪外出、减轻病苦、善治急性鼻炎、慢性鼻炎均有良效。临证中，苍耳子、辛夷伍用，除入煎剂外，还可取浓汁滴鼻，亦可收效。治疗过敏性鼻炎，可与乌梅、银柴胡、防风、甘草伍用，亦可与黄芪桂枝五物汤合而化裁；鼻痒、喷嚏，加炙地龙、僵蚕祛风宣络；流涕甚者，加五味子、乌梅酸涩收敛；寒甚者，加附子、细辛温肺散寒；鼻塞严重者，加砂仁、白芷、苍术、白术祛湿通窍。

经典验方：苍耳子散、鼻炎方。

四、健脾和胃　降逆止呕类

（一）苍术和白术

苍术味辛苦，性温，入脾、胃经，辛温升散、苦温燥湿，既能发汗解风寒之邪，治疗外感风寒湿邪所致头痛、身痛、无汗等症；又能芳香化浊、燥湿健脾，治疗脾为湿所困、运化失司引起的胸闷呕恶、食欲不振、腹胀泄泻、舌苔白腻等症；还能祛风湿、止痹痛，治疗湿邪偏重之痹症。《仁斋直指方》曰："脾精不禁，小便漏浊不止，腰背酸痛，宜用苍术以敛脾精，精生于谷故也。"白术味甘苦微辛，性温，入脾、胃经。生品入药取其健脾之功而少燥气，炒制入药则增强燥湿之力。白术甘温补中、苦温燥湿，既能补脾益气，又能燥湿利水，还能固表止汗。张石顽曰：白术"生用则除湿益燥，消痰利水，治湿痹死肌，制熟则和中补气，止渴生津，止汗除热……"

苍术运脾和胃，燥湿化浊，升阳散郁，祛风除湿；白术健脾（补脾）燥湿，益气生血，和中安胎。苍术气味雄厚，苦温辛烈，燥湿力胜，散多补少，偏于运脾胃燥湿；白术甘温性缓，补脾力强，补多于散，善于补脾益气、止汗。苍术以运脾为主；白术以补脾为要。二药伍用，一散一补，一胃一脾，中焦得健，脾胃运化正常，水湿不能聚而为患，人方健康无恙。

苍术乃燥湿健脾之"圣药"。元代朱震亨曰："苍术治湿，上中下皆有用，又能总解诸郁，痰、火、湿、食、气、血六郁，皆因传化失常，不得升降，病在中焦，故药必兼升降，将欲升之，必先降之，将欲降之，必先升之，苍术为足阳明经药，气味辛烈，强胃健脾，发谷之气，能径入诸药……"确是高见。金代刘守真谓："苍术一味，学者最宜注意"，亦书其效验之广。苍术功效，大致有三：其一运脾醒脾，人体脏腑组织功能活动皆依赖于脾胃之转输水谷精微，脾健则四脏皆健，脾衰则四脏亦衰，苍术燥湿而不伤阴，湿去脾自健，脾运湿自化；其二制约纠偏，先贤谓："补脾不如健脾，健脾不如运脾"，盖脾运一健，则气血生化有源，故先人补血常用熟地拌炒砂仁，宗其义，在滋腻的大补气血方中加苍术一味，既能监制补益药物之滋腻，又能促进药物的吸收。如归脾汤、补中益气汤等辅以本品，服药后从无中满之弊，其三化阴解凝，痰瘀俱为黏腻之邪，欲化痰瘀，必赖阳气之运化。苍术运脾，化湿祛瘀逐饮皆其所长，苍术、白术伍用，出自《张氏医通》，用于治疗脾虚所致之痰食不运。笔者在临证中，对脾胃虚弱、纳运失职、脘腹胀满、恶心呕吐，或伴下肢浮肿者，在辨证处方中加苍术、白术每获良效。使用时苍术、白术宜用炒制品，一则可祛其燥，二则能增强健脾化滞之功。

二药运用，颇有讲究。《本草崇原》曰：凡欲补脾，则用白术；凡欲运脾，则用苍术；欲补运相兼，则相兼而用。如补多运少，则白术多苍术少；运多补少，则苍术多白术少。笔者临证还发现：苍术确有敛脾精、止漏浊之功，用于糖尿病治疗，屡获显效。

经典验方：完带汤、一味苍术丸、苍术导痰丸、苍术黄柏丸（二妙丸）。

（二）苍术和厚朴

苍术乃菊科多年生草本植物茅苍术（茅术、南苍术）或北苍术的根茎，入脾胃二经，辛温升散、燥湿健脾。苍术气味芳香，善于化浊辟秽，治疗湿困脾胃、运化失司引起的胸闷、呕恶、食欲不振、腹胀泄泻、舌苔白腻等症；厚朴为木兰科植物，味苦、辛，性温。能宽胸利膈、化湿开郁、降逆理气，用于治疗肝胃气滞、胸膈胀闷、不思饮食、恶心呕吐、胃脘疼痛等症。

苍术、厚朴是平胃散的君、臣之品，平胃散出自《和剂局方》，由苍术、厚朴、陈皮，甘草、生姜、红枣组成。苍术燥湿健脾、升阳解郁，厚朴苦能降、辛能通，下气宽胸。术、朴一升一降，并寓有升降开合之用。其次，术、朴性味从辛从燥从苦，因而能消能散。佐以陈皮理气化痰，甘草、生姜、红枣调和脾胃，所以，适应于胸闷呕吐，嗳气吞酸，口淡倦怠，不思饮食，口淡，舌苔白腻或厚腻等湿困脾胃诸症。

张宗良先生在临床上也常用平胃散去甘草、红枣之甘能满中，随证加味，除用于病变直接属于脾胃、肠者外，对于肝、胆、心、肾、妇科诸病（注：《江苏省名中医张宗良医案医话》"平胃散加减的应用"中有详细介绍，江苏科学技术出版社，2019年第一版），只要具有脾胃湿困见症，用之亦多有效。

平胃散虽然以燥湿健脾为其主要作用，但对肝胆疾病之具有脾胃湿困症状者，取其运脾燥湿功能，对促进肝、胆疾病的向愈，有其重要意义。临床上有不少急、慢性肝炎，因原有脾胃症状，而在治疗过程中又过服清热解毒药或糖类食物，以致胸闷作恶加重，杳不思食，舌苔白腻满布，肝功能屡查异常，改用平胃散加减而脾胃症状解除，食欲增加，肝功能很快恢复者，屡见不鲜。盖脾胃为后天生化之源，脾胃健运有权，则气血有生化之源，对促进肝功能恢复至关重要；其次，对急性胆囊炎、胆石症湿困症状明显者，经服平胃散加疏肝利胆之品而愈者也不少见。由此可见，只要辨证确切，用之得当，自有左右逢源之妙。

应用平胃散的标准，除胸闷作恶胃呆等症状外，重点以舌苔白腻或白腻而厚，或白滑而腻为依据，再结合脉象濡滑或沉滑，即说明脾胃为阴邪所遏，必有湿浊痰饮内伏，虽有其他脏腑（如肝、胆、心、肾诸证）症状，必先治脾胃湿困为主，而以他症为次，或根据病情，两者兼顾，据临床观察，湿困症状解除，其他诸症亦可随之减轻或消失。如慢性肾炎和冠心病患者，都是在脾胃湿困症状解除后，心、肾本病才随之缓解。可见辨病固属重要，辨证不容忽视。

经典验方：平胃散、加味平胃散、参苓平胃散、香连平胃散、不换金正气散、平陈汤、胃苓汤、柴平汤。

（三）半夏曲和建曲

半夏曲为半夏加面粉、姜汁等制成的曲剂。其味苦辛，性平，能燥湿祛痰、和胃止呕、消食化积、散痞除满、下气宽中，主治脾胃不健、运化失常所致食欲不振、纳后不消、心下痞满、痰湿咳嗽、痰多清稀诸症。建曲又称建神曲、范神曲，系"六神曲"（杏仁泥、赤小豆、辣蓼草、青蒿、面粉、苍耳草等药末混合后经发酵而成）再加厚朴、木香、青皮、槟榔、葛根、茯苓、柴胡、桔梗、荆芥、前胡、香附、羌活、紫苏、薄荷、独活、茅术、木通、香薷、泽泻、白芥子、丁香、豆蔻、甘草、麻黄、川芎、木瓜、沉香、苏子、肉果、檀香、砂仁、草果、秦艽、白芷、陈皮、莱菔子、半夏、麦芽、谷芽、山楂、生姜而制成，并不发酵。建曲消食和中、健脾和胃，用于治疗感受风寒、食滞胸闷诸症。由此可见，半夏曲和胃降逆，燥湿化痰；建曲健脾理气，消食和中，二药伍用，健脾和胃、和中降逆、理气快膈、消食除满益彰。

（四）白术和茯苓

白术味甘苦微辛，性温，入脾、胃经。生品入药取其健脾之功而少燥气；炒制入药则增强燥湿之力。白术甘温补中、苦温燥湿，既能补脾益气，又能燥湿利水，还能固表止汗。

茯苓味甘，性平，入心、肺、脾、胃、肾经。本品甘淡而平，甘则能补，淡则能渗，既能扶正，又能祛邪，功专益心脾、利水湿，且补而不峻、利而不猛，乃健脾渗湿之要药。用于疗脾虚运化失常、水湿内蕴之食少脘闷、便溏泄泻、小便不利、水肿，或痰饮停滞之咳逆胸闷诸症。此外，本品尚有宁心安神之功，也可用于心悸、失眠等症。《本草纲目》曰："茯苓气味淡而渗，其性上行，生津液，开腠理，滋水源而下降，利小便……观此，则知淡渗之药，皆上行而后下降，非真下行也。"

白术甘温补中，补脾燥湿，益气生血，和中消滞，固表止汗；茯苓甘淡渗利，健脾补中，利水渗湿，宁心安神。白术以健脾燥湿为主，茯苓以利水渗湿为要。二药伍用，一健一渗，水湿则有出路，所以，脾可健、湿可除、肿可消、饮可化，诸症悉除。

白术、茯苓伍用，出自《景岳全书》茯苓汤。治湿热泄泻，或饮食泄泻。金代张元素（字洁古）《医学启源》以茯苓、白术为君治疗水泻。盖水泻之理，乃是利小便实大便是也。古人赞白术云"味重金浆，芳逾玉液，百邪外御，五脏内充"，盖言其功之广。《神农本草经》谓白术："久服轻身。"好古则称其"在气主气，在血主血，无发则发，有汗则止，与黄芪同功"。张元素称白术功能有九："温中一也，去脾胃中湿二也，除胃中热三也，强脾胃进饮食四也，和胃生津液五也，止肌热六也，四肢困倦嗜卧、目不能开、不思饮食七也，止渴八也，安胎九也。"

茯苓、白术伍以桂枝、甘草，名为苓桂术甘汤。治疗痰饮病，胸胁支满、心悸目眩，或短气而咳、大便溏、口不渴、舌苔白滑、脉弦滑诸症。白术健脾益气，茯苓健脾养心，二药参合，脾气健、元气充、阴火降、心神安、内无热扰、盗汗自无也。

《本草正义》谓：“白术最富脂膏，故虽苦温能燥，而亦滋津液，……万无伤阴之虑。”可见肝硬化腹水属脾湿者可用，肝阴虚者亦可用之。根据不同病情随证选用，舌苔白腻者为湿重，白术宜生用；舌苔淡薄，边有齿印者为脾虚，白术宜炒用；舌质红苔少为阴虚，白术宜炙用。药理研究显示，白术具有升高白蛋白，纠正白/球比例失调的作用，并有持久的利尿作用，且能促进电解质（尤其是钠）的排出，又有抗凝血和保护肝细胞的作用。由此可见，肝硬化腹水选用白术，非常合拍。因此，我们认为：白术是治疗肝硬化腹水要药。

经典验方：白术茯苓丸（散）、白术茯苓汤、五苓散。

（五）黄连和吴萸

黄连味苦，性寒，入心、肝、胃、大肠经。其大苦大寒，可泻心火、除湿热。不仅能清热泻火、清心安眠、凉血止血、解毒止痢，用于治疗热性病之高热、烦躁、神昏谵语等症；而且能治疗阴血不足、心烦不眠；还能泻火解毒、清胃止呕，解渴除烦，消痞除满，治疗目赤肿痛、口舌生疮、痈疽疔疾、胃热呕吐、心下痞满、胃火炽盛、消谷善饥、口干口渴以及心火内炽、迫血妄行所致衄血、吐血诸症。吴萸味辛苦，性大热，有小毒，入肝、脾、胃、肾经。辛散苦降，性热燥烈，不仅能温中散寒、降逆止呕，而且能疏肝解郁、行气消胀、散寒止痛。

黄连苦寒，清热燥湿，泻火解毒，清心除烦；吴萸辛散苦降，温中散寒，下气止痛，降逆止呕，杀虫。黄连苦寒泻火，直折上炎之火势；吴萸辛散温通，开郁散结，降逆止呕。二药伍用，有辛开苦降，反佐之妙用。黄连之苦寒，能泻肝经横逆之火，以和胃降逆；佐以吴萸之辛热，从类相求，引热下行，杜绝邪火格拒之变。诸药共奏清肝泻火、降逆止呕、和胃制酸之功，以治寒热错杂诸症。

黄连、吴萸伍用，出自《丹溪心法》左金丸。黄连、吴萸按照6∶1的比例组成，清泻肝火、降逆止呕，治肝经火郁，横逆犯胃、呕吐酸水，左胁作痛，少腹筋急之疝痛。北宋《太平圣惠方》中，黄连、吴萸按照1∶1比例配伍，称茱萸圆方，主治虚寒型下痢水泄；张景岳将其命名为黄连丸，用于治疗肠红便血、痔疮肿痛等症。笔者临证处方习惯用炒黄连，盖炒品者，一能去其辛燥，二能防其苦寒碍胃。

肝为风木之脏，气行于左，应受肺金的克制，方不致过亢而正常生化。本方以黄连泻心火，使心火不克金，肺金不受克，方能有力制约肝木，肝（左）得肺（金）制，所以，称左金丸。

经典验方： 左金丸、吴萸四逆汤。

（六）乌贼骨和浙贝母

乌贼骨生于海中，其形如海螵，故称海螵蛸。味咸涩，性微温，入肝、肾经。乌贼骨既能收敛止血，用于咯血、吐血、尿血、便血、崩漏下血；又能收敛固涩，治疗久病泻痢、遗精、带下等症；还能止酸止痛治疗胃、十二指肠溃疡引起的吐酸烧心、胃脘疼痛。浙贝母又称大贝、象贝，味苦，性寒，入心、肺经，具宣肺化痰止咳之功，治疗外感风热、痰热郁肺、咳嗽吐痰、痰稠色黄；同时能清火散结，治疗瘰疬、乳痈诸症；此外尚可治疗胃、十二指肠溃疡。

乌贼骨咸涩微温，收敛止血，涩精止带，制酸止带、止血；浙贝母苦寒，清热化痰，散结解毒。乌贼骨以收敛为主；浙贝母以清散为要。二药合用，一收一敛，一温一寒，共奏泄肝降火、清热制酸、和胃止痛之功。

乌贼骨、浙贝母伍用，出自《中华人民共和国药典》乌贝散，用于治疗胃痛反酸，胃、十二指肠溃疡。笔者临证中，每遇胃病烧心、反酸者，习惯在辨证处方中加乌贼骨、浙贝母伍用，每获良效。

经典验方：芦茹丸、乌贝散。

（七）黄芪和山药

黄芪也称黄耆，味甘，性微温，入肺、脾经。其质轻皮黄肉白，质轻上浮，入表实卫，色黄入脾，色白入肺，乃升阳补气之圣药。《汤液本草》《日华子本草》均曰："助气壮筋骨，长肉补血。"黄芪具有升发之性，其生品不仅能升阳举陷，治疗中气不足、中气下陷、脱肛、子宫脱垂、其他内脏脱垂；而且能实腠理、补肺气、泻阴火，治疗体弱表虚、自汗、盗汗、反复感冒、消渴（糖尿病）诸症。其炙品入药，能补中气、益元气、温三焦、壮脾阳、利水消肿、生血生肌、托毒排脓，治疗脾气虚弱、体倦乏力、语音低微、短气食少、腹泻便溏和气虚脾弱之水不化气引起的身面水肿、小便不利等证。此外，还可用于气血不足、阳气衰微所引起的疮疡日久、内陷不起以及疮疡溃烂、脓稀不愈之症。黄芪与地龙合用，治疗慢性肾炎，能消除尿蛋白。

山药味甘，性平，入脾、胃、肺、肾经。其质润液浓，不热不燥，补而不腻，作用和缓，是临床常用的平补脾胃要药。山药既能补脾胃、助消化、补虚劳、益气力、长肌肉、润泽皮肤，以治疗脾胃虚弱、饮食减少、体倦神疲，以及脾虚泄泻、大便溏稀、状如水样、或完谷不化；对小儿营养不良、脾虚带下、肺脾两虚引起的咳嗽痰多清稀、肾气不足引起的遗精、遗尿、尿频诸症均有治疗作用。

黄芪甘温，补气升阳，利水消肿，既能鼓舞胃津上升，又能统摄下元气化，黄芪偏于补脾阳，善治消渴；山药甘平，侧重于补脾阴，补脾养肺，养阴生津，益肾固精。二药伍用，一阳一阴，阴阳相合，互相促进，相互转化，共收健脾胃、促运化、敛脾精、止漏浊、消尿糖之功。

在临证中习惯将黄芪、山药伍用，治疗糖尿病患者尿糖阳性者，意在黄芪补中益气、升阳、实腠理；与山药益气阴、固肾精之功相合，两者相互为用，益气生津，健脾补肾，涩精止遗，从而达到糖尿病患者尿糖转为阴性之目的。此外，对慢性肾炎、尿蛋白久久不消者，应用黄芪、山药治疗，意在补益脾肾，固涩肾精，充实腠理，防止尿蛋白漏出。若与益母草、白茅根参合，不仅可利尿消肿，而且能调整机体免疫功能。盖脾肾气旺，气血流畅，尿蛋白自能消除也。

在肿瘤治疗中，张宗良先生常将生黄芪与生白术、太子参伍用。生黄芪专入肺脾二经，兼具有补气健脾、升阳举陷、益卫固表、利尿消肿、生肌之功，实乃"上中下内外三焦之药"；太子参甘平，补气生津、健脾润肺。肿瘤病人脏气本已虚乏，加之标实之邪渐著而使正气更伤，渐至气、血、阴、阳亏虚。配白术之甘温补中，益气生血，和中消滞，固表止汗；黄芪、白术可大益肺脾之气，中气足则气血生化有源，肺气充则固表御邪之力强，加之太子参益气生津，可使气阴具复。现代研究证实，上述三药均对人体免疫系统具有较为广泛的调节作用，可全面提高免疫防御和免疫监视作用，具有非常好的抗肿瘤前景。

经典验方：黄芪山药粥。

（八）熟地和山萸肉

熟地，通常以酒、砂仁、陈皮为辅料，经反复蒸晒至内外色黑、油润、柔软黏腻。其味甘，性微温，入心、肝、肾经。熟地味厚气薄，乃补血生精、滋阴补肾、滋阴退热之要药，常用于治疗血虚所引起的萎黄、眩晕、心悸、怔忡、失眠、月经不调、崩漏，以及肝肾阴虚、骨蒸潮热、盗汗、耳鸣、头昏、遗精、滑精、消渴诸症。山萸肉也称山茱萸，味甘酸，性温，入肝、肾经。山萸肉温而不燥，不仅能滋补肝肾之阴，而且能温补肾阳、收敛固脱，是一味平补阴阳之要药，可治疗肝肾不足所引起的头晕目眩、耳鸣不聪、腰膝酸软、小便频数、阳痿遗精，或阳气虚衰所致的虚汗不止、月经过多、崩漏等症。

熟地滋阴养血，生精补髓，大补肾中元气；山萸肉补益肝肾，收敛元气，振作精神，固涩滑脱。熟地以补为主，山萸肉以敛为要。二药伍用，一补一敛，强阴益精，大补元气，治疗糖尿病甚妙。

张锡纯曾曰："熟地黄，其性微温，甘而不苦，为滋阴补肾之主药。治疗阴虚发热，阴虚失纳之喘息，劳瘵咳嗽，肾虚不能漉水，小便短少，积成水肿，以及各脏腑阴分虚损者，熟地黄皆能补之""山萸肉，味酸性温，能收敛元气，振作精神，固涩滑脱。因得木气最厚，收敛之中兼条畅之性，故又能通利九窍，流通血脉，治疗肝虚自汗，肝虚胁痛腰痛，肝虚内风萌动，且敛正气而不敛邪气，与其他酸敛之药不同……"笔者临证中，常以"熟地、山萸肉、生石膏、天冬、麦冬、知母、黄柏、苍术、元参、紫丹参、葛根"为主治疗糖尿病，尿糖不降者加天花粉；血糖不降者加党参、知母、石膏；血糖居高者加玉竹、熟地；尿中有酮体者加黄芩；黄连、茯苓、白术；失眠加何首乌、女贞子、白蒺藜；大便溏薄加薏苡仁、芡实；腰痛、下肢痿软者加桑寄生、狗脊。

经典验方：当归熟地汤、生熟地汤、黑豆熟地汤、红参熟地汤、乌鸡熟地汤、六味地黄汤（丸）。

（九）白术和鸡内金

白术味甘苦微辛，性温，入脾、胃经。生品入药取其健脾之功而少燥气；炒制入药则增强燥湿之力。白术甘温补中、苦温燥湿，既能补脾益气，又能燥湿利水，还能固表止汗。张石顽曰：白术"生用则除湿益燥，消痰，利水，治湿痹死肌，制熟则和中补气，止渴止津，止汗，除热进食"。

鸡内金即鸡肫的黄皮，味甘，性平。入脾、胃、小肠、膀胱经，健脾益胃、消食化积，具强力消食之功。不仅能消食积、健脾运，而且能固摄缩泉、涩精止遗、化坚消石。白术、鸡内金二药伍用，白术偏于补，鸡内金善于消。白术多用、久服有壅滞之弊，与鸡内金伍用，其弊可除。二药结合，一补一消，补消兼施，健脾开胃，消化积滞之功更彰。

白术、鸡内金伍用，出自张锡纯《医学衷中参西录》健脾化痰丸，由生鸡内金、生白术各半组成，炼蜜为丸，每服10克，治疗脾胃虚弱，不能运化饮食，内湿生痰症。脾胃同居中焦，乃升降之枢纽，若有瘀滞，升降失司，则脘腹胀满，大便不爽。故当以鸡内金消积化滞，白术补脾和胃。二药参合，相互为用，健脾胃、除积滞之功更彰。笔者临证时习惯以炒白术、鸡内金伍用，炒白术能加强健脾止泻作用；生品鸡内金能保持其有效成分，以增强治疗作用。

经典验方：健脾化痰丸、参苓白术散、七味白术散、半夏天麻白术汤、鸡金散。

（十）丁香和柿蒂

丁香，其花蕾叫公丁香，气香力足，功效较佳；其果实称母丁香，气味较淡，功效较弱，因此，临证处方习惯用公丁香。其味辛，性温，入肺、脾胃、肾经。丁香气味芳香，辛散温通，既能暖脾胃、散寒止痛、降浊气之上逆，治虚寒呃逆呕吐、脘腹冷痛；又能温肾助阳，治男子肾虚阳痿、女子阴冷、寒湿带下。柿蒂味苦涩，性平，入肺、胃经。柿蒂酸敛苦降，善降气逆，为止呕逆之要药，主治胃寒气滞引起的呃逆、反胃、呕吐症。

丁香辛温，温中降逆，下气止痛，温肾助阳；柿蒂苦涩，降气止呕。丁香以升散为主，柿蒂涩敛下行为要。二药伍用，一散一敛，相互制约，相互为用，温中散寒、和胃降逆，止呃逆益彰。

丁香、柿蒂伍用，出自《济生方》柿蒂汤，主治胸满呕吐，呃逆不止。清代黄宫绣《本草求真》曰："柿蒂味苦，性平，虽与丁香同为止呃之味，然一辛热一苦平，合用深得寒热兼济之妙。如系有寒无热，则丁香在所必用，不得固执从治，必当佐以柿蒂。有热无寒，则柿蒂在所必需，不得泥以兼济之必杂以丁香……"笔者认为：丁香、柿蒂参合，适用于寒热错杂之呃逆，临证时不可不辨，否则无果。若兼虚者，伍以人参（或党参）、生姜、其效更佳；若属虚寒为患者，当与刀豆子伍用，其效更彰。

经典验方：丁香散、柿蒂汤、人参丁香散、七味丁香散、丁香散合旋覆代赭汤、丁香柿蒂散。

（十一）砂仁和蔻仁

砂仁又称缩砂仁。其味辛，性温，入脾、胃经。砂仁辛散温通、芳香理气、醒脾消食、开胃止呕、行气止痛、温脾止泻，主治脾胃虚寒，气机阻滞、脘腹胀痛、纳呆食少、食积不消、恶心呕吐、寒湿泻痢诸症。蔻仁亦称白蔻仁，味辛，性温，入肺、脾、胃经。蔻仁味辛香燥，其气清爽，上行入肺，以宣发理气、行气止痛；中入脾胃，以化浊散寒、开胃消食，治上、中二焦一切寒湿气滞、胸闷不舒、脘腹胀痛、呕吐呃逆诸症。

砂仁辛散温通，醒脾和胃，行气止痛，温脾止泻，理气安胎；蔻仁辛温香燥，温中化湿，健胃止呕，行气止痛。砂仁香窜而气浊，功专于中、下二焦；蔻仁芳香而气清，功专于上、中二焦。二药伍用，宣通上、中、下三焦气机，以开胸顺气，行气止痛，芳香化浊，醒脾开胃，和中消食。

砂仁、蔻仁同为辛散温通、芳香化浊之品。所以，二药伍用，相须而行，善治湿浊内蕴，气滞寒凝，升降失司，脘闷腹胀诸症。临证应用需注意：因其内含挥发油，故宜研为细末冲服；入煎剂当标明后下，否则影响治疗效果。

经典验方：香砂六君丸、香砂养胃丸、香砂平胃丸。

（十二）木香和黄连

木香味苦，性温，入脾、胃、胆、大肠经。木香气味芳香，能升降诸气，又善于泄肺气、疏肝气、和脾气，故为宣通上下、畅利三焦气滞的要药。明代李时珍曰："诸气膹郁，皆属于肺。上焦气滞用之者，金郁泄之者也；中气不运，皆属于脾。中焦气滞用之者，脾胃喜芳香也；大肠气则后重，膀胱气不化则癃闭，肝气郁则为痛，下焦气滞用之者，塞者通之也。"据此可知，木香是一味行气止痛、醒脾开胃的常用药，既能治疗肠胃气滞之消化不良、腹满胀痛、肠鸣泄泻、下痢腹痛、里急后重等症，又能治疗肝胆湿热、气机不畅所引起的脘胁疼痛、口苦口干、恶心呕吐诸症。此外，在滋补剂中加入少许，可以防止滋补腻滞之性所引起的胸闷、食欲不振等副作用。黄连味苦，性寒，入心、肝、胃、大肠经。黄连大苦大寒，乃泻心火、除湿热之佳品。它既能清热泻心、胃之火、清心安眠、凉血止血、解毒止痢，用于治疗热性病之高热、烦躁、神昏谵语诸症，又能治疗阴血不足、心烦不眠之症，还能治疗心火内炽、迫血妄行所致衄血、吐血等症。

木香辛温芳香，健胃消食，行气消胀，行气止痛；黄连苦寒，气薄味厚，清热燥湿，泻火解毒，涩肠止泻。二药伍用，一温散，一寒折，调升降，理寒热，共奏调气行滞、涩肠止泻、止痢之效。

木香、黄连伍用，称为香连丸，出自《太平惠民和剂局方》。用于治疗湿热痢疾，脓血相兼、里急后重等症。木香、黄连参合治疗痢疾，实属现代医学之抑制痢疾杆菌；加木香调气行滞，消除里急后重之苦，此乃刘河间所曰"行血则便脓自愈，调气则后重即除"之意。二药合用，相互为用，故治痢甚效。笔者体会：临证时再加入益元散、白头翁、仙鹤草，其效更著。

经典验方：木香黄连汤、香连丸。

（十三）肉豆蔻和补骨脂

肉豆蔻又称豆蔻、肉果。其味辛，性温，入脾、胃、大肠经。肉豆蔻辛温气香，兼苦而涩，气味俱升，不仅能温中散寒、行气消胀、健胃消食，治疗脾胃虚寒、食欲不振、鼓肠胀气、肠鸣腹痛、小儿食积等症；而且能温中散寒，涩肠止痢，治疗久泻不止、正气渐衰、五更泄泻（慢性结肠炎、小儿营养不良、肠结核）诸症。

补骨脂亦称破故纸，味辛苦，性大寒，入脾、肾经。补骨脂气温味苦，能暖丹田、壮元阳、温肾逐寒、敛气止脱，主治肾阳不足、命门火衰所致的腰膝冷痛、小便频数、遗尿、阳痿、遗精，也可用于治疗脾肾阳虚之久泻便溏、五更泻等症。肉豆蔻温中散寒，行气消胀，收敛涩肠止泻；补骨脂补肾壮阳，补脾止泻，固精缩尿。

肉豆蔻以补脾为主，补骨脂以补肾为要。二药伍用，一脾一肾，脾肾双补，补肾阳、温下元，除下焦阴寒，温中土、运脾阳，以化湿止泻。

补骨脂、肉豆蔻伍用，名曰二神丸，出自《普济本事方》，治脾胃虚寒、不思饮食、五更泄泻、久泻不止。笔者体会：慢性泄泻，有脾虚不能制水者，有肾虚不能行水者。前者以肉豆蔻之辛温，温脾以制水；后者用补骨脂之辛燥，补肾以行水。二药合用，脾肾双补，泄泻可除。二者取舍多少，当随证化裁。肾虚为主者，主取补骨脂，佐以肉豆蔻；脾虚为甚者，主选肉豆蔻，佐以补骨脂。

经典验方：四神丸、肉蔻四神丸。

（十四）赤石脂和禹余粮

赤石脂味甘酸涩，性温，入胃、大肠经。赤石脂甘温质重色赤，能重坠下降而直入下焦血分。其分子颗粒（硅酸铝）具有吸附作用，能吸附消化道内有毒物质、细菌毒素、食物异常发酵产物，保护消化道黏膜，止胃肠出血。赤石脂之涩肠固下，收敛止血，治疗下焦不固、久痢久泻不止（慢性痢疾、大便脓血、腹痛喜按）、休息痢（慢性结肠炎、大便夹杂黏液白冻、里急后重）、妇女月经过多、崩漏带下诸症。禹余粮为天然粉末矿石，味甘涩，性平，入肝、胃、大肠经。本品质体重坠，功专涩下固脱、涩肠止泻、收敛止血，主治伤寒下痢不止、心下痞满和肾阳不足引起的久泻、久痢、大便下血、妇女月经过多、崩漏带下诸症。

赤石脂性温，涩肠止泻，收敛止血，生肌收口；禹余粮甘平性涩，功专涩肠止泻，敛血止血。赤石脂善走血分，禹余粮入于气分。二药伍用，相互促进，一血一气，气血兼施，止泻、止痢、止血、止带效佳。

赤石脂、禹余粮伍用，出自《伤寒论》赤石脂禹余粮汤。治伤寒不止。《医宗金鉴》用于治疗久痢不止，大肠虚脱，服理中丸而利益甚者。笔者临证体会：凡久泻、久痢（慢性肠炎、慢性痢疾、溃疡性结肠炎）均宜使用，若配合补骨脂、肉豆蔻、升麻、焦白术、血余炭，其效更佳。

经典验方：赤石脂禹余粮汤（丸）、乌头赤石脂丸。

（十五）白术和枳实

白术其味甘苦微辛，性温，入脾、胃经。生品入药取其健脾之功而少燥气，炒制入药则增强燥湿之力。白术甘温补中、苦温燥湿，既能补脾益气，又能燥湿利水，还能固表止汗。张石顽曰：白术"生用则除湿益燥，消痰，利水，治湿痹死肌，制熟则和中补气，止渴止津，止汗，除热进食"。枳实味苦辛酸，性寒，入脾、胃经，苦寒降气，长于破滞气、行痰湿、消积滞、除痞塞，为脾胃气分之药，多用于治疗积滞内停、气机受阻、脾失健运、水湿痰饮为患之胸胁胀痛、心下痞满、食欲不振、大便不调、甚则便秘、泻痢后重以及胃下垂、子宫脱垂、脱肛诸症。

白术甘温补中，补脾燥湿，益气生血，和中消滞，固表止汗；枳实辛散，破气消积，泻痰导滞，消痞止痛。枳实辛散性烈，以泻为主；白术甘缓补中，以补为要。二药合用，一消一补，一走一守，一急一缓、相互制约，相互为用，助其升清降浊之枢机，从而达到补而不滞、消不伤正、健脾强胃、消食化积、消痞除满之功。

枳实、白术伍用，出自《金匮要略》枳术汤。治水饮停滞于胃，心下坚，大如盘，边如旋杯者。张元素（洁古）以枳实30克、白术60克组方，名曰枳术丸，治疗胃虚湿热，饮食壅滞，心下痞闷症。《医宗金鉴》曰："枳实破结气，白术除水湿……"李杲曰："白术苦甘温，其味苦除胃中之湿热，其甘温补脾家之元气，多于枳实一倍，枳实味苦温，泄心下痞闷，消胃中所伤。"笔者临证心得：枳实、白术用药分量的多寡，临证时应当详尽辨证，审因增减，若体壮新病者，则以枳实为主，白术为辅；反之，体弱久病，脾虚胃弱，消化无力者，应以白术为主，枳实为辅。临证处方时，白术、枳实当炒用，一则可缓其性，二则能增强其效。脾虚肠呆者（习惯性便秘）可取：白术30克、枳实15克、菟丝子30克水煎服。其中重用菟丝子之意，是为填补肾精，助脾之运化，促进肠之蠕动。

经典验方：枳实白术汤（枳术汤）、厚朴枳实白术甘草汤。

（十六）枳实和枳壳

枳实味苦辛酸，性寒，入脾、胃经。枳实辛散，破气消积，泻痰导滞，消痞止痛。为脾胃气分之药。主治脾运不健之积滞内停、水湿痰饮为患之胸胁胀痛、心下痞满、食欲不振、大便不调、泻痢后重诸症。

枳壳味辛苦，性微温，入心、肺、肝、胆经。枳壳辛散苦降，善走肺胃气分，下气开胸、利肺开胃、行气消胀、宽胸快膈，主治胸膈皮气之疾、脾胃心腹之病。

枳实、枳壳系一物二种，未成熟的果实为枳实，成熟的果实为枳壳。枳实破气消积；枳壳理气消胀，开胸快膈。枳壳性缓，枳实性烈。枳壳性浮，枳实性沉。枳壳主上，枳实主下。枳壳行气于胸，枳实行气于腹。二药伍用，气血双调，直通上下，行气消胀、消积除满。据药理研究报道：枳实、枳壳对处于不同状态的胃肠平滑肌有双向调节作用，既能降低处于紧张状态的胃肠平滑肌张力，消除痞满之症；又能兴奋松弛状态的胃肠平滑肌，提高其张力，促进其蠕动，所以，可用于胃下垂、脱肛诸症治疗。

明代李士材曰："自东垣分枳壳治高，枳实治下；好古分枳壳治气，枳实治血。"二药合用，气血双调，直通上下，理气之功倍增。笔者临证处方习惯将枳实、枳壳炒制后并书使用，取其炒品用意有二：一则可减少药物对胃黏膜的刺激；二则能增强治疗效果。广泛用于气机不调、胸腹胀满、内脏下垂诸症。

经典验方：枳实导滞丸、枳实消痞丸、枳实薤白桂枝汤、枳实白术汤、枳壳散。

（十七）旋覆花和代赭石

旋覆花味甘辛咸，性微温。入肺、脾、胃、大肠经。旋覆花苦降辛散，咸而软坚消痰，温以宣通壅滞，专注于下气散结、宣肺平喘、行水消痰，还长于降逆止，治疗痰涎壅肺、咳喘痰多、痰饮蓄结之胸膈痞闷诸症。

代赭石系赤铁石之矿石（主含：三氧化二铁），味苦，性寒。入心、肝经。代赭石体重苦寒，以苦清热，以寒泻火，以重镇降、善走心、肝血分，不仅能镇胃降气、止呕止噫，用于治疗胃气虚弱、气机失调、胃气上逆之呕吐、呃逆、胃脘满闷、噫膈诸症，而且能平肝息风、镇肝降压，治疗肝阳上亢（高血压病）引起头痛脑胀、头晕目眩、心悸失眠、手足震颤。对血分有热，阳络所伤之衄血、吐血、尿血大便下血诸症也有效。由此可见，旋覆花下气，消痰平喘，降气止呕，宣肺利水；代赭石重坠降逆，平肝泻热，镇降肺胃逆气，凉血止血。旋覆花以宣为主，代赭石以降为要。二药伍用，一宣一降，宣降结合，共奏镇逆降压、镇静止痛、下气平喘、化痰消痞之功。

旋覆花、代赭石伍用，出自《伤寒论》旋覆花代赭石汤。治伤寒发汗，若吐、若下后，心下痞鞭，噫气不除者。罗谦甫曰："汗、吐、下解后，邪虽去而胃气已亏矣。胃气既亏，三焦因之失职，清无所归而不升，浊无所纳而不降，是以邪气留滞，伏饮为逆，故心下痞鞕，噫气不除。"当以代赭石之重，使之敛浮镇逆，旋覆花之辛，用以宣气涤饮。此即"浊降痞鞕可消，清升噫气可除"是也。

经典验方：旋覆代赭汤。

（十八）川楝子和延胡索

川楝子又名苦楝子、金铃子，味辛苦，性温，入肝、胃、小肠、膀胱经。川楝子苦能胜湿，寒可泄热，能疏肝泄热、解郁止痛，治疗肝郁气滞、肝胆火旺引起的两胁胀痛、闷痛、脘腹痛、疝痛引腰腹者；还能杀虫、行气止痛，治疗肠道寄生虫、胆道蛔虫症引起的腹痛。延胡索又称元胡索。为罂粟科多年生草本植物，味辛苦，性温，入心、肝、脾经。本品辛散温通，既能入血分，又能入气分；既能行血中之气，又能行气中之血，专功活血化瘀、理气止痛，尚治一身上下诸痛。凡证属气滞血瘀所引起的脘胁痛、胸闷胸痛、闭经、痛经、腹中肿块痛、产后腹痛、跌打损伤、疝气腹痛等均可使用。

川楝子苦寒降泻，清肝火、除湿热、止疼痛；延胡索辛散温通，活血散瘀，理气止痛。川楝子以寒降为主，延胡索以温通为要。二药合用，一寒一温，一降一通，相得益彰，清热除湿、行气活血理气止痛效捷。

川楝子、延胡索伍用，出自《活法机要》金铃子散。主治热厥心痛，久不愈者。笔者临证体会：川楝子、延胡索治疗范围很广，不仅可用于心、肝、胆、脾、胃、腹部疾患，

岐黄之术自有传承

而且还可用于妇女痛经、疝气疼痛。凡属于肝郁气滞，气郁化火引起的胸腹胁痛，以及气滞血瘀，兼见热象者，均可以使用，若佐以乳香、没药，其效更彰。

经典验方： 金铃子散、延胡索散。

（十九）鸡内金和谷芽（麦芽）

鸡内金为雉科动物鸡的砂囊角质内壁，剖开砂囊，剥下内壁，洗净晒干即可。其味甘，性平，入脾、胃、小肠、膀胱经，健脾益胃、消食化积，具强力消食之功。鸡内金既能助消化而消食积、健脾运而止泻痢，用于治疗脾胃虚弱、饮食停滞、食欲不振、消化不良、反胃吐酸、脘腹腹满、小儿疳积等症；而且又能固摄缩泉、涩精止遗、化坚消石，治疗小便频数、遗尿、遗精、泌尿系结石、胆结石诸症。

谷芽为禾本科一年生草本植物稻的成熟果实经发芽后，低温干燥而得。本品味甘，性平，入脾、胃经，能健脾开胃、消食和中，用于治疗宿食不化、脘闷腹胀、泄泻、不思饮食等症。（麦芽为禾本科一年生草本植物大麦，为大麦的成熟种子经发芽后，低温干燥而得。本品味甘，性平，入脾、胃经，既能开胃消食、和中消胀，治疗食积不消、脘腹胀满、呕吐、泄泻、小儿乳食消化不良的吐乳症，亦可下气回乳，治疗断乳时乳汁淤积、乳房胀痛、急、慢性肝炎之肝区作痛、厌食等症。）

谷芽、麦芽的功效类同，均能启脾增食、宽中消积、和胃补中之功，故二者常相须为用，以增加疗效。但麦芽消食力强，谷芽和养功胜；麦芽力猛，谷芽为缓；麦芽消面食，谷芽消米食。临证应用取舍，应以患者平日以面食为主，还是以米食为主，予以灵活选择。

鸡内金生发胃气、健脾消食，谷芽、麦芽疏肝解郁、启脾开胃，二药伍用，启脾之功倍增，以生发胃气，疏肝调气，开胃口，增食欲。

鸡内金、谷芽（麦芽）伍用，临证实践发现：应用生品效优。有关鸡内金用生品之理上述曾论及，不再赘述。谷芽（麦芽）也用生品，其用意取生发之气，以舒肝气、和胃气、生津液、开胃口、增食欲。此外，生品入药，尚能保持药物的有效成分，以增强疗效。

肿瘤患者每因正气匮乏，毒瘤侵袭，加之放、化疗毒副作用而使得胃阴受损、胃气大伤、中焦脾胃失运，胃阴乏竭，出现食欲不振，呕吐吞酸之症，此时，鸡内金、谷芽、麦芽、三者同用，以醒脾开胃，消积化食，增进食欲。临证合用，作用有二：脾胃乃一身正气之源，中焦土运得健，后天得养，正气即可来复，此其一也；补阴之药常多滋腻，守而不走，加入鸡内金、谷芽、麦芽，以成动静结合之势，使之补而不腻，此其二也。

经典验方：谷芽苦荞茶、小儿复方鸡内金散。

五、祛风止痛 化石通淋类

（一）独活和羌活

　　独活为伞形科多年生草本植物重齿毛当归的根，因其一茎直上，不为风摇而得名。其味辛苦，性微温，入膀胱、肾经。本品升中有降，能祛风胜湿、宣痹止痛，用于治疗风湿痹痛、腰膝酸重、两足沉重疼痛、动作不利，又能发表祛风、胜湿止痛，治疗外感风寒夹湿之恶寒、头痛、身痛、关节酸痛以及风火牙痛。

　　羌活因产于羌胡而得名，为伞形多年生草本植物羌活的根茎及根。其味辛苦，性温，入膀胱、肾经。羌活气雄而散，味薄上升，既能发汗解表，散足太阳膀胱经游风、头风，治疗外感风寒引起的发热恶寒、头痛、身痛，又能祛风湿、利关节、止疼痛，治疗风寒湿邪引起的肢节疼痛、肩背酸痛，尤其善治上肢关节的疼痛。

　　羌活行上焦而理气，长于祛风寒，能直上巅顶，横行肢臂，治游风头痛、风湿骨节疼痛；独活行下焦而理下，长于祛风湿，能通行气血，疏导腰膝下行腿足，治伏风头痛、腰腿膝足湿痹等症。二药伍用，一上一下，直通足太阳膀胱经，共奏疏风散寒、除湿通痹、活络止痛之功。

　　独活、羌活伍用，出自《外台秘要》。唐代王焘以独活、羌活、松节各等份，用酒煮过，每日空腹饮一杯，治疗历节风痛。《本草求真》曰："羌之气清，行气而发散营卫之邪。独活气浊，行血而温养营卫之气。羌有发表之功（表之表）。独有助表之力（表之里）。羌行上焦而上理（土属气，故云羌活入气）。则游风头痛风湿骨节疼痛可治。独行下焦而理（下属血，故云独活入血），则伏风头痛两足湿痹可治。"临证实践体会：独活、羌活同用，直通督脉，疏调太阳之经气，用于治疗各种原因引起的项背拘急、疼痛诸症，均有良效。由此可见，羌活行上，独活行下，二药相合，直通上下，横行支臂、腰膝，宣通络脉，治疗各类风寒湿痹等症甚妙。

经典验方：羌活独活汤、九味羌活汤、羌活汤、独活寄生汤。

（二）桑寄生和五加皮

桑寄生为桑寄生科常绿小灌木槲寄生的带叶茎枝，味苦，性平，入肝、肾经。乃得桑之余气而生，质厚而柔，不寒不热，为补肾补血之要品。桑寄生既能祛风湿、舒筋络而利关节，补肝肾、强筋骨而增强抗病能力，用于治疗风湿痹痛兼见肝肾不足、腰膝酸痛、筋骨痿软者；又能补肝肾而降血压，用于治疗高血压病、冠状动脉粥样硬化性心脏病，证属肝肾不足、阴虚阳亢所致的头痛、眩晕、耳鸣、心悸者；还能补肝肾、养血安胎、固冲止崩，治疗肝肾虚损、冲任不固引起的胎动不安、胎漏、崩中诸症。五加皮辛温，入肝、肾经，祛风湿、强筋骨，利尿消肿。治疗风湿痹痛、肝肾不足之筋骨痿软、手足拘挛、水肿、小便不利。

桑寄生、五加皮二药均有祛风湿、补肝肾、强筋骨功效，可治疗风湿痹证。尤其是风湿兼有肝肾不足者，以及肝肾亏虚、筋骨无力者，常相须配伍。但五加皮祛风湿、补肝肾之力均强，故既治风湿痹证，也用于肝肾不足、筋骨无力；且有利水之功，用于水肿、湿脚气。桑寄生长于补肝肾而固冲任、安胎，治肝肾亏虚、妊娠下血、胎动不安等。

经典验方：桑寄生茶、桑寄生杜仲五加皮酒。

（三）泽泻、车前子和滑石

泽泻、车前子、滑石三药均能通利小便，清泄湿热，治小便不利、水肿、泄泻、淋病等症，泽泻又善治痰饮眩晕，泄肾经虚火；车前子既可清肝明目，又能清肺化痰止咳；滑石能止渴除烦，故为解暑之良药，适用于暑热烦渴或湿温尿赤之证，外用有收湿敛疮之效，可治疗湿疮、湿疹。车前子滑胎，孕妇均忌服用。车前草功用与车前子相似，兼有清热解毒、凉血止血的作用，可治热毒疮肿、湿热泻痢、血热出血。

经典验方：泽泻汤、泽泻降脂片、八正散。

（四）肉桂和桂枝

肉桂、桂枝两药同出一物，均为辛甘性热之品，均能助阳散寒、温经通脉、止痛，可治脘腹冷痛、风寒湿痹、阳虚水肿、痰饮、胸痹，以及经寒血滞之痛经、闭经。其中肉桂为树干之皮，力强而功专走里；又善补火助阳、引火归元，治阳虚火衰诸症、下元虚冷阳上浮之症、寒疝腹痛、阴疽流注等。桂枝为树之嫩枝，力缓而善发汗解表，治风寒表证有汗或无汗。

经典验方：桂枝汤、肉桂汤、肉桂茯苓汤、黄连肉桂汤、黄芪肉桂汤、川芎肉桂汤、附子肉桂干姜甘草汤。

（五）乳香和没药

乳香为橄榄科小乔木卡氏乳香树皮部渗出的树脂。它垂滴如乳头，气味芬芳走窜，故名为乳香。味辛苦，性温，入心、肝、脾经。乳香辛散温通，能宣通经络、活血消瘀、消肿止痛、生肌长肌，治疗瘀血阻滞、心腹诸痛（包括：心绞痛、胃痛、腹痛、痛经、产后腹痛）、跌打损伤、痈疽疮疡、痹痛筋挛、疮疡溃烂、肌肉不长、经久不愈诸症。

没药为橄榄科植物没药树茎干部渗出的油胶树脂。味苦辛，性平，入肝经。没药辛平芳香，既能通滞散瘀止痛，又能生肌排脓敛疮，为行气散瘀止痛之要药，用于治疗气血凝滞、经行腹痛、月经困难、胸胁腹痛、跌仆伤痛、风湿痹痛、疮痈肿痛诸症。

乳香辛温香润，能于血中行气，舒筋活络，消肿止痛；没药苦泄力强，功擅活血散瘀，消肿止痛。乳香以行气活血为主；没药以活血散瘀为要。二药伍用，气血兼顾，取效尤捷。

乳香、没药以炒制后入药，临证处方中以"制乳没"并书。乳香、没药伍用，出自《证治准绳》乳香止痛散，主治疮肿疼痛。张锡纯《医学衷中参西录》曰："乳香、没药，二药并用，为宣通脏腑、流通经络之要药。故凡心胃胁腹肢体关节诸疼痛皆能治之。又善治女子行经腹痛，产后瘀血作痛，月事不以时下。其通气活血之力，又善治风寒湿痹，周身麻木，四肢不遂及一切疮疡肿痛，或其疮硬不痛，外用为粉以敷疮疡，能解毒、消肿、生肌、止痛，虽为开通之品，不至耗伤气血，诚良药也。"张锡纯将乳香、没药与当归、丹参伍用，命为活络效灵丹，"治气血凝滞，痃癖癥瘕，心腹疼痛，臂痛腿痛，内外疮疡，一切脏腑积聚，经络湮淤"。临证实践发现：乳香、没药各等份，研极细末，敷于患处，再贴膏药，治疗疮疡久不收口诸症。清代程国彭曰：毒尽则收口，毒不尽则提脓外出，其神妙难以言喻。

经典验方：乳香没药散。

（六）细辛、丁香和茴香

细辛、丁香、茴香均为辛温之品。细辛味辛，性温，入肺、肾经，反藜芦。本品味辛而厚，性温而烈，上行入肺，以发散在表之风寒；下行走肾，以散肾经之风寒，为宣通内外、发散风寒、止痛通窍、温肺化饮之要药。可治疗外感风寒之头痛、身痛，风湿痹痛，鼻塞，鼻渊；寒犯少阴之发热脉沉；以及肺有寒邪、痰饮之喘咳，其作用强烈，用量不宜过大。丁香畏郁金。丁香温中助阳，下气降逆，为治虚寒呃逆之要药，兼治脘腹冷痛、食少吐泻、阳痿、宫冷。小茴香助肾阳，散肝经寒邪，为治寒疝作痛以及妇女少腹冷痛之常用药，且还能理气开胃、调中止呕。

　　经典验方：麻黄附子细辛汤。

（七）附子和乌头

　　附子、乌头均为辛热之品，附子与乌头（川乌、草乌）均为毛茛科植物乌头的根，均为辛热有毒之品，能散寒止痛，治寒湿痹痛、心腹冷痛诸症。附子为乌头的子根，又善于回阳救逆、补火助阳，主治亡阳欲脱，肾阳虚衰、脾肾阳衰诸症，也可用于治疗阳虚水肿、阳虚外感。川乌为乌头的母根，草乌为北乌为母根，草乌的毒性较川乌强，二者均善祛风湿止痛，主治寒痹关节疼痛、心腹冷痛、寒疝作痛、跌打损伤疼痛、阴疽等症，亦用于麻醉止痛，散寒止痛作用较附子强，但是，川乌、草乌不若附子之能回阳补火。附子、川乌、草乌入汤剂，均宜久煎（不少于45分钟）以减其毒性，孕妇忌服，反半夏、瓜蒌、贝母、白蔹、白及。临证中，治疗风湿痹痛，也可改药疗为食疗。

　　经典验方：附子汤、桂枝附子汤、白术附子汤、乌头附子汤。

附：乌头粥

出自《本草纲目》，主治：风寒湿痹，关节冷痛，麻木不仁。由生乌头（研末）5克、粳米100克、生姜（末）3片、蜂蜜适量组成。煮制方法：将生乌头（研末）5克与粳米100克煮成粥（注：需煮45分钟以上，以减乌头之毒性），待沸时，调入生姜（末）和蜂蜜适量，空腹温服，每天1剂，连服3～5天。

食后胃中有灼热感，但为时不长，即可消失，若久不消失，或烧灼难忍，可用绿豆急火煮汤解之。乌头大辛大热，祛风散寒，燥湿止痛，其性有毒，对胃有刺激，所以，乌头粥中配以养胃和中之粳米，庶胃气不至受伤，加生姜末、蜂蜜缓急解毒、益气和中，且有调味作用。乌头以逐风邪、除寒湿见长，同时又有较强的麻醉止痛作用，故多用于阴寒内盛所致之心腹剧痛、疝痛，以及风寒湿痹之肢体疼痛，每获良效。惟性有大毒，须慎用。本品有川乌、草乌之分（在中药配方中常川乌、草乌同用），性味功用相同，而草乌之毒性较川乌更强，用时务须注意。据本草记载，本品与半夏、瓜蒌、贝母、白及、白蔹相反，不宜同时使用。乌头粥改药疗为食疗，且以蜂蜜制其毒，祛风散寒，燥湿止痛，和胃安神，具有中医特色，治疗慢性疾病，此种剂型值得尝试。

六、活血化瘀　止血止痛类

（一）赤芍和白芍

赤芍又名赤芍药、红芍药，味苦，性微寒，入肝经，凉血散瘀、清热退热，治温热病热入营分之发热、身发斑疹、舌绛和血热妄行之吐血、衄血；又能活血化瘀、消肿止痛，治妇女经闭、癥瘕积聚、胁痛、腹痛、衄血、血痢、肠风下血、目赤、痈肿。

白芍又名白芍药，味苦酸，性微寒，入肝经。白芍不仅能养血敛阴，白芍生者性凉，炒后转温，生者养阴为主，润燥通便；炒后养血敛阴，而不伤胃。主治血虚引起的月经不调、痛经、崩漏、自汗、盗汗；而且能平抑肝阳，治肝阴不足、肝阳上亢引起的头痛、头胀、眩晕、耳鸣和烦躁易怒；此外，还能柔肝止痛，治疗肝气郁滞、胸胁疼痛；肝气犯胃、胃脘疼痛；肝脾不和、腹部挛急、疼痛；血虚，血不养筋所致的手足肌肉挛急、疼痛。

赤芍清热凉血、活血散瘀，白芍养血敛阴、柔肝止痛。赤芍泻肝火，白芍养肝阴。赤芍散而不补，白芍补而不泻。二药伍用，一散一敛，一泻一补，清热退热，养血敛阴，散瘀止痛之功增强。

临证体会：赤芍、白芍主治不同，赤芍有散邪行血之功，白芍有敛阴益营之力。临证处方习惯以炒赤、白芍伍用，善入阴分，一补一泻，相辅相成。白芍养血敛阴，赤芍凉血退热，二药相合，敛阴凉血而不恋邪，退血分之热。白芍养血柔肝，赤芍行血散滞，二药伍用，止痛作用更强。凡腹部坚积，经闭目赤，因于积热者，其效更著。

经典验方：白芍甘草汤。

（二）丹皮和丹参

丹皮又称牡丹皮，为毛茛科多年生落叶小灌木植物牡丹的根皮。其味辛苦，性微寒，入心、肝、肾经。本品性寒苦泄，其气清芬，其色赤，专入血分，可凉血、活血，使血凉而不瘀，血活而不妄行。它既能泻血中伏火，又能散热壅血瘀，用于治疗肝郁火旺所引起的午后发热、盗汗，或自汗、头痛目涩、颊赤口干、月经不调，以及阴虚发热，或阴分伏热、夜热早凉等症，又能治疗热入营血所引起的吐血、衄血、下血、斑疹热毒等症，还能治疗经闭、痛经、月经不调、腹中瘀块、跌打损伤、热疖疮疡、风热痒疹、肠痈诸症。此外，还治疗高血压、动脉硬化、眼底动脉硬化、血管痉挛、眼底出血等，证属肝郁积热者。

丹参又称紫丹参，为唇形科多年生草本植物丹参的根，味苦，性微寒，入心、心包、肝经。其性平而降，入走血分，不仅能活血化瘀、行血止痛，治疗心脉瘀阻所引起的冠状动脉粥样硬化性心脏病、心绞痛，气滞血瘀引起的胃脘痛、月经不调、痛经、产后恶露不尽、瘀滞腹痛诸症；而且能活血化瘀、去瘀生新，治疗瘀血引起的癥瘕包块、血栓闭塞性脉管炎等症；还能凉血清心、除烦安神，治疗湿热病热入营血、之心烦、不寐和心血不足引起的心悸、失眠、烦躁不安等症。现代药理研究显示：丹参内富含丹参酮甲、乙、丙，能扩张冠状动脉，增加血流量，并能降低血糖，降低血压和镇静作用。

古有"一味丹参，功同四物"之说。《本草便读》曾曰：丹参"功同四物，能祛瘀以生新，色合南离，善疗风而散结。性平和而走血，须知两达乎心肝；味甘苦以调经，不过专于营分"。临证体会：丹参补血力稍逊，而偏于活血止痛。

经典验方：丹参汤、黄芪丹参汤、苓桂丹参汤、丹参茯苓汤、大黄丹皮汤、黄连丹皮汤、牡丹皮汤、桂枝丹皮桃仁汤。

（三）瓜蒌和薤白

瓜蒌又名栝蒌、全瓜蒌，味甘苦，性寒，入肺、胃、大肠经。瓜蒌富含油脂，质润黏腻，具润肺化痰、散结润肠之功，治疗痰热咳嗽、胸痹、结胸、乳痈、黄疸、消渴、便秘。薤白又名野蒜、小蒜、薤白头，味辛苦，性温，入肺、胃、大肠经。薤白辛散苦降，温通滑利，能宣通胸中之阳，散阴寒之结，是治疗胸痹之要药，对胸阳不振，阴邪痰浊停留胸中，以致阳气不得流通之胸痹刺痛、痰饮胁痛、喘息咳唾、心痛彻背、短气、不得卧诸症有良效。此外，薤白还可下气行滞，治疗痢疾之里急后重。《重庆堂随笔》曰："栝蒌实润燥开结，荡热涤痰，夫人知之，而知其疏肝解郁，润肝燥，平肝逆，缓肝急之功有独擅也。"

薤白温中通阳，行气散结，活血止痛；瓜蒌清肺化痰，宽胸散结，润燥滑肠。薤白辛散苦降，温通滑利，以辛散温通为主，散阴结而开胸痹；瓜蒌甘寒润，以清降为要，宽胸利膈通闭。二药伍用，一散一收，一通一降，通阳行气、清肺祛痰、散结止痛，润肠通便益彰。

瓜蒌、薤白互用，出自《金匮要略》瓜蒌薤白白酒汤，主治胸痹、喘息咳唾、胸背痛。瓜蒌、薤白伍用，古人善治胸痹。然胸痹一证，以痰浊、血瘀二者较多见。属痰浊者，瓜蒌、薤白合平胃、二陈复方加减（苍术、厚朴、半夏、茯苓、陈皮、甘草等）治之；属血瘀者，常伍用紫丹参、葛根、降香、郁金为治。只要辨证准确，用药配伍恰当，均能收到事半功倍之结果。笔者临证体会：胸痹即现代医学之冠状动脉粥样硬化性心脏病、心绞痛等。瓜蒌利气降浊，宽胸止痛，扩张冠状动脉，增加冠状动脉血流量，增强抗氧化能力，降低血脂；薤白辛散苦降，温通滑利，善通胸中之阳气，散阴寒之凝结，抑制血小板聚集，为治胸痹刺痛之要药。二药合用，通阳散结、豁痰化瘀，盖胸中阳气宣畅布达则清阳盛、浊阴退，痞满、闷胀、疼痛自能消矣。

经典验方：瓜蒌薤白半夏汤、瓜蒌薤白白酒汤、瓜蒌薤白半夏桂枝汤。

大医精诚 万世师表

（四）三棱和莪术

三棱又称京三棱，味辛苦，性平，入肝、脾经。三棱苦平降浊，入肝脾血分，破血中之气，功专破血祛瘀、行气止痛、化积消块，能治疗血瘀闭经、腹中包块、产后瘀滞腹痛、饮食停滞、胸腹胀满、疼痛、肝脾肿大之胁下胀痛诸症。莪术又名蓬莪术，味辛苦，性温，入肝、脾经。莪术辛温行散，苦温降泄，入肝脾气分，功专行气破血、散瘀通经、消积化食。莪术不仅用于治疗气滞血瘀引起的闭经、痛经、腹中包块（现代医学所谓附件炎、卵巢囊肿等），以及癥瘕积聚、心腹疼痛、胁下胀痛（现代医学所谓肝硬化之脾肿大）等症，而且能治疗饮食积滞、脘胀满闷作痛、跌打损伤；此外，莪术具有抗肿瘤作用，常用于肝癌、子宫颈癌、外阴癌、皮肤癌等。

三棱苦平辛散，入肝脾血分，为血中气药，长于破血中之气，以破血通经；莪术苦辛温香，入肝脾气分，气中血药，善破气中之血，以破气消积。二药伍用，气血双施，活血化瘀、行气止痛、化积消块、扩张冠状动脉力强。

三棱、莪术伍用，出自《经验良方》三棱丸。用于治疗血滞闭经腹痛。张锡纯曰："三棱、莪术，若治陡然腹胁疼痛，由于气血凝滞者，可单用三棱、莪术，不必以补药佐之，若治瘀血积久过坚者，原非数剂所能愈，必以补药佐之，方能久服无弊……"笔者临证体会：三棱气味俱淡，微有辛意，为血中气药；莪术味微苦，气微香，亦微有辛意，为气中血药，性皆微温，二者为化瘀血之要药。广泛用于癥瘕积聚、月经不通、心腹疼痛、胁下胀痛等一切血凝气滞之症，在肿瘤领域治疗也有良好的前景。

经典验方：三棱莪术汤（三棱丸）、黄芪三棱莪术汤、三棱莪术逐瘀汤。

（五）大蓟和小蓟

大蓟、小蓟属菊科、大蓟属。自生之宿根草，小蓟也称：刺角菜、乞丐菜。二者均味甘，性凉，入肝经，功专破血行瘀，解毒消痈，凉血止血，广泛用于治疗血热出血诸症、热毒疮疡。然大蓟功善散瘀消痈，对吐血、咯血、崩漏下血尤为适宜，且散瘀消痈力略胜，亦用于肺痈、肠痈；小蓟兼能利尿通淋，故以治疗血尿、血淋为佳。

经典验方：小蓟饮子、十灰散、大蓟止血片。

（六）地榆和侧柏叶

地榆、侧柏叶二药均为凉血、收敛、止血之品。地榆苦寒沉降，适用于下焦湿热所致的便血、痔血、痢、崩漏等症；尚有解毒敛疮功能，用于治疗烫伤、湿疹、皮肤溃烂、痈肿疮毒。侧柏叶微寒，多用于有血热之吐血、尿血、便血、崩漏。

经典验方：侧柏地榆汤、柏叶汤、地榆升白片。

七、平肝安神　强心止痛类

（一）僵蚕和白芷

　　僵蚕又称白僵蚕，味咸辛，性平，入肝、肺经。僵蚕得清化之气（家蚕因感染白僵菌而发病致死的僵化虫体），故僵而不腐。其气味俱薄，轻浮而升，故能疏散风热、祛风止痛，治疗风热为患所引起的头痛、喉痹、喉风、目赤肿痛；还能熄风止痉、化痰散结、祛风止痒，治疗痰热壅盛所引起的惊痫抽搐、小儿急慢惊风、中风失语、瘰疬痰核、风疹瘙痒诸症。

　　白芷也称川白芷、杭白芷。其味辛，性温，入肺、胃经，色白气香，升多于降，善走气分，亦走血分。能祛风燥湿、通窍止痛，治疗外感风寒之头痛、鼻塞；阳明经头痛、眉棱骨痛、头风痛、齿痛；也能消肿排脓、止痛、燥湿止带，用于治疗疮疡肿痛，未溃者能消、已溃者能排，以及妇人寒湿带下诸症。

　　白芷色白，性温气厚，芳香升散，能通九窍，祛风止痒，通络止痛，除湿消肿，升清止带；僵蚕得清化之气为最，其气味俱薄，轻浮上行，祛风清热，熄风解痉，化痰散结，通络止痛。二药伍用，并走于上，祛风止痛、胜湿止带之功益强。

《青囊秘传》白芷、僵蚕等份为末，名曰僵芷散，用于治疗头、目、齿、鼻诸病。笔者临证中，将其与大白芍、生地、细辛、全蝎参合治疗三叉神经痛每获良效。

经典验方：牵正散、僵芷散、三白五虫汤。

（二）郁金和白矾

郁金味辛苦，性微寒，入心、肺、肝、胆经。郁金质轻气窜，其气先上行而微下达，入于气分以行气解郁，达于血分以凉血破瘀，为疏肝解郁、行气消胀、祛瘀止痛要药，用于治疗气滞血瘀所引起的胸闷、胁痛、胃痛、腹痛、痛经、闭经、癥瘕痞块，郁金还能清心凉血、行气开郁、凉血止血、祛瘀生新，治疗湿温病浊邪蒙闭清窍所致的胸脘痞闷、神志不清、惊痫、癫狂和热邪伤络所引起的吐血、衄血、尿血诸病症。此外，郁金还具有利胆退黄，利尿清热之功，治疗黄疸、胆结石、肾结石有良效。白矾又称明矾，味酸涩，性寒，入肝、脾、胃、肺、大肠经。生品入药，善祛风痰，治疗风痰壅盛引起的癫痫、痰蒙心窍、精神失常；也能解毒燥湿、收敛止血、涩肠止泻，治疗湿热黄疸（包括：各型肝炎、胆石症）、大便出血、崩漏下血、久泻不止诸症。此外，白矾研末外用，能收湿止痒、解毒杀虫，用于痈肿疮毒、湿疹、痤癣、口舌生疮、耳内流脓等病症。

郁金辛而不热，先升后降，既能入于气分以行气解郁，又可入走血分以凉血清心、破瘀散结，善治痰浊蒙闭心窍；白矾气味酸寒，既能燥湿，又能化痰，善祛风痰，更能逐热痰下泄上涌。郁金以开郁为主，白矾以化痰为要。二药伍用，其功益彰，豁痰开窍，抗癫痫效捷。

郁金、白矾伍用，名曰癫痫白金丸、白玉化痰丸、矾郁丸，出自《外科全生集·马氏试验秘方》，治疗痰阻心窍而致的癫痫痴呆，症见突然昏倒，口吐涎沫。郁金、白矾经现代药理研究证明：确有降低血中胆固醇和甘油三酯作用，盖白矾咸寒，软化顽痰，郁金辛开散结。二药伍用，一化一散，降脂祛浊以轻身。

经典验方：郁金丸（散）、癫痫白金丸、白玉化痰丸、矾郁丸、菖蒲郁金汤。

（三）钩藤和桑寄生

钩藤又称双钩藤，味甘，微寒，入肝和心包经。钩藤清肝热、平肝风、降血压、舒筋脉、除眩晕，能治疗肝经有热、头痛头胀、肝阳上亢、头晕目眩、血压增高、风热头痛；又能泻心包络之火，清心热、熄风止痉，用于治疗惊痫抽搐、热性病引起的手足痉挛、四肢抽搐、小儿惊啼诸症。桑寄生味苦，性平，入肝、肾经，桑寄生得桑之余气而生，质厚而柔，不寒不热，为补肾补血之要药。桑寄生不仅能祛风湿、舒筋络而利关节，补肝肾、强筋骨而增强抗病能力，用于治疗风湿痹痛（现代医学所谓类风湿性关节炎、风湿性肌炎），兼见肝肾不足、腰膝酸痛、筋骨痿软者；又能补肝肾，降血压，用于高血压病、冠状动脉粥样硬化性心脏病之证属肝肾不足、阴虚阳亢所引起的头痛、眩晕、耳鸣、心悸；此外，桑寄生还可滋补肝肾、养血安胎、固冲止崩，用来治疗肝肾虚损、冲任不固所致的胎动不安、胎漏、崩中诸症。

钩藤微寒质轻气薄，轻清走上，清热平肝，熄风定惊。现代药理研究显示：钩藤碱能抑制血管运动中枢，扩张周围血管，使血压下降和心率减慢，煎煮超过 20 分钟以上，降压效果降低，因此，临证处方时应标注后下（不宜久煎）；桑寄生得桑之气而生，质厚而柔，不寒不热，补肝肾，强筋骨，祛风湿、舒筋脉，养血安胎。现代药理研究显示：桑寄生所含萹蓄苷有利尿、降压和舒张冠状动脉作用，可用于治疗冠心病、心绞痛。二药伍用，相得益彰，共奏补肾通络，平肝降压之功。

临证中，常与夏枯草、怀牛膝参合，用于高血压病治疗。

经典验方：天麻钩藤饮、镇肝熄风汤天麻钩藤饮、羚角钩藤饮、钩藤饮子、菊花钩藤饮、桑寄生茶。

（四）菖蒲和郁金

菖蒲，因其一寸有九节，故又称九节菖蒲，味辛，性温，入心、胃经。菖蒲气味芳香，辛温行散之力较强，为宣气通窍之佳品，既能芳香化湿、醒脾健胃，治疗湿浊阻滞中焦、痰热壅滞心包引起的气机不畅、胸脘闷胀、不思饮食；又能化浊祛痰、开窍宁神，治疗湿浊蒙蔽清窍所致的神志昏乱、舌苔白腻和神志不清、抽搐、癫狂、耳聋、健忘诸症。由此可见，菖蒲作用有三：一芳香化浊，醒脾开胃；二行气化滞，消胀除满；三疏肝解郁，定心安神。郁金味辛苦，性微寒，入心、肺、肝、胆经。其质轻气窜，既入气分，又走血分，以行气解郁、凉血散瘀为要。其气先上行而微下达，入于气分以行气解郁，达于血分以凉血破瘀，为疏肝解郁、行气消胀、祛瘀止痛要药。

菖蒲辛温，开窍豁痰，醒神健脑，化浊开胃；郁金苦寒，凉血清心，行气解郁，祛瘀止痛。菖蒲以开窍为主，郁金以祛痰为要。二药伍用，一气一血，一温一寒，相互促进，豁痰行气，宣痹止痛，相得益彰。

临证中，常将菖蒲、郁金与瓜蒌、薤白、半夏、茯苓、紫丹参、桃仁、陈皮相配伍，治疗胸痹心痛病、心悸怔忡（冠状动脉粥样硬化性心脏病、心绞痛）所引起的气滞血瘀、络脉不通所引起的诸症治疗。

经典验方： 菖蒲郁金汤。

（五）钩藤和牛膝

钩藤又称双钩藤、钩藤钩，钩藤质轻气薄，轻清走上，善清热解痉。其味甘，微寒，入肝、心包经。钩藤清热平肝、镇静熄风，用于治疗肝经有热、头痛头胀、肝阳上亢、头晕目眩、血压增高、风热头痛；又能泻心包络之火，清心热、熄风止痉，用于治疗惊痫抽搐、热性病引起的手足痉挛、四肢抽搐、小儿惊啼诸症。牛膝临床常用的有怀牛膝和川牛膝。前者为苋科多年生草本植物牛膝的根，后者包括苋科多年生草本植物麻牛膝及甜牛膝的根。味苦酸，性平，入肝、肾两经。牛膝苦平降泄，性下行。其功能有五：一能下行直奔下焦，以活血通络、祛瘀止痛、利尿通淋，用于血滞经闭、痛经、月经不畅、产后瘀滞腹痛、胞衣不下、跌打损伤、淋病尿血、尿道疼痛（泌尿系结石）等症；二治疗热淋（急性膀胱炎、尿道炎）之小便困难、尿道灼痛诸症；三能使头部和上半身血液"下行"，从而减轻头、面部充血，用于高血压病，证属肝阳上亢者；四治吐血、衄血，以及阴虚火旺之牙龈肿痛、口舌生疮等上焦火热证；五能引诸药下行，就是引导其他药的药力"下行"到达下半身，用于治疗下半身的各种疾病。

钩藤甘寒，清热平肝，熄风镇痉；牛膝苦降，活血祛瘀，舒经通络，利尿通淋，补肝肾，强筋骨。钩藤以清热平肝，熄风镇痉，降血压为主；牛膝以活血祛瘀，引血下行以降低血压为要，钩藤、牛膝伍用，清上引下，降血压甚验。

临证体会：高血压之病是气血在人体分布不均衡所致，致头部气血充盈，膝以下供血不足，或者说，是上盈下虚也。盖钩藤扩血管降低血压，牛膝为补益之品而善引气血下注。二药伍用，一扩张血管，一引气血下行，相互为用，所以，有良好的降压效果。

经典验方：天麻钩藤饮、独活寄生汤（丸、胶囊）。

（六）人参和附子

人参为五加科多年生草本植物人参的块根。味甘微苦，性平，入脾、肺、心经。人参性禀中和，不寒不燥，形状似人，具大补元气、挽救虚脱之功，主治气虚欲脱、神疲短气、脉微欲绝之垂危重症；又有益肺补脾之效，用于治疗肺气虚所引起的呼吸短促、行动乏力、动辄气喘，以及脾胃虚弱所引起的倦怠无力、食欲不振、胸腹胀满，或久泻脱肛诸症。此外，人参还能生津止渴、补益心气、宁心安神，以治疗消渴、热性病后津液耗伤、气血两虚之心神不安、心悸怔忡、失眠健忘等症。现代药理研究显示：人参具有很好的强壮作用，能使机体对疾病抵抗能力增强，提高工作效力，减少疲劳，增加体重，改善睡眠，降低血糖；同时还能使心脏收缩力加强，心跳加快，有类似强心苷作用，用于治疗神经衰弱、精神病、动脉粥样硬化性心血管疾病、贫血、阳痿、糖尿病、慢性胃炎、机体衰弱诸症。

附子又称附片，味辛甘，性大热。附片纯阳有毒，其性走而不守，上能助心阳以通脉，下可补肾阳以益火，是温补命门之火、温里回阳救逆之要药。其适应证包括：

（1）治疗阳气衰微、阴寒内盛，或因大汗、大吐、大泻而引起的四肢厥逆、冷汗自出、脉微欲绝等亡阳证；

（2）治疗大汗淋漓、手足厥冷、气促喘急等阳气暴脱之症；

（3）能益命门之火而暖脾胃，助阳化气利水消肿，治疗肾阳不足、命门火衰、畏寒肢冷、阳痿、尿频等症；

（4）治疗阴寒内盛、脾阳不振、脘腹冷痛、大便溏泻以及脾肾阳虚、水湿内停引起的小便不利、肢体水肿；

（5）能通行十二经脉、祛寒除湿、温经止痛，治疗风寒湿痹、寒湿偏盛、周身骨关节疼痛。

盖附子为纯阳之品，其功用论述详尽者，首推汪昂，附子"其性浮而不沉，其用走而不守，通行十二经，无处不至，能引补气药恢复散失之阳；引补血药以滋补不足之真阴；引发散药开腠理，以逐在表之风寒；引温暖药达下焦，以祛在里之寒湿"。

人参甘平，大补元气，益肺补脾，生津安神；附子辛热，回阳救逆，温肾助阳，祛寒止痛。人参以补气强心为主，附子以助阳强心为要。二药伍用，相互促进，温阳益气，强心救逆，调节机体免疫功能，促进抗体生成的力量增强。

经验：人参、附子伍用，出自《妇人良方》，名曰参附汤，能回阳、益气、固脱。治疗元气大亏，阳气暴脱，症见手足厥冷、汗出、呼吸微弱、脉微。《删补名医方论》曰："补后天之气，无如人参，补先天之气，无如附子，此参附汤之所由立也……二药相须用之得当则瞬息化气于乌有之乡，顷刻生阳于命门之内，方之最神捷者也。"由此可见，二药相须为用（笔者体会：人参、附子的用量，以 2∶1 最优），上温心阳，下补命火，中助脾土。

现代药理研究显示：人参主要含有人参皂苷，具有强心、抗休克作用，可治心源性休克；附子主要含有乌头碱，亦具有强心作用。二者伍用，强心作用益彰，临床常用于心力衰竭诸症，若病情严重者，以人参 30 克、制附子 15 克为佳（煎煮 45 分钟）。

经典验方： 人参附子汤（丸）、独参汤（人参汤）、人参健脾丸、人参归脾丸、白虎人参汤、桂枝加人参汤、黄芪人参汤、厚朴生姜半夏甘草人参汤。

（七）黄芪和防风

黄芪味甘，性微温，入肺、脾经，补气升阳、固表止汗、利水消肿。黄芪乃升阳补气之圣药。《汤液本草》《日华子本草》均曰："助气壮筋骨，长肉补血。"黄芪具有升发之性，不仅能升阳举陷，治疗中气不足之脱肛、子宫脱垂、其他内脏脱垂；而且能实腠理、补肺气、泻阴火，治疗体弱表虚之自汗、盗汗、反复感冒、消渴（糖尿病）诸症。其炙品能补中气、益元气、温三焦、壮脾阳、利水消肿、生血生肌、托毒排脓，治疗脾气虚弱、体倦乏力、语音低微、短气食少、腹泻便溏和气虚脾弱之水不化气引起的身面水肿、小便不利等证。此外，还可用于气血不足、阳气衰微所引起的疮疡日久、内陷不起以及疮疡溃烂、脓稀不愈之症。防风为伞形科多年生草本植物防风的根，味辛甘，性微温，入肝、脾、膀胱经。防风浮而升，为祛风之圣药。常用于治疗风寒感冒之发热恶寒、头痛、身痛，也能用于风热感冒之发热恶寒、目赤、咽痛；还能祛风湿止痛，治疗风湿痹痛。

黄芪补气升阳，固表止汗，利水消肿；防风祛风解表，胜湿解痉，止泻止血。黄芪甘温补气，固表扶正，防风辛散祛风，解表驱邪。二药伍用，防风辛散温通，可载黄芪补气之功达于用身，黄芪得防风疏散之力而不恋邪，防风得黄芪之固表而不散泄。二药参合，散中寓补，补中兼疏，动静结合，相辅相成，固表止汗。

黄芪、防风伍用，出自《王旭高医书六种》玉屏风散，治气虚表弱、自汗不止者，李东垣曰："黄芪得防风而功益大，乃相畏而相使也。"王晋三《古方选注》曰："黄芪性钝，防风性利。钝者受利者之制耳。惟其受制，乃随防风周卫于身，而固护表气。"黄芪合防风能固卫疏表，所谓：黄芪得防风则固表而不留邪，防风得黄芪则祛邪而不伤正。二药合用，功在防御外邪入侵。现代药理研究显示：黄芪富含"干扰素"，能增强人体抵抗能力，防御外邪感染。由此可见，前人所述黄芪合防风之功效确系临证结晶。

临证中使用黄芪需注意，《本草害利》谓："黄芪极滞胃口，胸胃不宽，肠胃有积滞者勿用。"黄芪补气升阳，对虽有气虚见症，而血压未平者不宜使用，防风炒制后具有止血之功，常用于便血、崩漏。

经典验方：玉屏风散、黄芪山药粥、黄芪枸杞菊花茶、防风通圣散（丸）。

（八）山萸肉和牡蛎

山茱萸又称山萸肉，为山茱萸科落叶小乔木植物山茱萸除去果核的果肉。其味甘酸，性温，入肝、肾经。山萸肉温而不燥，不仅能滋补肝肾之阴，而且能温补肾阳、收敛固脱，是一味平补阴阳之要药，对肝肾不足所致的头晕、耳鸣、腰膝酸软、小便频数、阳痿遗精、虚汗不止、崩漏诸症有治疗作用。牡蛎味咸涩，性微寒，入肝、肾经。牡蛎乃贝壳之属，其质体重坠，能平肝潜阳、软坚散结、收敛固脱，治疗阴虚阳亢所致的烦躁不安、心神不宁、心悸怔忡、失眠眩晕、瘰疬痰核、自汗盗汗、遗精带下、胃酸过多诸症。

山茱肉得木气最厚，补益肝肾，敛汗固脱，固精缩尿；牡蛎重镇安神，平肝潜阳，收敛固涩，软坚散结，制酸止痛。山茱肉酸涩收敛，微温而不热，以涩精气，止脱汗为主；牡蛎味咸能软，气寒能除热，质重能潜阳，性涩能收敛。二药伍用，相互促进，敛阴止汗，救亡固脱之功增强。

山茱肉、牡蛎伍用，出自张锡纯《医学衷中参西录》来复汤，功能敛阴止汗，救亡固脱。治疗寒温外感、久病瘥后不能自复之寒热往来、虚汗淋漓，或单热不寒，汗出热解，须臾又热又汗，目睛上窜，势危欲脱者。临证体会：黄芪、山茱肉均可固脱，但适应范围有异，黄芪固脱是从气分入手，山茱肉固脱是从阴分入手，相互为用，固脱力增强，其效更著。

经典验方：来复汤、牡蛎片、牡蛎气滞片。

（九）麻黄根和浮小麦

麻黄根味甘，性平，入心、肺经。麻黄根功专止汗，因其性善行周身肌表，引药至卫分而固腠理也。因此，无论阳虚自汗，还是阴虚盗汗，均可配合应用。浮小麦味甘，性凉，入心经。浮小麦药性和平，甘能益气，凉可除热，入心经，益气除热而止汗，盖汗为心之液，养心退热，津液不为火扰，所以，自汗、盗汗、骨蒸虚热虚汗皆可止。

麻黄根甘平止汗，浮小麦甘凉止汗。麻黄根入肺经，"肺合皮毛"，故可以实表止汗。浮小麦入心经，"汗为心液"，故可以益气清热，凉心止汗。又因浮小麦体质轻浮，其性升浮，能达皮腠而散其热，故可止自汗盗汗。二药伍用，相互促进，益气养心，清热凉气，固表止汗益彰。

麻黄根、浮小麦伍用，出自《太平惠民和剂局方》牡蛎散，主治体虚卫外不固，自汗出，夜寐更甚，伴心悸、短气、倦怠者。盖麻黄根专入肺经，能益肺气，固卫气，敛肌腠，塞气窍，为固表止汗之佳品；浮小麦专入心经，益心气，敛心液，固皮毛，实腠理，为养心止汗、固表实卫之上品。二药合用，心、肺兼顾，敛汗固表之力倍增强。若汗出过多，可与生脉散伍用，其效更彰。

经典验方：麻黄根汤、牡蛎散。

（十）五味子和五倍子

五味子皮肉甘酸，核中辛苦而带有咸味，以其五味俱备而得名。其实以酸味为最，苦次之，咸更次之。酸能收敛，苦能清热，咸能滋肾，其性温，但温而不热不燥，入心、肺、肾经。五味子益气生津、补肾养心，且能敛肺气归肾、止咳平喘，用于治疗气虚伤津之体倦乏力、表虚多汗、口干口渴，心阴不足、心失所养之心悸气短、健忘失眠和久嗽虚喘。此外，五味子还有收敛固涩之功，用于体虚自汗、盗汗、遗精、尿频、遗尿、久泄不止之滑脱诸症。五倍子为漆树科落叶灌木叶上寄生的虫瘿，味酸涩，性寒，入肺、肾、大肠经。五倍子收敛，能敛肺止咳，降火化痰，治疗肺虚咳嗽或肺热咳嗽、痰中带血，甚则咯血，还能收敛止汗、涩肠

254

止泻、收敛止血、涩精固脱，用于体虚自汗、盗汗、久泻不止、脱肛、便血、遗精、带下、子宫脱垂诸症。

五味子敛肺滋肾，敛汗止汗，生津止渴，涩精止泻；五倍子敛肺降火，敛汗止汗，涩肠止泻。二药伍用，益肾固精、敛汗止汗、涩肠止泻益彰。

五味子、五倍子伍用，收敛固涩之功增强，临证中对固摄无能、有滑脱现象者，均可以随症配伍使用。遇阳虚自汗，与黄芪、附子伍用；久泻、久痢，与赤石脂、禹余粮伍用；脱肛、子宫脱垂和各种内脏弛缓、下垂者，与升麻、柴胡伍用；若气虚甚者，与党参、黄芪伍用。

经典验方：五味子散、人参五味子散、五味子糖浆。

八、滋补肝肾类

（一）菟丝子和桑寄生

菟丝子为旋花科一年生寄生性蔓草菟丝子的成熟种子，味辛甘，性平，入肝、脾、肾经。菟丝子既能助阳，又能益阴，不燥不腻，为平补肝、脾、肾三经之良药，还有补脾止泻、固精、缩尿、明目之功，用于治疗肝肾不足所引起的腰膝酸痛、阳痿、滑精、小便不禁、尿有余沥、目暗不明，以及脾虚泄泻、便溏不实。桑寄生为桑寄生科常绿小灌木槲寄生的带叶茎枝，味苦，性平，入肝、肾经，乃得桑之余气而生，质厚而柔，不寒不热，为补肾补血之要品。桑寄生既能祛风湿、舒筋络而利关节，补肝肾、强筋骨而增强抗病能力，用于治疗风湿痹痛兼见肝肾不足、腰膝酸痛、筋骨痿软者；又能补肝肾而降血压，用于治疗高血压病、冠状动脉粥样硬化性心脏病，证属肝肾不足、阴虚阳亢所致的头痛、眩晕、耳鸣、心悸者；还能补肝肾、养血安胎、固冲止崩，治疗肝肾虚损、冲任不固引起的胎动不安、胎漏、崩中诸症。

菟丝子、桑寄生二药均入肝肾，均有补肝肾、强筋骨、壮腰膝、固冲任、通血脉之功。二药伍用，其力益彰。

用于安胎时，菟丝子、桑寄生伍续断各 10 克为宜。

经典用药：菟丝子散、桑寄生散。

（二）枸杞子和菊花

　　枸杞子为茄科落叶灌木植物宁夏枸杞的成熟果实，味甘，性平，入肝、肾经。枸杞子质体柔润多液，是一味补养肝肾、冲督精血之佳品。功擅补阴壮水、滋水涵木，以治疗肝肾不足、精血亏损所引起的腰膝酸软、头昏耳鸣、遗精滑泄，以及肝肾不足、精血不能上荣于目所引起的眼目昏花、视力减退。此外，枸杞子对肝病、糖尿病有辅助治疗作用。菊花为菊科多年生草本植物菊的头状花序，味辛甘苦，性微寒，入肺、肝经。菊花质轻气凉，为疏风清热之上品，用于治疗外感风热、温病初起之头痛、发热；菊花也能清肝泻火、平降肝阳，用于肝阳上扰之头痛、头晕和肝火上攻之目赤肿痛。现代药理研究显示：菊花能扩张冠状动脉，增强心脏收缩力，常用于冠心病治疗。

　　枸杞子甘寒滋润，色赤入走血分，善补肾益精、养肝明目；菊花辛凉苦甘，质体轻清主升，入金水阳分，为祛风清热、平肝明目之要品。枸杞子以补为主，菊花以清为要。枸杞子养肝明目治其本，菊花清肝泄热治其标，二药伍用，一补一清，益肝明目之功益彰。

　　枸杞子、菊花伍用，出自《医级宝鉴》杞菊地黄丸，专治肝肾阴虚所引起的头昏目眩、迎风流泪、久视昏暗、眼干涩痛诸症。

　　临证体会：枸杞子、桑椹子、女贞子均入肝肾二经，均可滋补肝肾、明目乌须、润燥生津。《神农本草经》谓：枸杞子可"补益精气强盛阴道",《本草备要》亦称女贞子可"益肝肾,安五脏,明耳目,乌须发",《滇南本草》载桑椹子可"益肾脏而固精"且"久服黑发明目"。肝肾之阴为一身阴气之统帅,肿瘤后期病人"大骨枯槁,大肉陷下",气血津液亏损之极,此时尚可在上药基础上加伍墨旱莲重滋肝肾之阴,以期阴复阳生。现代药理研究证实:枸杞子、女贞子具有良好的免疫双向调节作用,对放疗所致的白细胞减少有改善作用,并可降糖保肝,延缓衰老。

经典验方:杞菊地黄丸、枸杞菊花茶、菊花茶。

(三)杜仲和续断

杜仲为杜仲科落叶乔木植物杜仲的树皮,味甘,性温,入肝肾经。杜仲不仅能补肝肾、强筋骨、益精气、强肾志,用于肝肾不足、精气亏损所引起的腰膝酸痛、筋骨痿软、小便频数、阳痿诸症;而且也能补肝肾、降血压、治疗高血压病,证属肝肾两虚之头昏、耳鸣、阳痿、夜间尿多者。此外,还能补肝肾安胎,治疗肾虚下元不固之胎漏、腹痛、胎动欲堕等症。续断又名川断,为萝卜科多年生草本植物续断的根,味苦,性温,入肝、肾经。续断既能补肝肾、强筋骨、通血脉、止疼痛,用于治疗肝肾不足、血脉不利之腰腿疼痛、足膝无力、风湿痹痛、筋骨拘急等症;又能补肝肾、固冲任,治疗冲任不固之月经过多、崩漏下血、腰痛腹痛、妊娠下血、胎动不安诸症。此外,续断还能通利血脉、疏通关节、接骨疗伤,用于跌倒损伤引起的腰膝、四肢关节肿痛。

杜仲补肝肾、强筋骨、降血压、善走经络关节之中；续断补肝肾、强筋骨、通利血脉，在于筋节气血之间。二药伍用，其功益彰，补肝肾、壮筋骨、通血脉、调冲任、止崩漏、安胎的力量增强。

杜仲、续断伍用，名曰杜仲丸，出自《赤水玄珠》，用于治疗妊娠腰背痛。《本草纲目》曰：治妊娠胎动，两三月堕。杜仲、续断各等份，又名"千金保孕丸"。治妊娠腰背痛、习惯性小产，服此药可免堕胎之患。亦可与黄芩、白术伍用，以增强安胎之力。

经典验方：千金保孕丸、杜仲续断汤、续断丸、续断杜仲茶。

岐黄之术自有传承

九、泻下通便逐水类

（一）大黄和芒硝

大黄又名川军，为蓼科多年生草本植物掌叶大黄或药用大黄的根和根茎，味苦，性寒，入心（包）、肝、脾、大肠经。大黄大苦大寒，其性沉而不浮，其用走而不守，其力猛而不行。大黄之功用包括：

1. 能荡涤胃肠实热，清除燥结、积滞，为苦寒攻下之要药，用于治疗温热病的中期或极期出现的热积便秘、胸腹胀闷、高热不退、神昏谵语、口干口渴、舌苔老黄等实热证；

2. 治疗寒积便秘（指寒邪影响肠胃，致使排便不畅，粪便积结在里，临证所谓阴寒结聚）、热泻下痢（相当于急性肠炎、细菌性痢疾）等症；

3. 能清热解毒、凉血止血、利胆退黄，用于治疗热毒疮疡、烫伤、火伤、吐血、衄血、风火赤眼、咽喉肿痛等实火上炎之症，也能治疗湿热黄疸（相当于急性胆囊炎、急性病毒性肝炎、新生儿溶血症）等症；

4. 能活血化瘀，用于治疗产后瘀血腹痛、瘀血闭经、跌打损伤、瘀阻作痛诸症；

5. 治疗胃痛泛酸、胃部灼热痛等症。

芒硝为含硫酸钠的天然矿物经精制成的结晶体，味苦辛咸，性大寒，入胃、大肠、三焦经。芒硝辛可润燥，咸能软坚，苦可下泄，大寒能除热，能润燥通便、荡涤三焦肠胃之实热积滞，用于治疗内热炽盛所引起的痞（上腹部硬闷）、满（腹部胀满）、燥（粪燥且坚硬）、实（热积便秘）诸症，还能治疗急性肠梗阻（主要是动力性肠梗阻）。芒硝外用，可清热消炎、消肿止痛，用于治疗腹中痞块（化脓性阑尾炎）、皮肤疮肿、咽喉肿痛、目赤肿痛等症。

大黄苦寒气味俱厚，荡涤通下，泻火凉血，攻积导滞，逐瘀通经，利胆退黄；芒硝咸寒软坚，润燥通便，清热泻火，荡涤内热实积，停痰宿食。二药伍用，相互促进，消炎散结、泻热导滞，攻下破积、通便除满之功增强。

大黄、芒硝伍用，出自《伤寒论》大承气汤。主治热盛便秘，腹胀满，烦躁谵语，口干，舌苔焦黄起刺，脉沉实有力等症。现代药理研究显示：芒硝中的主要成分为硫酸钠，它在肠中不易被吸收，在肠中形成高渗盐溶液，使肠道保持大量的水分，从而使肠内容变稀，容积增大，刺激肠黏膜感受器，反射性地引起肠蠕动亢进而致泻。大黄能刺激大肠，增加其推进性蠕动而促进排便。二药伍用，软坚泻热，通便力量益彰。

经典验方：大承气汤、大黄䗪虫丸。

（二）芫花、甘遂和大戟

芫花、甘遂、大戟三药均入肺、脾、肾经，味苦，降泄下行，峻烈有毒，皆为峻下逐水之品，均可以用于治疗水肿胀满、痰饮积聚且形气俱实者，适用于水停胁下之胸腹满痛、呼吸困难等症，方如十枣汤。但是，甘遂逐水之力最强，京大戟次之，芫花又次之。古人有"甘遂泻经遂之水湿，京大戟泻脏腑之水湿，芫花泻肺之水饮"的说法，说明三药逐水有所偏重。三药均峻烈有毒，芫花毒性最剧，甘遂、京大戟稍缓。甘遂、京大戟均性寒泻热，均可攻毒消肿，而以京大戟之力为胜，治热毒痈肿。芫花性温，外用又可杀虫疗癣，常用于头疮、顽癣。另外，三药均不宜与甘草同用；内服时，多醋制，可降低其毒性。

经典验方：甘遂半夏汤。舟车丸。

（三）火麻仁和郁李仁

火麻仁味甘，性平，入脾、胃、大肠经。火麻仁多脂体润，性质平和，功专滋养润燥、滑肠通便，为润下之要药。郁李仁，味甘苦，性平，入大肠、小肠经。本品体润滑降，具有滑肠通便缓泻之功，并有开幽门之结气，润大肠之燥涩，导大肠之燥屎，以及利水消肿等作用。火麻仁、郁李仁二药均能润肠通便。火麻仁甘润，兼能补虚，故常用于血虚津枯肠燥之便秘；郁李仁质润苦降，且能下气利尿，故适用于气滞津枯肠燥之便秘，又能治疗二便不利之水肿胀满及脚气浮肿。孕妇不宜服用。

经典验方：五仁丸。

（四）大黄和肉桂

大黄又名川军、将军，味苦，性寒，入心（包）、肝、脾、大肠经。大黄性沉而不浮，其用走而不守，其力猛而不行。大黄苦寒，气味俱厚，荡涤通下，泻火凉血，攻积导滞，逐瘀通经，利胆退黄。肉桂为樟科常绿乔木植物肉桂的干皮或粗枝皮，味辛甘，性大热，入心、肝、脾、肾经。肉桂纯阳，辛甘大热，善走肝肾血分，大补命门之火，既能温补脾肾阳气、益火消阴，用于治疗肾阳不足、畏寒肢冷、尿频遗尿、阳痿，以及脾阳不振、脘腹冷痛、食少便溏等症；也能温通血脉而散寒止痛，用于治疗脘腹冷痛、寒痹腰痛、虚寒痛经诸症；还可用于治疗湿疹、阴疽等。

大黄苦寒通下，破积导滞，泻火凉血，行瘀通经；肉桂辛热温中，益火养阴，温中补肾，散寒止痛。二药伍用，相互制约，相互促进，相互转化，以肉桂之辛热，制大黄之苦寒峻下之势：此乃寒热相济，阴阳调和，共振脾阳通大便之功矣。

大黄、肉桂互用，出自《医学衷中参西录》之秘红丹。临证中常用于治疗肝郁多怒、胃郁气逆所致吐血、衄血，以及吐、衄之证他药治疗不效者，无论寒热所致，服之皆有捷效。

张锡纯曰："平肝之药，以桂为最要，肝属木，木得桂则枯也（以桂作钉钉树，其树立枯），而单用之则失于热。降胃止血之药，以大黄为最要（观《金匮要略》治吐衄有泻心汤重用大黄可知），胃气不上逆，血即不逆行也，而单用之又失于寒。若二药并用，则寒热相济，性归和平，降胃平肝兼顾无遗。况欲传方，原有此二药为散，治吐血者，用于此证当有捷效。"

泻心汤是由大黄、黄连、黄芩三药组成，都属于苦寒药物，其中尤以大黄、黄连为大苦、大寒。一般来说，黄芩清上焦之热，黄连泻中焦之火，大黄泻下焦之火，止妄行之血（血中实火，有形积滞）。泻心汤是泻热降火，其止血作用是血得寒则凝（三药均寒凉），另一方面是血随气行，气火下降，血亦渐趋安宁。笔者曾治江苏盱眙一吐血患者，服后自觉胃部有凉冰冰感觉，说明中医讲药性确有一定的道理。唐容川对泻心汤评解说："得大黄一味，逆折而下，兼破瘀逐陈，使不为患（即达下降之势，又无遗留之弊），此味令人多不敢用，不知气逆血升，得此猛厉之药，损阳和阴，真圣药也。"此即釜底抽薪法。近代医学研究发现：大黄能缩短血凝时间，促进骨髓制造血小板，并能使毛细血管致密度增加而改善其脆性，所含鞣质、钙盐等能促进血凝作用。其次，大黄还有消炎作用，这是由于大黄能泻热通腑，祛瘀止血，及时祛除胃肠道内陈旧的积血。

《药品化义》云："大黄气味重浊，直降下行，走而不守，有斩关夺门之功，故号为将军。"《本经》云大黄"下瘀血……荡涤肠胃，推陈致新，通利水谷，调中化食，安和五脏"。清代唐容川谓："大黄一味既是气药，又是血药，止血不留瘀，尤为妙药……今人不敢用，惜哉！惜哉！"确系经验之谈。

经典验方：大黄䗪虫丸、肉桂茶。

大医精诚万世师表

（五）橘红和杏仁

橘红味苦，性温。橘红性较燥烈，长于燥湿化痰，亦能理气健脾，兼有发表之意，用于治疗风寒咳嗽、喉痒痰、胸膈胀闷、消化不良、嗳气、恶心、呕吐清水等症。《药品化义》曰："橘红，辛能横行散结，苦能直行下降，为利气之要药。盖治痰须理气，气利痰自愈，故用入肺脾，主一切痰病，故居诸痰药之上。"杏仁又称苦杏仁，味苦辛，性温，有小毒，入肺、大肠经。杏仁辛苦甘温而利，辛能散邪，苦可下气，润能通便，温可宣滞，既有发散风寒之能，又有下气平喘之力，用于治疗外感风寒之咳嗽气喘、痰吐不利、胸闷不舒等症；杏仁质润多油，所以能润肠通便，用于治疗肠燥便秘者。《本草便读》曰："凡仁皆降，故（杏仁）功专降气，气降则痰消嗽止，能润大肠气闭者用之。"注：气闭即少腹作胀，出虚恭（俗称：放屁）不能。

橘红辛散温通，苦温降泄，功擅宣肺平喘、化痰止咳、润肠通便。《内经》曰："肺与大肠相表里。"肺气不宣，大肠传化功能也可失调，以致大便不畅，大便秘结。取杏仁、橘红治便秘，除本身质润多油，滑肠通便之外，还有宣肺气而通大便之功。二药伍用，相互促进，而开肺气滑肠通便甚妙。

大便不通的原因甚多，有实热积滞者，有津枯肠燥者，有气虚无力者，有肺气不宣、肃降失常、传导失调者，临证时不可不辨。橘红、杏仁伍用，适用于后者，用者宜审。盖肺为水之上源，主气而布散津液，倘肺气宣降失常，津失于敷布，肠道乏于濡润，则便燥成秘。

经典验方：橘红丸、橘红杏仁颗粒。

（六）大黄和附子

大黄味苦，性寒，入心（包）、肝、脾、大肠经。大黄性沉而不浮，其用走而不守，其力猛而不行。大黄苦寒气味俱厚，荡涤通下，泻火凉血，攻积导滞，逐瘀通经，利胆退黄。附子是毛茛科多年生草本植物乌头块根上所生的子根加工品，主要产于四川，其主根（母根）叫川乌。其他各地野生的乌头属草乌的块根名草乌。附子味辛甘，性大热。附片纯阳有毒，主治亡阳欲脱和肾阳虚衰、脾肾阳衰诸症，其性走而不守，上能助心阳以通脉，下可补肾阳以益火，是温补命门之火，温里回阳救逆之要药。

大黄气味重浊，苦寒沉降，走而不守，有斩关夺门之力，故号称将军，功专荡涤泻下，推陈出新，导实热积滞从大肠而出。附子大辛大热，走而不守，温肾壮阳，大补真火，温脾阳以散寒凝、止疼痛。二药伍用，一辛一苦，一寒一热，一阴一阳，一走一守，一升一降，相互制约，相互为用，使热而不甚，寒而不烈，通腑气，荡积滞，减肥排毒之功益彰。

大黄、附子伍用，出自《金匮要略》大黄附子汤，主治肾虚寒结所致腹痛便秘、胁下偏痛、发热、手足厥逆、脉弦紧。

经典验方：大黄附子汤、大黄附子细辛汤。

（七）苁蓉和黑脂麻

苁蓉俗称肉苁蓉、淡苁蓉、淡大云，味咸甘，性温，入肾、大肠经。本品色黑体润，既能入肾经血分，补肾阳，助相火，益精血，强筋骨，用于治疗肾虚引起的阳痿、遗精早泄、女子不孕，以及肝肾不足所引起的筋骨痿软、腰膝冷痛等症；还能滋阴润燥、滑肠通便，用于治疗老年虚弱和病后、产后血虚，或津液不足、肠燥便秘等症。黑脂麻又称黑芝麻、巨胜子，为脂麻科一年生草本植物脂麻的成熟种子。其味甘，性温，入肺、脾、肝、肾经。本品质润多脂，长于滋肾阴、养肝血、补脾气、益肺气、润肠燥、滑大便，用于治疗病后虚弱、肝肾阴亏之头晕、眼花、耳鸣、头发早白、病后脱发、疲乏无力，以及血虚肢体麻木、阴虚胁痛、肠燥便秘、气虚便秘。

肉苁蓉滋阴润燥，滑肠通便；黑芝麻质润多脂，润肠解燥。二药合用，相互促进，滋补肝肾，养血润燥、滑肠通便之力增强。

肉苁蓉、黑芝麻伍用，治疗习惯性便秘时，若与火麻仁、郁李仁、生地、白芍参合，临床效果更捷。

经典验方：黑脂麻丸、苁蓉补肾丸。

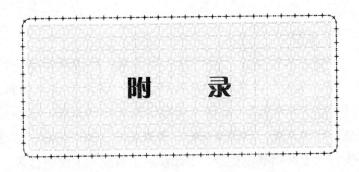

附　　录

岐黄之术自有传承

一、张宗良先生批注在弟子书中的经典用药

1. 瓜蒂

瓜蒂，又称瓜丁，葫芦科、胡瓜属，药用其瓜蒂。苦寒，有小毒，入胃经，能治风热痰涎，膈上宿食。用量：3～6克。"瓜蒂散"（出自《伤寒论》），由甜瓜蒂、赤小豆组成。每次3克，治痰涎宿食，壅滞胸脘，胸中痞硬，烦懊不安，气上冲咽喉不得息，少阳病膈上有痰，上脘宿食者。

2. 藜芦

藜芦，苦辛寒，有毒，入肝、脾、胃三经。吐风痰，杀虫毒，治风痫，入口即吐。外用可治疥癣。用量：1.5～3克。催吐药还包括常山、胆矾，催吐药一般不用，这里提供常识而已。

附注：藜芦有毒，不可轻用。1956年安徽省医学院曾用藜芦治疗血吸虫，结果有6例患者双目失明。1958年江苏丹徒沙一鸥在朱家圩治疗血吸虫，我参与一起研究，用石决明、龙胆草、黄连水浸藜芦，晒干后，再配合辅助药为丸，试服30例，虽未见双目失明患者，但效果并不理想。

3. 常山

常山，又称大金刀、蜀漆，苦寒有毒，入心、肺、肝三经。吐痰截疟，清热行水。主治新老疟疾，老痰积饮，能引

吐行水。用量：4.5～9克。常山饮（出自宋代《太平惠民和剂局方》），由常山、知母、草果、良姜、乌梅、甘草组成，主治疟疾之寒则肢体颤抖，热则举身如烧，头痛恶心，肠鸣腹痛，诸药不治，渐成劳疟者。

附注：常山主要用于截疟，早在1937年以前，常山就经科学研究证实，确能治疗疟疾。不用作催吐。截疟用炒常山，配伍姜半夏、陈橘皮、生姜和胃，临床上并无呕吐症状出现。古人有"无痰不成疟"之说，常山能祛老痰积饮，所以为截疟要药。

4. 续随子

续随子，又称千金子、千两金、菩萨豆、拒冬，大戟科属，辛温有毒。逐水破血，攻积逐饮，主治水肿胀满，痰饮癥瘕，血结经闭。用量：0.3～1.5克，多入丸散用。

附注：本品不可轻试，1953年江苏丹阳治疗晚期血吸虫病，后港公社朱道明祖传用续随子研末为丸（本品有油，手捏能为丸），空腹服七粒，约五分钟左右，能腹泻5～10次，再配合健脾药同用，有一定疗效。但必须身体壮实者，才能试用，我在丹阳访仙诊所，也曾用于治疗3例晚期血吸虫病腹水者，有一例脾虚者，当时即发生（低血容量）休克，因此，需慎用。

5. 蝼蛄

蝼蛄，咸寒有毒，入膀胱、大肠、小肠三经。行水，去翅、足炒用，主治水肿癃闭。用量：3～15克。非身体壮实者禁用。

6. 芦荟

芦荟，百合科，常绿草本，叶汁供药用（榨取芦荟叶的汁，煎至浓稠，凝固备用），性味苦寒，入肝、脾、胃、大肠经，杀虫通便，清热凉肝，治疗小儿疳积、惊痫、便秘。用量：0.6～1.5克。芦荟丸（出自《普济方》）由芦荟、丁香、木香、使君子、肉果、诃子组成，主治小儿脾癖（疳）肌肉消瘦、大便长期便秘。孕妇忌用。

7. 自然铜

自然铜，性平，入肝经，散血消瘀，续筋接骨。主治刀创跌打骨折。入药醋炙用，用量：4.5～9克。

8. 落得打

落得打，甘平，入脾经，行血止血，主治跌打损伤、金疮出血。用量：6～9克。

9. 刘寄奴

刘寄奴，菊科属，苦温，入心、脾二经。破血通经，除癥消胀，止金疮血。用量：4.5～9克。

10. 地鳖虫

地鳖虫，又称土鳖、地乌龟、节节虫，身体扁，棕黑色，雄性有翅，雌性无翅，爬虫类，咸寒有毒，入肝经，破血消癥，也治妇人经闭、血积癥瘕、跌打损伤等症。大黄䗪虫丸主治虚劳羸瘦，内有干血，腹满不能饮食，肌肤甲错，两目黯黑，亦治妇女经闭，腹中有块，或胁下癥瘕刺痛。临床上也常用于肝硬化患者治疗。

11. 鼠妇虫

鼠妇虫，又称鼠妇、鼠姑、鼠黏，为平甲虫科动物平甲虫或鼠妇的干燥虫体，咸寒有毒，味酸，性温，入肝经，破癥瘕，通经堕胎，治久疟疟母。用量：0.9～2.4克，无瘀滞者禁用。

12. 干漆

干漆，漆树属，入药用漆树液之干涸者。辛温，入肝、胃二经。破瘀攻坚，杀虫堕胎。"血见干漆，便化为水"，其能损新血可知。无瘀者禁用（勿轻用）。

13. 荜茇

荜茇，胡椒属，辛大温，入胃、大肠二经。温中暖胃，祛痰下气。治脘腹寒痛，呕吐冷痰，头痛，牙痛，鼻渊等症。用量：1.5～3 克。

14. 山柰

山柰，辛温，入脾、胃二经，温中辟恶。治心腹冷痛，辟瘴疠恶气。用量：3～9 克。

15. 香橼皮

香橼皮，芸香科，辛苦酸温，入脾、肺二经。理气宽胸，化痰消食。用量：4.5～9 克。

16. 甘松

甘松，又称甘松香，败酱科属，甘温，入脾、胃二经。理气开郁，散寒辟恶。用量：3～6 克。

17. 黑橹豆

黑橹豆，又称乌豆、黑豆、马料豆，甘温，入肝、肾二经。养血祛风，益精明目。治头昏，自汗盗汗，风瘴等症。用量：9～12 克。临证处方时，常写"橹豆衣、黑料豆"。

18. 胡麻

胡麻，胡麻科胡麻属植物，又称巨胜子、脂麻、油麻、亚麻（子），入药以黑色者良。甘平，入肺、肝、脾、胃四经。补益肝肾，养血祛风，润燥通便。润五脏，填精髓，明耳目，乌须发，治头眩，能润肠。用量：4.5～9 克。"桑麻丸"由桑叶、黑胡麻子为丸，凉血益肝肾。

19. 秫米

秫米，稷粟类之一种，对秫米的解释有两种说法：一是指黄黏米，今多依张介宾、李时珍之说，谓秫米即"糯小米、黏粟、糯粟、黄粟"；二是有医家认为秫米是指高粱米。秫米即小黄米，甘微寒，入肺、大肠二经。益阴利肠，治阳盛阴虚，夜不得眠。用量：9 克。《内经》有半夏秫米汤一剂，其卧立至之说。

20. 燕窝

燕窝，即金丝燕捕食小鱼分泌出来的唾液，黏在石上，凝固而筑成的巢穴，又称燕菜、燕根、燕蔬菜。甘平，入肺、胃二经。养肺阴，化痰止咳。治虚损潮热、咳喘吐血等症。用量：4.5～9 克。

21. 虎骨

虎骨，辛微温，入肝、肾二经。搜风健骨，强筋定惊。胫骨治风痹拘挛，头骨治惊悸癫痫。用量：9～18 克。《丹溪心法》虎潜丸（又名：健步虎潜丸），由黄柏、龟板、知母、熟地、陈皮、白芍、锁阳、虎骨、干姜、当归、牛膝、羊肉组成。主治肾虚筋骨痿软，不能步履，下元虚冷，精血亏损以及骨蒸劳热等症。

22. 白鲜皮

白鲜皮，芸香科属，苦寒，入脾、胃、膀胱、小肠四经。清湿热，祛风湿。治风痹、湿疮、疥癣。用量：4.5～9克。可内服，也可以煎汤外洗。

23. 大枫子

大枫子，樟科属，又称麻枫子、尾加木、大风子、米康茄、驱虫大风子。辛热有毒，入肝、脾、胃三经。燥湿杀虫，治麻风、疥癣、杨梅疮等症。内服易致恶心呕吐，一般用作外治（如大枫子烧存性，与麻油、轻粉研末涂抹或以壳煎汤外洗）。

24. 灯芯草

灯芯草，又称龙须草，灯芯草科属，甘淡寒，入心、肺、小肠三经。清肺热利水。治尿路感染，心烦不寐。用量：1.5～3.3 克。以往药店是十根一札，外方有写三束者，也有写十根者。

25. 寒水石

寒水石，辛咸大寒，入肺、胃、肾三经。清热降火，主治烦渴高热。用量：4.5～9 克。

26. 胡黄连

胡黄连，玄参科多年生草本植物，产地越南、西藏，苦寒，入心、脾、肝、胆四经。清热杀虫，治小儿潮热疳积。用量：2.4～3 克。

27. 夜明砂

夜明砂，即蝙蝠矢。辛寒，入肝经。散血明目。治青盲、雀目、障翳。用量：2.4～4.5 克。

28. 茶叶

茶叶，苦甘微寒，入心、肺、肝、脾四经。清热提神，消食解酒毒。

29. 枳椇子

枳椇子，又称木密、树密、木饧、白石木子、密屈律、鸡爪果、还阳藤。利水渗湿药下属分类的利尿通淋药。甘平，止渴除烦，清湿热，解酒毒。用量：4.5～9 克。

30. 甘中黄

甘中黄，又称人中黄。用甘草粉末置竹筒内，于人粪坑中浸渍一定时间后，取出阴干取末。甘咸寒，入胃经，具有清热凉血，泻火解毒之功效。治疫病热狂。用量：2.4～4.5克。此药我从未用过，也不主张用。

31. 蜀羊泉

蜀羊泉，又称白英、白毛藤、鬼目草、天灯笼等。苦微寒，入肝、胃二经。清热解毒。治恶疮、疥疮。早年苏州王慎轩用以治疗癌症，疗效待观察。用量：9～15克。

32. 童便

童便，又称还元水。咸寒，降火清瘀，治疗吐衄损伤。用量：15～30克（我几十年临证中从未用过）。

33. 荸荠

荸荠，又称乌芋、地粟。甘寒，泻热、消食、攻积，治噎膈。用量：9～12克。

34. 皂荚

皂荚，又称皂角。辛咸温有小毒，入肺、大肠二经。祛痰止咳，通窍开闭，治中风口噤，搐鼻立作喷嚏。用量：2.4～4.5克。

35. 刀豆

刀豆，甘温，入胃、肾二经，温中下气，益肾归元，治虚寒呃逆。用量：9克。

36. 芸苔子

芸苔子，又称油菜子。甘辛温，行血滞，破冷气，消肿散结。治难产，产后心腹诸疾，赤丹红肿，金疮血痔。用量：9克。

附：1956 年，用四物汤加芸苔子为丸，用作避孕，无效。

37. 刺猬皮

刺猬皮，苦甘平，入胃、大肠二经，治胃逆作痛，肠风下血。用量：6～9 克。

38. 百草霜

百草霜，即锅底炭，辛温，入心、肺二经，治吐血、衄血、崩中。用量：4.5～9 克。

39. 山茶花

山茶花，甘微辛寒，入心、肝二经，凉血散瘀，治吐衄肠风。用量：4.5～9 克。

40. 牛角腮

牛角腮，即牛角尖中坚骨，苦温，入心、肝二经，止血化瘀，治血崩便血。用量：6～12 克。

41. 陈廪米

陈廪米，即陈仓米，酸咸温，入胃、大肠二经，治脾胃虚弱，泄泻久痢等。用量：9～15 克。

42. 饴糖

饴糖，甘温，入脾、肺二经，补中益气，润肺止咳，解附子和乌头毒。用量：9～30 克。

43. 姜黄

姜黄，辛苦温，入肝、脾二经，行气破血，治血积气胀，通月经，疗扑损。片子者能入手臂，治风寒湿痹痛。李时珍曰：入臂治痛，其兼理血中之气可知矣。用量：4.5～9 克。

44. 钟乳石

钟乳石，即鹅管石，甘温，入肺、肾、胃三经，温肺壮阳下乳，配麻黄治冷哮痰喘。用量：9～12克。

45. 韭菜子

韭菜子，辛甘温，入肝、肾二经，补肝、肾，暖腰膝，治遗尿梦遗带浊。用量：4.5～9克。

46. 猴枣

猴枣，即猴子胆囊中的结石，又名猴子枣。苦寒微咸，入心、肺、肝、胆四经。清热镇惊，豁痰定喘。治痰热惊痫，小儿急惊（乙脑患者惊厥抽搐）。用量：0.3～0.6克。有成药猴枣散，对高热、喉间痰鸣者效果好。外科肺切除患者，喉间有痰，不能咳出者用之亦良。

47. 苏合香

苏合香，甘温，入心、脾二经，通窍开郁祛痰，治中风痰厥惊痫等症。入丸散。苏合香丸（出自《太平惠民和剂局方》），治中风惊痫痰厥，心腹猝痛等症。用法：苏合香丸一粒、双钩藤12克、九节菖蒲9克煎汤灌服。

48. 安息香

安息香，辛苦平，入心、脾二经，行气血开窍。治卒中暴厥，心腹疼痛。用量：1.5～3克。

49. 珍珠

珍珠，甘寒咸，入心、肝二经，镇心安神，清热明目。治烦热惊痫，目赤翳障。用量：0.3～0.6克，入丸散为多。珠黄散（出自《太平惠民和剂局方》），珍珠、西黄研极细末外用，治疗咽喉肿腐、牙疳、口疳等症。

50. 丹砂

丹砂，即朱砂，又名辰砂。甘微寒，入心经。体阳性阴，安神定惊。用量：0.3～0.9克，一般用于拌炒药物。

51. 玳瑁

玳瑁，属龟鳖类，甘寒，入心、肝二经，清热解毒，潜阳熄风。用量：2.4～5克（临床上极少用）。

52. 阿魏

阿魏，外用药，辛温，有臭味，消积杀虫解毒。研末外用贴痞块，亦治无名肿毒。

53. 密陀僧

密陀僧，外用药，杀虫收敛，治痔疮湿疹。鹅掌疯泡手方中有密陀僧。

54. 斑蝥

斑蝥，节肢动物，又称花斑毛、放屁虫、斑猫。辛寒有毒。外用疗疔癣恶疮。土槿皮12克、斑蝥3只，泡酒搽癣。

55. 砒石

砒石，俗称砒霜，外用药，有大毒，辛热，枯痔散中有吡霜。

56. 蟾酥

蟾酥，甘辛温，有毒，入胃经，解毒散肿，六神丸中有蟾酥。又：蟾酥丸治恶疮。

57. 樟脑

樟脑，外用药，辛热，入脾、胃、心三经。通窍除湿，外用治疥癣秃疮。

58. 青盐

青盐，入肝、肾二经，益肾清血热，能坚骨固齿，主要用于治牙痛。用量：3克。

岐黄之术自有传承

二、张宗良先生脏腑经验用药知识

1. 心

养心阴：酸枣仁、柏子仁、地黄、龙眼肉、丹参、麦冬、当归、白芍、龟板。

开心窍：菖蒲、郁金、远志。

助心阳：附子、干姜、肉桂、桂枝。

益心气：人参、党参、太子参、黄芪、茯神、远志、五味子、炙甘草。

泻心火：黄连、黄芩、大黄、山栀、丹皮、木通、连翘、竹黄。

镇心神：朱砂、琥珀、龙齿、珍珠母。

2. 小肠

清小肠热：茅根、大小蓟、瞿麦、滑石、茯苓、木通、灯芯。

3. 肝

补肝血：当归、白芍、川芎、地黄、枸杞子、阿胶。

滋肝阴：地黄、枸杞、女贞子、首乌、萸肉、旱莲草。

泻肝火：龙胆草、山栀、大黄、羚羊角、青黛、茵陈。

平肝潜阳：石决明、珍珠母、龙骨、牡蛎、磁石。

熄肝风：羚羊角、钩藤、全蝎、地龙、僵蚕、蜈蚣、天麻、蝉衣。

疏肝郁：柴胡、青皮、香附、川楝、延胡、郁金、佛手、橘叶、沉香。

化肝瘀：桃仁、红花、三棱、莪术、乳没药等。

4. 胆

温胆：枣仁、地黄、萸肉、白芍。

清胆：柴胡、黄芩、白芍、连翘。

利胆：龙胆草、茵陈、金钱草、川楝子等。

5. 脾

补脾气：人参、党参、太子参、黄芪、白术、炙甘草、扁豆。

温脾阳：附子、干姜、苍术、吴萸、肉豆蔻、砂仁、蔻仁。

养脾阴：黄精、山药、芡实。

燥脾湿：苍术、白术、半夏。

理脾气：川朴、砂仁、蔻仁、木香、橘皮、枳壳、藿佩梗。

6. 胃

温胃阳：附子、干姜、苍术、吴萸、肉豆蔻、砂仁、蔻仁。

清胃热：生石膏、知母、黄连、大黄、黄芩、芦根、滑石、大青叶。

益胃阴：石斛、麦冬、花粉、芦根、沙参、乌梅。

散胃寒：良姜、生姜、干姜、丁香、豆蔻、荜茇。

泻胃实：大黄、玄明粉、枳实、厚朴、槟榔。

消积食：山楂、六曲、谷麦芽、鸡内金、莱菔子。

7. 肺

补肺气：人参、党参、黄芪、山药、白术、冬虫夏草、炙甘草。

敛肺气：五味子、白果、诃子、乌梅。

滋肺阴：北沙参、麦冬、天冬、阿胶、百合、川贝母、生地、黄精、玉竹、天花粉。

止肺血：白及、仙鹤草、旱莲草、阿胶、生地。

通肺（鼻）窍：辛夷、苍耳子、藁本、白芷。

温肺寒：麻黄、桂枝、苏叶、百部、冬花、紫菀、生姜、干姜。

止肺喘：麻黄、白果、五味子、地龙、苏子。

宣肺气：麻黄、紫苏、荆芥、防风、前胡、杏仁、桔梗、牛蒡、桑叶、百部、蝉衣。

降肺气：前胡、苏子、莱菔子、旋覆花、白前、冬花、枇杷叶、马兜铃。

泻肺水：葶苈、桑白皮、黑白丑。

化热痰：瓜蒌、贝母、枇杷叶、竹茹、竹沥、海浮石、天竺黄、胆星、射干、白前、黄芩、芦根。

温寒痰：半夏、桔梗、白芥子、橘皮、杏仁、远志。

化痰核：夏枯草、贝母、昆布、海藻。

清肺热：生石膏、黄芩、山栀、板蓝根、大青叶、银花、连翘、桑叶、菊花、桑白皮。

除老痰：白芥子、苏子、礞石、皂角。

8. 大肠

涩大肠：赤石脂、禹余粮、诃子、乌梅、肉豆蔻、煅龙骨、煅牡蛎、五倍子。

清肠热：黄连、黄芩、黄柏、白头翁、败酱草、马齿苋、秦皮、槐花、地榆、侧柏叶、连翘、大黄、芒硝。

泻肠积：槟榔、厚朴、大腹皮、枳壳、大黄、元明粉、黑丑、白丑。

润肠燥：火麻仁、郁李仁、桃仁、杏仁、瓜蒌仁、肉苁蓉。

杀肠虫：槟榔、苦楝皮、雷丸、南瓜子、鹤虱、榧子。

9. 肾

滋肾阴：熟地、首乌、女贞子、旱莲草、枸杞子、桑椹子、天冬、元参、黄精、阿胶、龟板、牛膝、黄肉、紫河车、桑寄生。

补肾阳：附子、肉桂、补骨脂、益智仁、桑螵蛸、鹿角胶、仙茅、淫羊藿、巴戟天、川断、狗脊、胡芦巴。

固肾精：金樱子、桑螵蛸、菟丝子、芡实、龙骨、牡蛎、五味子、莲子、锁阳、黄柏。

填肾精：鹿角胶、阿胶、龟板胶、紫河车。

10. 膀胱

利水：猪苓、茯苓（赤苓）、泽泻、木通、滑石、防己、车前子、通草、冬瓜皮。

通淋：萹蓄、瞿麦、海金沙、土茯苓。

利湿热：茵陈、山栀、黄柏、龙胆草、金钱草、地肤子。

三、《马培之内科医案》

（一）《马培之内科医案》的来龙去脉

马培之（1820～1903）以疡科闻名于世。

张宗良先生1941年（18岁）随马培之再传得意弟子、名中医颜亦鲁先生学医。跟师期间，颜师时常将珍藏的马培之散落在民间的内科脉案方笺进行讲解，张宗良凭借雄厚的中文私塾基础和一手速记毛笔书法功底，每每都能迅速抄录下来进行收藏。

1949年，张宗良先生将习医与工作期间收集到的马培之内科医案手书方笺进行归类、排序、重新抄录、作"序"和线装（装订）成册，《马培之内科医案》由此诞生传世，填补了马培之先生只有外科医案而没有内科医案系统面世之空白。

《马培之内科医案》问世后，深得医界赞赏，常被同行借阅。1964年长兄张伏川受命于丹阳县卫生局，师承窦庄医院秦德康名中医，家父要求其随师学习同时，要抓紧业余时间、清晨、晚间有序熟读《黄帝内经》《金匮要略》《伤寒论》及温病经典与本草方歌。并将《马培之内科医案》交给长兄，要求其全面了解、掌握祖师爷（马培之）临证用药特点，将《马培之内科医案》中的常见病种脉案背诵下来。长兄牢记家父口头禅："好记性，不如烂笔头"，努力做有心人，将《马培之内科医案》反复抄写、强化记忆。

令人想不到的是，《马培之内科医案》原稿在"文革"时期不慎丢失。虽然我们从未放弃寻找这本手稿，以期能将父亲的心血结晶寻回，但始终未果。2014年1月12日，我突然接到学生电话，告知有人在某网站拍卖《马培之内科医案》这本书，要我判别其字迹和署名。通过卖家放在网上的图片，那流利的草书墨迹，一眼便知，就是家父手书，令我欣喜不已久难平静。苦寻几十载，家父1949年收集整理的《马培之内科医案》，总算有了眉目。我迫不及待联系卖家，结果获悉《马培之内科医案》于2014年1月14日已被收藏家王剑辉先生高价买走，焦急心情难以言表，首先想到重金赎回……然，后来得知并发现：王剑辉先生为使原稿件不被氧化和继续受损，精心用多层宣纸包裹，珍重万分。我得知家父手稿被如此珍视，内心颇为感动。心想：与其从收藏家手中赎回，不如就让他永久保存。自此之后，我们与王剑辉先生建立了深厚的友谊。当王剑辉先生获知我们在整理家父稿件准备出版传承后，主动将八年前从网上高价收购、珍藏的《马培之内科医案》手书原稿，无偿转赠给我们。并在自己的微博中赞誉："此书的再现，不仅填补了马培之先生内科医案文献之空白，而且对更加全面系统地研究近代圣手马培之先生的中医学术思想有着重要的参考价值！"

2016年CCTV-10"探索·发现"栏目播放的《孟河医派》纪录片，第三集"仁心仁术"里展现了《马培之内科医案》手稿的照片（见文前彩插图片）。

中医药学是中华民族在繁衍发展过程中形成的独特科学体系，也是中华民族五千多年积淀下来的宝贵文化遗产。从孟河这块文化土壤中生发的孟河医派，以其高深的学术造诣、丰富的临床经验，对祖国医学的发展做出了卓越的贡献，影响深远，享誉海内外。作为孟河医派的传人，我尽管年过七旬，愿追随诸公之后，为弘扬孟河医派学术思想、为中医药事业的发展竭尽绵薄。为圆梦、为慰藉家父在天之灵，我们根据父亲当年跟师时记录的部分手书方笺资料和《马培之内科医案》原手稿，重新整理出"中风、厥逆、郁症、不寐、虚损、吐血、痿躄、痛痹、痰饮、肿胀、关格、积聚、疝气、痢疾、温病、疟疾、泄泻、便血、淋浊、遗精、七窍、调经、胎产、带下"24个病种112个案例（原貌）留存，以供后世参考，更希冀能把孟河医派经验传承下去，使马培之经典学术思想得以发扬光大，使岐黄薪火能代代相传，永泽人民。

张三川

（二）《马培之内科医案》原文整理

整理说明

宗良受业于邑名医颜亦鲁先生。颜氏为故名医贺老夫子季衡入室弟子，贺氏则传马培之先生之衣钵者也。简言之，马先生为宗良之老太师，宗良则老太师之再小门人也。

愚不及见先生负剑辟咡、亲承教诲，引为憾事。闲尝闻诸业师云，老太师马培之名文植，孟河人，承世业为医，同光之际名动公卿孝钦，后召入诊疾，赏赉有加。对于外科尤为独到，家内备有匠人为之创造临时刀圭，器械之全为现代西医所望尘莫及，因家传本以疡科著称也。年七十余卒。著有《医略存真》一书，辨析刀针之当用与否，又尝批评《外科证治全生集》，分别其治法及方药之短长，均极精当。

现坊间尚有《马培之外科医案》行于世，尚有未刊印稿若干种藏于家，按治外必本诸内乃中医界要诀，因对于外证之辨别阴阳，消肿溃脓、托里生肌、开刀打针诸法均极有研究，如能兼通内科，熟谙脏腑病理者用药尤属精当。今人多谓内证宜中法、外证宜西法，殊不知西医长处在解剖缝割及清洁，于枪弹机械伤最宜，若关于六淫七情之外证，则懵然莫辨其由来，但守见症治症之旨，故取效不及中法之速，盲从之士不辨外证性质，自贻伊戚者多矣。信笔所至，故不自觉于内科医案上竟言外科之长也。安得有老太师其人者，为中医界吐气乎，愚虽为之执鞭所欣慕焉。

再小门人：张宗良 谨识

一九四九年六月九日

1. 中 风

案一

经以三阴三阳发病为痿为偏枯，三阴之病偏于左，三阳之病偏于右，操劳过度心肾营阴皆亏，水不涵木，肝阳内风上扰，陡然眩昏，口喝舌蹇，右肢弛纵不能自持。今已年余，右肢渐能运动，口舌已正，惟不能作劳用心，右少腹近胯气滞不舒，此处为厥阴部位，木郁不达，气滞于经。肺属金，主气，管摄一身，肺虚于上，不能周行，营卫循环失度，肺与大肠相表里，大肠为庚金，肺为辛金，金水不能相生，致脏阴亏虚，故大便结而不畅，脉象沉细而濡，细为阴虚，濡为阳弱。气阴两伤，虚中夹痰，刚剂难投，当清养肺气，兼培心肾以疏脉络。

大生地 9克　西当归 9克　川续断 9克　橘皮络 3克

夜交藤 12克　西洋参 6克　大白芍 9克　络石藤 9克

黑料豆 9克　桑寄生 12克　黑芝麻 6克

案二

肝藏血主筋，肾藏精主骨，肝肾阴亏，寒风湿邪，客于太阳，腰股作痛数年，或轻或剧。夏秋以来，腿胯腰股强硬不能转动。经谓，屈而不伸者，其病在筋；伸而不屈者，其病在骨；肝肾血脉不荣，已成残废。宜培肝肾以利节络。

大生地 9克	女贞子 9克	宣木瓜 12克	上川连 3克
大白芍 9克	川续断 9克	西当归 9克	大秦艽 9克
络石藤 12克	怀牛膝 9克	金狗脊 6克	炒桑枝 6克

二诊：肝肾阴亏之质，脾湿下流于络，腰股腿足筋脉僵硬不能屈伸，脉来两部滑数，虽遇重寒尚不觉冷，其中伏热伏湿不尽，补剂暂缓，拟和气血以通经络缓缓取效。

北沙参 12克	苍耳子 3克	左秦艽 9克	宣木瓜 12克
女贞子 9克	西当归 6克	炒薏仁 12克	川牛膝 9克
五加皮 6克	大白芍 6克	炒白术 12克	桑寄生 9克
川桂枝 3克			

洗方：

| 西当归 9克 | 炙艾绒 3克 | 宣木瓜 6克 | 威灵仙 9克 |
| 杜红花 6克 | 川桂枝 3克 | 五加皮 12克 | 炒桑枝 9克 |

案三

脉沉细缓，左部带弦，右部带滑。细为血少，缓主正虚，滑为痰湿。肝肾之阴不足，脾经又多痰湿，血不养肝，内风暗动，鼓激痰湿入于少阳、阳明之经，左半面筋脉瞤动，左肢惊惕，辛劳益甚。舌苔白滑，口腻兼有秽气，小便不清，湿蕴太阴，热蒸阳明，防有偏枯之害，拟养阴熄风，兼和阳明，以化痰湿。

西当归 9克	姜半夏 6克	净橘络 3克	大白芍 6克
炒白术 12克	紫丹参 12克	白蒺藜 9克	炒竹茹 9克
杭菊花 6克	晚蚕砂 6克	煨天麻 6克	大秦艽 12克
制豨莶草 9克	炒桑枝 6克		

岐黄之术自有传承

案四

烦劳过度，心肾交亏，水不涵木，肝阳化风上扰阳明，胃经夹有湿痰，横趋于络，以致右肢不能举动，足乏不胜步履，厥气犯胃，频频作嗳。经谓三阴三阳发病为痿为偏枯。三阴之病偏于左，缘肝肾血液内亏，虚风煽动，脉象虚弦小滑，拟育阴柔肝兼化痰疏络。

红参须4.5克　法半夏9克　炒白芍6克　大生地12克

怀牛膝9克　当归身6克　新会皮6克　云茯苓12克

炒红花6克　川续断9克　黄芪皮9克　枸杞子9克

桑寄生12克　红　枣5枚

二诊：脉下右关独大而滑（湿痰入络），阳明中虚湿痰不化，偏风之候，右肾畏冷，络脉空虚，每于热饮则咳呛顿作，肺气亦虚，且语言未爽，舌本未和，四肢无力，营卫未充，络中湿痰未尽，仍用前法加减主之。

红参须4.5克　西当归9克　黄芪皮9克　川续断12克

法半夏6克　大生地12克　大白芍6克　怀牛膝9克

净橘络3克　云茯苓9克　川杜仲9克　桑寄生9克

2. 厥 逆

案一

经曰：阳气衰于下则为寒厥，阴气衰于下则为热厥。厥之为病，皆由下虚起见，阳气胜阴气虚，阳乘阴位则为热厥；阴气胜阳气虚，阳不胜阴则为寒厥。寒热之外，又有六种之形症。少阴之厥腹满心痛，厥阴之厥腹胀好卧而屈膝。尊阃之恙已二十年，作时必嘈卧一日，旋即胸痛吐逆，肢搐神昏，周时方苏。

迩来则举发更勤，今甫定一日，诊得脉象极弱，尺部洪虚，谷食少进，舌苔中剥，两旁白滑，细揣色脉，中虚夹痰，肝肾之阴两伤，龙雷之火不藏。

夫龙火起于肾，雷火起于肝，气火挟痰上升，神明为之蒙蔽，则神昏嗜卧，冲胃则呕吐厥逆，火动风生，风乘木土，故四肢搐搦，拟暂进养营柔肝，兼和胃化痰之法。嗣后再投培养肝肾，佐酸咸敛降之法，俾龙潜海底，雷藏泽中，不致上冒，庶可杜患。

西当归6克　　西洋参4.5克　　法半夏6克　　云茯神9克
炒白术12克　　大白芍6克　　紫丹参12克　　白蒺藜9克
黄郁金9克　　合欢皮6克　　炙甘草3克　　陈橘红3克
红　枣5枚

案二

恙由惊恐起见，惊则气乱伤乎心也，恐则气下伤乎肾也。心胆气偏，痰涎沃乎心胞，神志瞀乱，痦不成寐，或歌或笑，或泣或悲，饮食倍于曩昔，阳明痰火有余，成为癫证。拟用泻心温胆法。

朱　砂0.3克　　桂麦冬9克　　石菖蒲9克　　琥　珀3克
黄郁金12克　　炒枳实6克　　生石决明15克　上川连3克
川贝母4.5克　　陈橘红3克　　粉甘草3克　　乌元参9克
猪心血30克　　竹沥油9克

案三

思劳抑郁，心脾受亏，木郁不达，气化为火，心君被扰，恍惚不宁，言语不经，精神疲惫，四肢惊惕，虑成癫痫之疾，急为养荣开畅心脾，以舒木郁。

北沙参 12克　法半夏 9克　柏子仁 9克　白蒺藜 12克
大白芍 9克　紫丹参 12克　炒远志 6克　黄郁金 9克
陈橘皮 4.5克　西当归 9克　石菖蒲 9克

案四

脉沉细，经急，思虑过度，心肝郁而不达，气化为火，神思恍惚，志意不乐，不能自如，卧不成寐，将成癫疾。拟养阴清气，解郁以宁神志。

北沙参 12克　大麦冬 9克　黄郁金 9克　琥　珀 3克
柏子仁 9克　川贝母 6克　川百合 9克　炒远志 6克
生甘草 4.5克　合欢皮 9克　炒桑枝 6克　云茯苓 9克
金　器 1只（同煎）　　鸡子黄 1枚（冲服）

案五

思虑过度，心脾受亏，木郁不达，气化为火，中土受其克制，以致胸腹作胀，食少无味，心胸烦闷，恍惚不安，神志不灵，语言欲出忽缩，虑成癫疾。宜养心脾舒木郁。

北沙参 12克　佩兰叶 6克　淮山药 9克　琥　珀 3克
柏子仁 9克　紫丹参 12克　大麦冬 9克　黄郁金 9克
炒远志 6克　法半夏 6克　陈橘皮 4.5克　云茯神 9克
合欢皮 9克

案六

腹痛有年，日甚一日，发时胸闷呕吐，眩昏神昏肢搐，逾时苏醒，旋即四肢红紫，斑疹透则神识渐清。脉诊潜风伏于脾，侵于营分，痰滞于中，气道壅闭，陡然痛作，得吐则胃气宣通，伏邪分泄矣。用宣中降浊，兼理伏邪。

法半夏9克　　川厚朴6克　　黄郁金9克　　紫丹参12克
云茯苓9克　　白蒺藜12克　　大天麻9克　　炙荆芥4.5克
小青皮3克　　紫降香3克　　生　姜2片

3. 郁　症

案一

郁之一症共有六条，气血痰火湿食也。脉象虚弦，左细，右关浮弦滑疾，郁损心脾，肝胃不清，痰气阻滞于中，胸脘不舒。饮食入胃，则气闭神昏，牙紧肢冷，背俞作胀，吞酸作吐，脾阳不升，浊痰上蒙清窍，左目红丝，瞳神缩小，视物不明，胃浊不降，大便艰难，目眶青黑，痰滞于脾。经来腹痛，木郁不达。拟和畅肝脾，化痰舒郁。

紫丹参12克　　陈橘红3克　　白蒺藜12克　　炒桑枝9克
炙远志6克　　制半夏9克　　黄郁金9克　　炒枳壳6克
云茯苓9克　　炒竹茹9克　　九节菖蒲9克　　佛　手6克

案二

脉象沉弦且细，沉者郁也，弦为气滞，细为血衰，心脾郁而不遂，气亘于中，脘中迷闷不畅，不嗜米谷，只餐面食，麦为心谷，米为脾谷，子虚求助于母也，谷食不食则形神日赢。拟养心调脾以苏胃气。

广藿梗6克　　炒白术12克　　益智仁9克　　炙远志6克

陈橘皮 6克　　佩兰叶 4.5克　　法半夏 6克　　炒谷芽 9克

黄郁金 9克　　云茯苓 9克　　红参须 3克　　煨　姜 2片

红　枣 5枚

案三

心脾郁而不遂，气化为火，浮越于上以致头面烘热。欠寐，心神不安，下部怯冷。拟养心脾以舒郁。

北沙参 12克　　炙远志 6克　　合欢皮 9克　　法半夏 6克

大白芍 9克　　紫丹参 12克　　淮山药 9克　　西当归 9克

黄郁金 9克　　北秫米 30克　　广皮柏子仁 9克

案四

脉象沉细而弦，两尺下垂，肾水自亏，心脾郁而不遂，气血偏阻，左偏头汗，胸腹不舒，精神困乏，欠寐耳鸣。当养心脾以舒郁。

红参须 3克　　法半夏 9克　　炙沙苑 6克　　紫丹参 12克

合欢皮 9克　　陈橘皮 6克　　西当归 6克　　炙远志 6克

云茯神 9克　　淮山药 9克　　炒白术 12克　　红　枣 5枚

4. 不　寐

案一

恙由惊恐而起见，旋即不寐，心胸辣热，咽嗌气痹，呃逆甚至昏厥。经云：惊者心与肝胃病也，心气强则触之不动，心气虚故触之易惊。肝属木属风，风木震动，故病热惊骇，胃为多气多血之经，胃气壅则生热，故恶人与火闻声则惊；心主藏神，惊则神舍热，阳明痰热，内居心包，神不归舍，故见症若是。拟养心胃和胃平肝，以安神志。

北沙参 12克	云茯神 9克	炙远志 6克	柏子仁 9克
白蒺藜 9克	法半夏 6克	紫丹参 12克	西当归 6克
合欢皮 6克	佛手片 6克	炒竹茹 6克	煅龙骨 15克
鸡子黄 1枚（冲服）			

案二

素是湿体，肺气不利，鼻塞不闻有年。今春脐下动气上振于心，卧不成寐。脉细左关弦硬，舌苔满白。肝肾不足，阳明湿痰不清，痰结于中，清阳之气不能上升。拟用温胆汤加味主之。

法半夏 6克	炒枳壳 6克	紫丹参 12克	云茯苓 9克
北沙参 12克	广藿梗 6克	炒竹茹 9克	北秫米 15克
川贝母 6克	炙甘草 3克	炒白术 12克	

二诊：不寐之证有十数条，《灵枢》云，以阳气不得入于阴之气，故目不瞑，腹有动气，下及心胸，卧不成寐，肝肾阴亏于下，胃阳扰动于中，面有油汗，阴不敛阳，水火不能交济。拟培肝肾以摄冲任。

南沙参 9克	北沙参 9克	生首乌 9克	熟首乌 9克
川黄连 3克	上肉桂 3克	红绿豆 15克	生甘草 3克
炙甘草 3克	赤白芍 各6克	生枣仁 9克	熟枣仁 9克
川钗石斛 9克	煅龙骨 15克	川百合 9克	

三诊：脉象细而缓，沉候带弦。缓乃脾之本脉，土虚生湿，沉候弦者，阴伤肝不和也。脾处中州，为化生气血之脏，脾虚不能布精于胃，子令母虚，神不归舍，彻夜不寐。

岐黄之术自有传承

始进和胃，继交心肾，均未得效。拟从心脾进治。

孩儿参 4.5克　　淮山药 9克　　大白芍 6克　　陈橘皮 4.5克

益智仁 9克　　当归身 6克　　炒白术 12克　　佩兰叶 6克

夜合花 12克　　炙远志 6克　　生枣仁 9克　　熟枣仁 9克

浮小麦 30克　　红　枣 5枚　　甘　草 (水炒) 3克

案三

右寸脉虚，是气之不足；两尺沉细，命肾皆亏；两关小而带滑，肝脾两经夹有湿邪；欲小解大便亦随之而下，有时气堕于囊，精凝成粒，此气虚夹湿，肾元不固，虚阳上浮，头目眩昏，卧不成寐。拟益气固阴以敛浮阳。

炒党参 12克　　菟丝子 9克　　淮山药 9克　　白蒺藜 12克

大白芍 9克　　当归身 6克　　益智仁 9克　　沙苑子 12克

山萸肉 9克　　粉丹皮 9克　　大生地 9克　　炒枣仁 12克

福泽泻 9克

案四

忧思抑郁，最损心脾。心主藏神，脾司志意，二经俱病，五内俱违。心为君主之官，脾乃后天之本，精因神怯以内陷，神因气伤而无依，以故神扰意乱，竟夕无寐，故多患惊悸怔忡之病。

炒远志 9克　　炒枣仁 9克　　当归身 9克　　炙黄芪 12克

异功散 9克 (包入煎)

附：异功散

处方：党参、白术、陈皮、云苓、炙甘草、生姜、红枣。

5. 虚 损

案一

心主血而藏神，脾统血而藏意，肝藏血而荣筋。思虑烦劳，心脾营血固亏，而气分亦弱。肺为气之主，肾为气之根。夫营出中焦，卫出下焦，故肾为立命之本。劳则气坠于下，心神不安，四肢慵倦，形神消瘦，口渴便难，中虚营损显然。幸脉息尚和，眠食如常。拟养心脾，调中益气。

人 参3克	益智仁9克	厚杜仲9克	枸杞子9克
西当归9克	炙黄芪12克	陈橘红3克	法半夏6克
炒枣仁9克	大熟地12克	炒白术12克	云茯苓9克
炙甘草3克	鹿 茸3克	柏子仁9克	黑料豆15克
龙眼肉9克	红 枣5枚		

案二

肺属金主气，肾属水藏精。气轻浮易上而难下，精沉重易下而难上，此物之自然也。肾水素亏，前年因热病而致呛咳咯血，血止而咳嗽未除，动劳气促，不能平卧，肺虚清肃不降，肾气少藏。宜金水并调，佐之摄纳。

北沙参9克	淮山药9克	女贞子9克	象贝母6克
金樱子12克	大生地12克	煅牡蛎24克	甜杏仁9克
黑料豆12克	云茯苓9克	毛 燕4.5克	合欢皮9克

案三

脉象虚细，左关较弦，脾胃久亏，肝阳偏旺，加以操持过度，心气亦虚。入夏以来，又感寒暑之邪，致患腹痛泄泻诸候，现已就痊。黎明时，肠鸣腹痛，口泛清涎，四肢骨节酸痛，口渴心烦，夜不安寐，饵荤则便薄，舌苔中剥，气阴两伤，中气不能建立，偏寒热之剂在所难投，拟调养心脾，并立中气。

炒党参9克　淮山药9克　炒枣仁9克　炙乌梅6克
大白芍6克　炒白术9克　炙甘草3克　西当归9克
云茯神9克　黑料豆24克　炙黄芪12克　益智仁9克
红　枣5枚

案四

阴虚木郁，入夏暑湿之气伤肺，咳嗽见血，血止而咳不平。秋后面浮肿，动劳气促，力乏音低，形神日羸，谷食大减，小溲短滴不禁，呃逆无声，肢冷、舌白、脉濡，两尺不应，肺脾肾三经大败，真阳欲离，胃茫中竭，症不在治。勉投参附回阳以尽人事，再延高明多裁。

人　参3克　法半夏9克　破故纸9克　炮　姜3克
制附子4.5克　炙甘草6克　云茯苓12克　大白芍9克

案五

精气神为人身三宝，精藏于肾，气出于肺，神藏于心。心有所思则精有所耗，神无所归，气无所依，百病生焉。心悸懒动，倦怠乏力，便泄，精关不固，谷食不香，心脾肾三脏皆亏。法当静养，勿虑勿劳为要。

炒党参12克　炒白术12克　炙黄芪9克　煅龙齿15克
炒枣仁9克　炙远志9克　云茯神9克　西当归6克

广木香 4.5克　　陈橘皮 6克　　煨 姜 3克　　红 枣 5枚
龙眼肉 9克　　鱼 肚 4.5克

案六

阅恙原心悸自汗，头眩胸闷懊恢，食减少寐，周身酸痛，间作寒热，业已有年。此乃心脾肾三经不足之症。心主血而藏神，心营亏则神不安舍。脾生血而藏意，脾之生气不旺，无以化生新血，阴津不能内守，多劳多动，气机不续。经以营出中焦，卫出下焦，产育颇多，下元根蒂已亏，拟养心调脾，并育肾阴。

潞党参 12克　　当归身 9克　　生熟地各 9克　　炒枣仁 9克
沙苑子 9克　　甜冬术 12克　　淮山药 9克　　云茯神 9克
炙远志 6克　　黑料豆 24克　　柏子仁 9克　　炙甘草 6克
大麦冬 9克　　陈橘皮 4.5克　　炙黄芪 9克　　厚杜仲 9克
川续断 9克　　龙眼肉 6克　　红 枣 5枚

案七

正产后，肝肾血液内亏，加之愤郁，木不条达，气动于中，卫阳又复上僭，脐有动气，跳跃如梭，上撑心胸，君主不安，寤而少寐，有时胸胁作痛，气攻脉络，遍体肉瞤，上澈泥丸，则头目眩昏。夫肝为心母，脾为心子，血少肝虚，心脾亦亏。心主血而藏神，心虚则神不归舍，脾虚则化源乏运，谷食无味，卧病经年，不能起坐。血脉无以荣养，则汗出不休，阴不内守，气不外卫，虚损之候。脉象虚弦小滑，舌苔白滑，微带灰色，气血俱虚，虚中夹痰，未便腻补。先为调养心脾，以敛散逆之气，俾阴平气和再调肝肾。

当归身 9克　　合欢皮 12克　　云茯神 9克　　煅牡蛎 15克
淮山药 9克　　大白芍 9克　　陈橘白 3克　　法半夏 9克
紫丹参 12克　　煅龙齿 24克　　参　须 3克　　省头草 6克
北秫米 24克

案八

先天不足，心肺之阳亦虚，小溲勤短，每于诵读之时小水如固，游息静坐则否，此乃劳则气提于上，静则气陷于下。当拟补肺育阴。

炙黄芪 12克　　大麦冬 9克　　淮山药 9克　　黑料豆 24克
陈橘皮 6克　　肥玉竹 9克　　益智仁 12克　　潼沙苑 9克
炙甘草 6克　　红　枣 5枚

案九

脉象寸关滑数，两尺弱细，肾水亏于下，肝肺之热浮于上，阳明胃经又有湿痰，肺气不能下行，两足软弱无力。遇到惊心，津津汗出。有时痰嗽来红，阴虚络中有热，法当养阴以清肝肺。

北沙参 12克　　川石斛 9克　　大生地 12克　　黑料豆 24克
旱莲草 12克　　大麦冬 12克　　女贞子 9克　　淮山药 9克
粉丹皮 9克　　云茯苓 12克　　肥玉竹 9克　　毛　燕 4.5克
藕 9克

案十

心主藏神，紧主藏精，精也者，神依之，如鱼得水，气依之如雾覆渊。心神过用，心阳下吸肾阴，阴不上乘，龙雷之火亦复不藏，以致心神摇荡，久寐滑精，诸虚叠出。夫水火，人之所赖以养生者也。少火生气，壮火食气。脉弦细微数，左关较大，水火交亏，龙雷不潜。法宜养心益肾，以宁神志兼制肝阳。

大生地 12克	西洋参 6克	生枣仁 9克	熟枣仁 9克
红饭豆 12克	淮山药 9克	生甘草 4.5克	炙甘草 4.5克
当归身 9克	龙骨齿各 15克	黑料豆 24克	大白芍 9克
云茯神 9克	黄鱼肚 6克	新会皮（蒸）6克	

注：阿井水煎煮。

案十一

虚寒之体，中气又弱，以致生气不旺，肝气怫郁，中土愈伤，气馁则气不续，上不荫肝，下不接肾，虽有咳呛音瘖，不可作肺病例治，脉来虚软，形神消瘦，食不知味，脾阴脾阳俱亏，惟有补中一法有效乃告。

炒白术 12克	藕 节 9克	炙远志 6克	西当归 9克
炙甘草 4.5克	煨诃子 3克	炒党参 12克	炒枣仁 9克
炙黄芪 9克	云茯神 12克	功劳子 9克	龙眼肉 6克
煨 姜 3克	红 枣 5枚		

案十二

脉象沉弦而数，营卫涩虚，肝脾不达。肝郁生痰，痰随气凝，项下疬核。午后滋寒，发热咳嗽，居经胸腹作痛，寝汗食少，神疲嗜卧。种种病情皆虚，变之见象，先拟养营和脾肺，俾饮食健旺，热退咳稀，再为峻补。

南沙参 9克	法半夏 6克	云茯苓 9克	甜杏仁 6克

粉丹皮6克　　淮山药9克　　川贝母6克　　西当归9克

紫丹参12克　　黑料豆24克　　新会皮6克　　姜竹茹9克

枇杷叶9克（去毛，炙）

案十三

肺位胸中，为五脏华盖，最娇之脏，不耐邪侵，毫毛必病。恙起前年，咳呛两载有余，卧则气升作呛，脉来弦细涩数，神疲，面无华色，肺损中虚，气不归源，六淫之气皆可成痨，不独内伤已也。姑拟培土生金兼纳肾气。

大熟地12克　　云茯苓9克　　炙甘草4.5克　　沙苑子9克

淮山药9克　　炒白术12克　　光杏仁9克　　法半夏6克

炙紫菀9克　　莲　子6克　　毛　燕3克

二诊：肾为先天主命之本，脾为后天生化之源。源本有亏，脾受湿侵，大便自幼溏薄。脾与胃相连，脾弱则化源已薄，阳明之气亦衰。血脉不荣，遂致右臂酸痛。土虚不能培木，水亏不能涵木，木枯而燥，燥则风火俱生，金受其侮，致呛咳咯红，头目作眩，木乘土位，脾气不能转疏，肚腹不畅，食减神疲。脉来细数，左关较为弦大，右寸浮而小滑，舌苔后半浮黄，肺之清肃不降，积湿不清，脾阳不潜。夫痰生脾而出于肺，古法治痰必理脾胃，拟扶土和脾以化湿痰。

参　须3克　　云茯苓12克　　黑料豆15克　　陈　皮（蒸）6克

合欢皮9克　　炒白术12克　　法半夏9克　　夜交藤12克

炙甘草3克　　熟薏仁12克　　淮山药9克　　粉丹皮9克

红　枣5枚

三诊：脾胃久亏，肝阳偏旺，肺胃之气亦戕，致痰嗽神疲，谷食不旺，津液不归正化，气少归窟，气短形消，脉虚细而数，上中下三焦俱损。进扶土和脾，脉象左关较敛，久虚之体，难以骤复。仍从脾胃进治，土旺则金生，金生则水定，而木自和矣。

参 须 3克	淮山药 9克	法半夏 9克	云茯苓 9克
炒薏仁 12克	炒白术 12克	沙苑子 9克	陈橘皮 6克
黑料豆 15克	煅牡蛎 15克	炙甘草 3克	红 枣 5枚

6. 吐 血

案一

血丝由肝家而出，血点由肾家而来。恙由去秋抑郁起见，肝肺络伤，常常咳呛兼带血丝血点，脉虚细而涩，络瘀未清。宜养阴清肝宁肺，兼除旧布新之法。

北沙参 9克	云茯神 9克	大麦冬 12克	紫丹参 12克
茜草根 12克	瓜蒌皮 9克	花蕊石 9克	川贝母 6克
大生地 12克	煅牡蛎 15克	藕 节 12克	清阿胶 9克(烊化)
枇杷叶 9克 (去毛，炙)			

案二

气虚夹痰之质，肠红痔患有年，加之愤郁，心脾不遂，木火之气扰动于中，又受暑湿之邪，气耗阴伤，血不循经入络，随气火以上升，巨口咯红，血稠红带紫，并有似肺似肉之形，此胃中脂膜，为邪火所烁，凝结而成，血前先吐蛕虫，此肠胃伏热，蛕得热而动也。幸脉弦细，无数大之象，可不致上涌。口甜，舌质淡而薄白，湿蕴阳明胃府，补剂未宜。先拟养阴清气化火，兼渗湿消瘀之治。

北沙参 12 克　　老苏梗 9 克　　方通草 9 克　　茜草根 12 克

川贝母 6 克　　紫丹参 12 克　　光杏仁 9 克　　生薏仁 15 克

云茯苓 12 克　　粉丹皮 9 克　　藕　节 12 克

枇杷叶（去毛，炙）9 克

案三

血之为病，其因不一，有火载血上者，有气冲血上者，有脾不统血者。素有饮邪，脾元已弱，中无砥柱，厥逆之气自少腹上冲，以致血溢。脉弦细右沉，土为木侮，胃气不和，腹鸣胸脘不舒。若投清滋，脾胃必败，谷食必减，脾胃为后天资生之本，最为紧要。拟扶土和中，兼平肝逆。

淮山药 12 克　　西当归 9 克　　青盐半夏 9 克　　怀牛膝 9 克

云茯苓 12 克　　北沙参 12 克　　合欢皮 9 克　　甜杏仁 9 克

大白芍 9 克　　陈橘红 3 克　　黑料豆 15 克　　冬瓜子 9 克

案四

血之与气，异名同类，气为血之引导，血为气之依归。气有偏胜，则络血傍流，离经则为坏血，或上溢或下泄。今痰中夹红，或杂血丝血点，或粉白色。白者肺血也，血丝自肺家而来，血点自肾家而来。病由忧思素怒而起，心郁化火，肝郁化气，气火扰动而血不归故道，荣中有热，肝肾阴气不藏，一遇烦劳，病即辄发。经治之后，日中血已住，而夜分未止，阴中之热未清，仍宜前方增易。

西当归 9 克　　淮山药 12 克　　合欢皮 9 克　　炙甘草 6 克

西洋参 4.5 克　　云茯神 12 克　　紫丹参 12 克　　粉丹皮 9 克

大生地 15 克　　炒枣仁 9 克　　川石斛 9 克　　红　枣 5 枚

清阿胶 9 克（烊化）

二诊：始因外风激动脾湿，而生咳嗽，继之痰中夹红，甚则巨口咯出，鲜紫不一，或带粉红。腰背酸痛，脉红大搏指，动劳气促，脾肾阴亏，阴浮于上，络外之瘀不清，肺气不能下荫于肾，心肾不交，卧不能寐。宜养阴柔肝肃肺，以安荣分。

南沙参 12 克	粉丹皮 9 克	茜草根 12 克	光杏仁 9 克
云茯神 12 克	紫丹参 15 克	合欢皮 9 克	川牛膝 9 克
川贝母 6 克	参三七 6 克	瓜蒌子 9 克	生瓜子壳 6 克
石决明 15 克	藕　节 12 克		

三诊：咳血之脉，宜缓而静，大则为逆，今浮中沉三候俱见收敛，是属佳兆。按之尚带数象，气不平也，故动则作喘。气出于肺，实根于肾，肾气少藏，夜卧不寐，遍体作酸，谷食无味，血去阴伤，心脾衰馁。昨进八仙长寿，是专纳肾气一法。今拟调养心脾，神归于舍，得寐自可回安。

大生地 12 克	怀牛膝 12 克	女贞子 9 克	云茯神 9 克
广藿梗 9 克	沙苑子 9 克	参　须 3 克	山萸肉 9 克
煅龙骨 15 克	肥玉竹 9 克	旱莲草 12 克	鱼　肚 4.5 克
菟丝子 9 克			

案五

平者嗜饮，阳明湿火熏蒸，肝火内燔，气血紊乱，不能循经入络，散于脉外，随气火上升，巨口咯红，甚则溢出，或鲜或紫，大便溏结，脉象沉弦搏指，左关尤大，阴分虽亏，而络瘀不清。先贤治血必先祛瘀，拟清肝胃兼除旧布新。

桃仁泥 9 克	粉丹皮 9 克	西当归 9 克	细生地 12 克

收黄之术自有传承

茜草根 12克　　南沙参 12克　　怀牛膝 9克　　姜　皮 1.5克

藕　节 12克　　　　　　　　十灰散 6克（童便调下）

生　军（炙炭冲）4.5克　　　参三七（磨服）4.5克

案六

脉息与晨相等，惟右关沉候稍洪，痰中挟血，紫多鲜少，汤饮入胃，则气喘呛，阳明痰热不降，积瘀不清，竟夕无寐，谷食无味，动则作喘，肾水下亏，气不摄纳，痰火扰动于中，肾气浮则诸气皆浮，心脾肺肾之气皆亏，防其汗出，急为息虑，安神静养为要。

细生地 12克　　云茯神 12克　　西洋参 4.5克　　大白芍 9克

瓜蒌皮 6克　　上白及 12克　　当归身 6克　　大麦冬 12克

柏子仁 9克　　淮山药 12克　　黑元参 12克　　川贝母 6克

紫丹参 12克　　毛　燕 4.5克　　藕 12克

清阿胶 9克（蛤粉煮）

案七

气为血帅，血为气辅，气主煦之，血主涵之，血喜温而恶寒，寒则泣而不行。呕血有年，成盆成碗，心主血脉，统摄于脾，藏纳于肝，不能顺气而行，循诸脉络，气载血上，脉象细弦，卧而少寐，大便溏泄，脾肝肾心皆亏。治血当以胃药收功，拟心脾两经调治，俾中气充足，方能引血归经，庶无涌逆之虑。

炒党参 12克　　淮山药 9克　　炒枣仁 9克　　炙甘草 4.5克

煅龙齿 15克　　炒白术 12克　　当归身 9克　　云茯神 12克

大白芍 9克　　黑料豆 15克　　陈橘白 3克　　红　枣 5枚

案八

春间咳嗽见红，愈后肚腹板硬，时或作胀，梦遗心悸，头眩而重，腰酸两足乏力，行欲倾倒，形丰面白，脉来两寸浮大，关尺沉弦，乃阳虚夹湿之体。初因感寒咳嗽，痰内挟血。医者见血投凉服龟胶六味，阴腻太过，中阳郁遏，脾受湿而阳衰，胃受湿而阴盛，清阳不升，浊阴不能下降，肝木失于温养，不能随其疏泄之性，横行冲激，于上则头眩心悸，克于下则遗精溲数，乘于脾则胸腹作胀。拟温中化湿，扶土疏肝治之。

炒白术 12 克　　川桂枝 3 克　　淡干姜 2.4 克　　云茯苓 12 克
白蒺藜 12 克　　陈橘皮 6 克　　姜半夏 9 克　　炙甘草 3 克
大白芍 9 克

案九

咯血之症，有气冲血上者，有火载血上者。脉象左部虚数，右关弦大而急，阴分素亏，厥阴肝气上冲，络血随之上溢，巨口咯红，止而复来，面色㿠白无神，内热寝汗，短气乏力，阴伤气火不宁，还防其大涌而来。拟育阴柔肝以和荣分。

细生地 12 克　　云茯神 12 克　　上白及 9 克　　煅龙齿 15 克
西当归 9 克　　煅牡蛎 15 克　　元精石 9 克　　女贞子 9 克
大白芍 9 克　　粉丹皮 9 克　　川石斛 9 克　　北沙参 12 克
旱莲草 12 克　　藕 12 克

案十

痰血有年，发于春夏之交，乃厥阴少阴用事之时。气火载血上行，巨口咯红。现下又增呛咳咽痒，胸背作痛，鼻塞不闻，脉沉细而涩数，金水两亏，肺气不宣，肝阳上僭，拟养阴柔肝，肃肺降气。

北沙参12克　煅石决15克　瓜蒌皮6克　云茯苓12克

光杏仁9克　大麦冬15克　炙紫菀9克　陈橘红3克

蛤　壳9克　川贝母6克　紫丹参12克　粉丹皮9克

枇杷叶12克（去毛，炙）

案十一

右关脉滑，大之象已减，阴气稍复，数犹未平，痰热未禁，肝阳素旺，上干于肺，频作咳呛，遇热亦咳，肺为清虚之脏，畏热畏寒，肺气亦虚，日来肢节不和，步履欠健，前方未便即投，先为平肝肃肺，候咳呛愈后再进前法。

北沙参12克　光杏仁9克　云茯苓12克　川石斛9克

陈橘红3克　法半夏9克　合欢皮12克　象贝母9克

炙紫菀12克　蛤　壳9克　枇杷叶12克（去毛，炙）

7. 痿躄

案一

经曰：诸痿起于肺，治痿取阳明，阳明束骨以利机关者也。阴虚热蕴阳明，肺受炎蒸，阴津不能下输，带脉拘急，腰如束带，二便不利，腿足麻木而无力，痿躄已成。拟养阴而兼清肃肺胃。

北沙参12克　川黄柏6克　川石斛12克　粉萆薢9克

丝瓜络9克　大麦冬12克　云茯苓12克　全瓜蒌9克

车前子（包）9克

案二

经云：肺热叶焦发为痿躄。夫肺受热蒸，清肃不降，湿热陷于下焦，入于经隧。始则二便闭胀，旋即两足痿软，不能举动。经今三年，虽能步履，而筋脉缓纵，小水不多。肺肾两亏，风阳夹痰，扰乱心脏，以致狂妄不休。脉来躁疾，防有厥逆之虑。急为镇摄虚阳，兼清痰火。

柏子仁 9克	沙苑子 9克	法半夏 9克	煅龙齿 15克
川牛膝 9克	云茯苓 12克	炒枣仁 9克	西当归 9克
紫丹参 12克	真琥珀 4.5克	黄郁金 12克	童 便 30克

案三

肝肾脾三经亏损，损及奇经，带浊淋漓，阴精脂液暗耗，足痿不能下榻，头眩耳鸣，上实下虚，冲阳不时煽动。宜乙癸并调，兼固奇经。

东洋参 4.5克	云茯苓 12克	大白芍 9克	炒白术 12克
西当归 9克	淮山药 12克	怀牛膝 9克	芡实米 9克
鱼 肚 9克	煅牡蛎 15克		

案四

本属湿体，前年下痢之后，积湿不清，脾之健运失常。肢时浮，腿膝转动不灵，步履乏力。湿邪由络入经，防成痹痿之患。当养荣调脾利湿。

焦白术 12克	云茯苓 12克	五加皮 9克	姜半夏 9克
怀牛膝 12克	西当归 9克	生薏仁 12克	紫丹参 12克
陈橘皮 6克	川续断 9克	黑料豆 15克	酒桑枝 9克

案五

肾藏精主骨，肝藏血主筋，肝肾血液两亏，虚而生热，筋脉无血荣养，则足痿脉挛，动则作痛，卧则抽掣，间骨突，腰间作酸，督脉亦虚，脉象虚弦带数，弦为阴血之亏，数为荣液之耗，肌肉消铄，大便艰难。拟养脾阴滋肾液，俾阴充血旺，恙可渐全。

细生地12克	川牛膝9克	女贞子9克	旱莲草9克
川续断9克	当归身9克	菟丝子9克	参 须3克
大白芍9克	桑寄生12克	黑料豆15克	红 枣5枚
猪蹄筋24克	清阿胶9克（烊化）		

8. 痛 痹

案一

心主血脉，脾为生血之源，肝为藏血之脏，又当冲脉，即血海也。肝脾营血久亏，本不自营，气又偏胜，而有肝胃气痛。目今怀甲六月，腿足酸，血少肝虚。夫血既养胎，无以旁流于络，宜调养肝脾，以荣经脉。

西当归9克	炒党参9克	厚杜仲9克	金狗脊9克
夜交藤12克	大白芍9克	川续断9克	炒白术12克
细生地12克	桑寄生9克	菟丝子9克	红 枣5枚

案二

背之中行属于督脉，旁端行属足太阳，肝肾不足，太阴阳明积有饮邪。向有呃逆吞酸之患，饮邪流于太阳，入于背之膜，原督脉乏运行之气，脊背酸痛，有如负重。脉来双弦曰饮。拟和荣卫，兼开太阳以逐饮邪。

西当归 9克	姜半夏 9克	大白芍 9克	陈橘络 3克
枸杞子 12克	紫丹参 12克	川桂枝 4.5克	明天麻 6克
白蒺藜 12克	左秦艽 9克	川续断 9克	姜竹茹 6克

案三

经云：腰半以下，肾所主也。肾虚湿着，太阳经气不司流行，阳明主润宗筋，以束骨而利机关，湿流经隧，太阳阳明开阖不利，以致下体重着，腰脊如束，二便欠利，阴晦之日尤甚，脉沉小滑，虚中夹湿，的确无疑。抱恙两年，难冀速效，络中之病，药力难以直达，拟和营卫，宣通脉络，徐徐图治。

炒苍术 6克	川牛膝 9克	五加皮 9克	粉草薢 9克
汉防己 6克	西当归 9克	生薏仁 15克	紫丹参 12克
川续断 9克	黄郁金 9克	丝瓜络 6克	炒桑枝 9克

案四

腰脊以下，肾所主也。肝肾不足，血不养筋，脾有湿邪，流窜经络，荣卫之气不利，腰腿痛痹。数年来，足膝麻木无力，是由痹成痿之象。宜填下焦，以和营卫。

细生地 12克	川牛膝 9克	川续断 9克	五加皮 9克
金毛狗脊 6克	西当归 6克	厚杜仲 9克	明天麻 6克
炙黄芪 9克	鹿角霜 9克	广木香 4.5克	炒白术 9克
丝瓜络 6克	桑寄生 9克	红　枣 5枚	

案五

体质虚盈，外强中干，营卫之气交衰，夹有痰湿，逗留荣络，右肩臂麻木酸痛，巨指二节间明肉臃肿，筋结成瘤，延防偏枯类中之虑。宜荣卫并调，兼利节络。

西当归9克	炒白术12克	川牛膝9克	晚蚕砂9克
陈橘络3克	细生地12克	淮山药9克	炙黄芪9克
川续断9克	紫丹参12克	甜瓜子6克	姜半夏9克
明天麻6克	丝瓜络6克		

案六

肺司皮毛，脾主肌肉，阳明湿热，行于肌表，血脉不能营润四肢，肌肤干燥作痒，有时发疹，腿膝骨骱酸痛作响，伏风伏湿，逗留经络。拟和营利湿，以逐伏风。

黄芪皮9克	络石藤9克	肥玉竹12克	细生地9克
粉丹皮6克	左秦艽9克	西当归12克	大头麻6克
紫草根9克	豨莶草12克		

9. 痰 饮

案一

咳为肺病，喘为肾病，先咳而后作喘，肺病及肾。肾气浮则诸气皆浮，肺损则气无所附。夜分喘咳，不能着枕，气阻于咽，痰不易出，忍咳则小便沥出，上损及下，肾少蛰藏，膀胱之气又少约束。仍补肺纳肾，兼涤饮邪。

别直参3克	法半夏9克	炙甘草4.5克	云茯苓12克
新会皮6克	上肉桂3克	菟丝子9克	厚杜仲9克

熟附片 4.5 克　西当归 6 克　怀牛膝 9 克　炒白术 9 克

海螵蛸 12 克　生 姜 2 片　红 枣 5 枚

二诊：经以劳风发于肺下，《金匮》以之聚于痰饮门中。因寒喘咳有年，肺虚气不卫外，表疏不时恶风怯冷，易于感冒。处暑甫过，即欲衣棉，中阳式微，是明证也，脉象虚弦带紧，舌白而腻，新感寒邪未清。拟用建中加味。

炒党参 12 克　炙黄芪 9 克　款冬花 6 克　广陈皮 4.5 克

大白芍 9 克　法半夏 6 克　炙甘草 3 克　川桂枝 3 克

云茯苓 12 克　红 枣 5 枚　生 姜 2 片

三诊：脉来紧象已退七八，寒邪犹有一二未化，白腻之舌已宣，心胸不畅，痰多作恶，湿痰阻胃。久病正虚气弱，虽有余邪，不宜过于开泄。拟用参苏二陈加味，轻剂投之。

参 头 4.5 克　云茯苓 12 克　光杏仁 9 克　陈橘皮 6 克

炙冬花 6 克　法半夏 6 克　炙甘草 3 克　老苏梗 9 克

西当归 9 克　炒枳壳 6 克　炒竹茹 6 克　煨 姜 3 克

案二

肝胃素亏之体，饮食后常因倦遗溺，口角流涎。加之抑郁，木不调畅，痰风凝滞于中，如醉如迷，坐卧不安，食后作吐，畏寒，遇风毛耸，视物昏藏，形神尚觉摇荡，傍晚恐怯，直至亥子之时始定，常服四君，未收全功。卧则多梦身落腾空，心胆气怯，魂梦不藏，肾气浮则诸气皆浮。胃欠冲和，积痰不化，服黄芪建中，用桂枝三剂后，恶寒较减，余皆平平。姑改归脾建中，参合用之，兼纳肾气。

生黄芪 12 克　川桂枝 3 克　炒枣仁 9 克　煅龙骨 15 克

陈橘皮 6 克　炒白术 12 克　云茯苓 9 克　厚杜仲 9 克

姜半夏 9 克　　炒远志 6 克　　煨　姜 3 克　　大　枣 5 枚

案三

肺司百脉之气，肾主五内之精，脾处中州，为化生气血之脏。肺肾久虚，中土又弱，津液不归正化，变饮生痰。咳嗽左胁不舒，曾经见血，饮邪旁流肝络，神羸脉虚弦涩，谷食不香，气血皆弱，损怯堪虞。宜养阴调中肃肺，兼涤饮邪。

参　须 3 克　　法半夏 9 克　　淮山药 9 克　　甜杏仁 9 克

煅牡蛎 15 克　炒白术 12 克　西当归 9 克　　云茯苓 12 克

黑料豆 15 克　陈橘红 3 克　　炙甘草 3 克　　胡桃肉 9 克

案四

饮生于脾，渍之于肺，始作咳嗽，年久不已，肺气受伤，致成喘咳之状，脉来两部虚弦，肾气少藏，肺气不能下降。虑脾元日亏，精气神由痰而泄，酿成痰喘之症。拟平肺降气，以化湿痰，兼纳肾元。

炙紫菀 9 克　　炙冬花 9 克　　贡沉香 4.5 克　滴乳石 6 克

法半夏 6 克　　生薏仁 12 克　光杏仁 9 克　　陈橘红 3 克

桑白皮 9 克　　胡桃肉 9 克　　白　果 7 枚

案五

肺属金主气，畏火者也。金寒则嗽，金热亦嗽。喘咳有年，遇热则甚，下部乏力，节骱作强。年近六旬，肺胃阴气已伤，幸胃纳尚好，拟金水同源之治。

细生地 12 克　光杏仁 9 克　　云茯苓 9 克　　煅牡蛎 15 克

沙苑子 6 克　西洋参 4.5 克　淮山药 9 克　乌贼骨 12 克

西当归 9 克　怀牛膝 9 克　陈橘红 3 克　瓜蒌子 6 克

毛　燕 4.5 克　川贝母 6 克　黑料豆 12 克　大白芍 9 克

炙冬花 9 克

案六

胃主纳食，脾主运化，脾不运则谷不磨，水谷之精不归正化，变湿成痰，停于胃而入于脾，滞于气分，肠胃传送不利，右腹筋不时作痛，食多后痛立作，大便结而不畅。拟运脾和中，化痰流气。

炒白术 12 克　台乌药 9 克　云茯苓 12 克　陈橘红 3 克

黄郁金 9 克　炒枳实 6 克　法半夏 9 克　薤白头 6 克

白芥子 4.5 克　炒建曲 6 克　姜　渣 3 克　旋覆花（包）6 克

案七

肝肾之脉，位处乎下，为纳气藏精之所。下元不固，则藏纳失职，气不归源，子病及母，故动则气升作呛咳。虽肺病，而致咳之由不在肺也。前投真元饮加味，似合机宜，仍宗原法。

大熟地 12 克　山萸肉 9 克　炒白术 12 克　大白芍 9 克

炙甘草 3 克　川百合 9 克　炒党参 9 克　当归身 9 克

川牛膝 9 克　炙紫菀 9 克　煅牡蛎 15 克　金铃子 9 克

莲　子 9 克

案八

喘咳之病，发于三阴者最剧，肾虚气不摄纳，肝虚气不约束，脾虚气不化津，痰嗽气喘不能平卧，二便不禁，眩昏肢凉，症势极重，宜扶脾化饮，兼纳肾气。

参　须 3克	淮山药 12克	法半夏 9克	云茯苓 12克
焦白术 12克	煅牡蛎 15克	毛　燕 3克	炙冬花 9克
光杏仁 9克	黑料豆 12克	旋覆花 (包) 6克	

沉　香 (含磨冲) 3克

案九

脉象沉弦有力，是为饮癖。由脾肾阳衰，水谷之精华不归正化，生痰变饮，停蓄胃中。胃失下降之旨，胸痰漉漉有声，食入难运，四肢不和，易于汗出，中阳不振，气虚于表。当温脾肾，建中阳，以除饮邪。

焦苍术 9克	焦白术 9克	新会皮 6克	白蔻仁 (杵) 6克
云茯苓 12克	法半夏 9克	益智仁 9克	淡干姜 3克
制附子 3克	炙甘草 3克	旋覆花 (包) 6克	

大白芍 (沉香炒) 9克

案十

肺属金，如悬钟，金空则鸣，金实则无声。音哑有年，气升作呛，痰咯不出，寸关脉息浮大而滑，痰滞肺络。当从金实例治，拟开以降之。

炒前胡 6克	陈橘红 3克	瓜蒌皮 6克	射　干 6克
炒竹茹 9克	南沙参 9克	川贝母 6克	玉桔梗 6克
光杏仁 9克	云茯苓 12克	炙苏子 6克	冬瓜子 9克

枇杷叶 12克 (去毛，炙)

10. 肿 胀

案一

持重努力，气血交阻肠胃，始则口鼻血溢，继之肚腹膨胀，二便艰难，不饥少食，渴饮，头颅胀痛，舌苔边白中剥，阴伤肠胃，瘀浊蒸腾于上，势成蛊痰。急为宣中化瘀，兼养胃气之阴。

大麦冬 12克	刘寄奴 9克	泽兰叶 9克	小蓟草 6克
京赤芍 6克	粉丹皮 6克	紫丹参 12克	方木通 6克
怀牛膝 9克	黄郁金 9克	炒枳壳 9克	藕 节 12克

案二

禀赋先后两天均属不足，音低气怯，客冬肚腹膨硬作痛，春来虽眠食如常，形神日见羸瘦，面目萎黄，右脉沉细弱涩，不任循按，左关肝部弦长带数，舌苔满白。经谓，脏寒生满病，脾湿生湿胀。脾胃阳衰，阴寒湿浊凝聚于中，肝木又从而侮之，相火不能宣扬，生气伤残，慎防脾败。拟扶土温中，以化浊饮。

人 参 3克	炒白术 12克	陈橘皮 6克	西当归 9克
大白芍 6克	上肉桂 3克	云茯苓 12克	胡芦巴 9克
益智仁 9克	小茴香 1.8克	霞天曲 9克	生 姜 2片
红 枣 5枚			

案三

形虚，脉沉细而涩，舌苔满白，素属湿体。湿为地气，

岐黄之术自有传承

肺为天气。湿困于里，气道不利。肺气不能周行于身，湿由脏腑而外廓，胸胁及肤，无处不至。现下遍体疮痍已愈，惟胸背胁肋胀痛，大便不利，小便涓滴，肚腹渐膨，能坐而不能卧，颇有胀满之虑。膀胱为州都之官，津液藏焉，气化则能出矣。天气不降，地道不利。拟肃肺分浊，浊水畅行是为要着。

西琥珀3克　　川牛膝9克　　方通草6克　　粉萆薢9克
福泽泻9克　　冬葵子6克　　云茯苓12克　　瓜蒌皮6克
贡沉香3克　　蟋蟀1对

二诊：肿由乎湿，胀由乎气，肿胀之症，不越脾肺肾三经。气不行水，土不防水，以致水湿泛滥。胸腹胀满，腰背胁肋作痛，不能平卧，昨日药后，大便两次，小便依然涓滴，腰酸腿肿而乏力，不能任步。少腹硬坠，按之作痛，湿积膀胱内胞。拟通泄浊，冀小水畅行为要。

血　珀3克　　贡沉香3克　　川椒目2.4克　　川楝皮6克
福泽泻9克　　正滑石9克　　云茯苓12克　　花槟榔6克
粉萆薢6克　　川牛膝9克　　炙桑皮6克

三诊：昨晚肚腹胀势较甚，气冲胸胁，不能安卧。黎明下体发现红点，胀势略松，是湿热外达之机。大便一次觉热，小溲色赤。湿蕴生热，上焦气化无权，以致膀胱不行。脉象较昨流利，唯右寸尚带细涩，肺气不能宣布也。拟肃肺以通利三焦，三焦通则上下之气皆通矣。

全瓜蒌6克　　粉萆薢6克　　云茯苓12克　　方木通6克
川牛膝9克　　正滑石9克　　贡沉香3克　　煨黑丑1.8克
福泽泻9克　　琥　珀3克

四诊：脉象细缓，按之有神。细为血少，缓为气虚。湿困于脾，清阳不能舒展，以致浊气不得下降。少腹痛胀虽减，而腰如束带，气升则痛。四日未得更衣，小便依然涓滴，脾气壅滞，积湿不行，左右肿甚，不能任步。舌上腻苔已化，只有薄白一层带燥，底现红色，阴阳气化无权。拟养阴舒气，兼理二便，勿进攻味，缓缓调治。

北沙参12克　粉草薢9克　黄郁金9克　西当归9克
福泽泻9克　云茯苓12克　郁李仁6克　全瓜蒌6克
煨黑丑1.8克　薤白头6克　川楝子9克　陈香橼6克

案四

湿肿病延四年，发于夏，衰于秋，愈于冬。今值辛丑，太阴湿土司天，湿令早行，肿病举发，腹膨腰满，少腹坚硬，腿足肿而木硬，成为石水之症。小溲数而不畅，似觉不禁，动则作喘，脾肾阳衰，气不化湿。姑以东垣天真丹温下法，以逐寒湿。

上肉桂2.4克　琥　珀2.4克　贡沉香3克　厚杜仲9克
破故纸（炒香）9克　　　胡芦巴（炒香）9克
巴戟天9克（酒去心）　　煨黑丑1.8克（盐炒香）
粉草薢6克（酒后炒香）　小茴香（盐炒香去心用）1.8克

11. 关　格

案一

饮食不入谓之格，溲便不通谓之关。脘痛，食不能入，大便旬余一解。自秋及春，有增无减。肝乘于胃，胃不下递，阴阳有所偏胜，关格之症已著。当和肝平胃，以降痰浊。

姜半夏 9 克	黄郁金 9 克	淡干姜 2.4 克	白蒺藜 9 克
云茯苓 12 克	瓜蒌皮 9 克	陈橘皮 6 克	川黄连 1.8 克
炒枳壳 6 克	香橼皮 6 克	旋覆花（包）6 克	

案二

左脉沉细而弦，右部沉洪兼滑，气郁痰滞。上年痰厥之后，常常呕吐，半年未止，头目如蒙，下部乏力，便艰，数日一更衣。肝脾两伤，胃不下降。浊痰蒙闭上焦，颇有关格之虑，拟和中降浊。

姜半夏 9 克	云茯苓 12 克	代赭石 24 克	贡沉香 3 克
炙甘草 3 克	大白芍 9 克	陈橘皮 6 克	白蒺藜 12 克
神香散 9 克	炒竹茹 9 克	乌梅丸 9 克	生 姜 2 片

案三

胃痛十六年，遍治无效，得洋烟始止痛，久之亦不应，年甚一年。胸痛掣背，喘息抬肩不能，安卧胸脘膨胀而腑气，旬余始得一解。诊其脉大搏指，舌苔垢白，此即《金匮》胸痹不得卧，胸痛掣背之候。痰垢积留胸中，溢于经脉，循脉而溢于背。腑中为清阳之府，如离照当空不受纤翳，地气一上则真阳蒙遏，膻中之气窒塞不宣，肺胃相灌输，肺肠相表里，肠胃又同腑，胃为浊阻，肺气不降，金源中涸，便闭浊结，阴翳愈甚，故痛势愈张，宜通阳蠲浊法。

姜半夏 9 克	全瓜蒌 12 克	干薤白 9 克	白 酒 45 克

12. 积 聚

案一

脾积曰痞，气在右肋下，痰气凝滞，胃脘左旁作痛，食后反饱，脉象左弦右沉。脾阳困顿，肝木剋之，形寒怯冷，腰腿酸乏，营血已亏，中阳不能旷达。法当温理。

焦白术 12克　　姜半夏 9克　　云茯苓 12克　　参　须 3克

生　姜 2片　　广木香 6克　　陈橘皮 6克　　鸡内金 9克

陈　曲（炒）6克　　　　　干　姜（炒）2.4克

当　归（土炒）9克　　　　大砂仁（杵）4.5克

小茴香 4.5克

案二

脉来沉细虚涩，左关带弦，肝木郁而气血已损。少腹结瘕，脾气陷而肛坠不收，食后有时痞闷，五旬有五，天癸当止，今夏忽来三次，肝脾两伤，冲任之气亦乏。拟用归脾加减，盖癥瘕胀聚，不宜峻攻，以伤真气，所谓：扶正而积自去也。

炒党参 12克　　西当归 9克　　炒枣仁 9克　　云茯神 9克

广木香 6克　　炙远志 6克　　炙甘草 3克　　煨　姜 1.8克

大砂仁（杵）4.5克　　　　炒白术 12克

大白芍（炒）9克　　　　　红　枣 5枚

案三

胃主容纳，脾主运化，一纳一运，皆赖中气为之斡旋。

脾胃素亏，胃阳不能旷达，以致胸痞不饥，嗳气作呕，痰湿因气而滞，脐旁结硬作痞，胃浊不降，腑气不爽，已延半载。拟宣中化浊。

姜半夏 9克　台乌药 9克　炒枳壳 6克　淡干姜 3克

云茯苓 12克　花槟榔 6克　小青皮 4.5克　白芥子 4.5克

煅瓦楞 9克　荸　荠 9克　旋覆花（包）6克

海蜇头（漂淡）9克

13. 疝　气

案一

疝有七种，寒、水、气、血、筋、狐、㿉是也，子和论之最详。左睾丸胀硬，木不作痛，日渐胀大，至横骨之旁。脉象细缓，舌苔腻黄，小水不清，湿邪入于肝络，防成㿉疝。拟辛温达下，以化浊湿。

炒苍术 6克　福泽泻 9克　炒桑枝 9克　大白芍 6克

酒黄柏 6克　小青皮 6克　台乌药 9克　西当归 9克

炙甘草 3克　金铃子（打）6克　　　生　姜 2片

粉草薢（蒸）9克

案二

湿疝肿大如升，按之内坚，遇热则痒而作痛。小溲勤短，气阴两亏，湿化为热。当养阴、理气、化湿。

北沙参 12克　炒苍术 6克　福泽泻 9克　云茯苓 12克

煨黑丑 1.8克　西当归 9克　川黄柏 3克　粉草薢 9克

川楝子 9克　陈橘核 4.5克　台乌药 9克　小青皮 6克

荔枝核9克　　生　姜2片

14. 痢　疾

案一

痢症久延，始则在脾，继伤于肾，肾本有亏，阴气不升，声音低暧，连进养脏汤，觉腹胀稍松，痢犹未减，仍似胶束鱼腰，肠胃已伤，通利清凉剂不可投，且饮食无味。还宜扶土养胃，兼益肾元，否则防其脾败。

炒党参12克　　广木香6克　　生薏仁12克　　炒枳壳6克

淮山药9克　　炒白术12克　　云茯苓12克　　小茴香3克

炙甘草3克　　煨　姜1.8克　　干荷叶1角

案二

操劳过度，心脾受亏，水谷之精不归正化，生痰化饮，停留于胃，肝木上犯，则痛吐交作，倾囊涌出，已历有年。气虚中陷，饮邪随之下溢，脾气不升，泄利为之后重，肛坠不收，谷食渐减。脉象虚弦带滑，气阴多伤，肠胃不和，久延防其脾败。急为健脾调营，兼理气滞。

炒党参12克　　西当归9克　　炒枣仁9克　　大白芍9克

炒枳壳6克　　广木香6克　　炒白术12克　　炒淮山药9克

云茯苓12克　　炙甘草3克　　清升麻4.5克　　炙乌梅9克

荷　蒂6克（炙）

洗方：

五倍子12克　　槐　角9克　　西当归9克　　炒枳壳9克

京赤芍9克　　韭　根9克

15. 温 病

案一

脉象浮滑而数，风痰挟滞而寒热，热退不清，邪恋少阳阳明，两耳根漫肿是为虾蟆瘟症，腑气虽通，腹中胀痛，滞浊未净也，当以和解。

炒柴胡 6克　　炒枳壳 6克　　川贝母 6克　　京赤芍 9克
炙甘草 3克　　薄荷叶 4.5克　　粉葛根 9克　　陈橘红 3克
净连翘 9克　　玉桔梗 6克　　白茅根 12克

案二

风温外感，肺胃之痰，火内炽蕴，始则咳呛，继之发热，已经八朝，曾经发厥，神识时明时昧，痰中夹红，痰热蒙蔽于上，日前便下黑粪，滞浊已行，而肺胃之痰热未降。脉象沉细弦数，两寸模糊，阴分已伤，虑有痉厥之变。拟甘寒泄热和阴。

川石斛 9克　　天花粉 9克　　香青蒿 6克　　陈橘红 3克
光杏仁 9克　　大麦冬 9克　　粉丹皮 6克　　象贝母 9克
瓜蒌皮 6克　　淡竹叶 6克　　鲜　梨 24克

二诊：温邪热势稍缓，肺胃之痰火未降，频作咳呛，而痰出不爽，咳甚则面颊发红而汗出，神识不清，痰热蒙蔽于上，气降则痰行，神识亦爽。今晨便血成块，热入营分，逼血下行。脉象弦数，两寸已不模糊，似有转机，仍拟甘寒育阴，清热降痰。

天麦冬 12克　　瓜蒌仁 9克　　海浮石 9克　　马兜铃 6克

鲜石斛 12 克　　南沙参 9 克　　川贝母 6 克　　粉丹皮 9 克

陈橘红 3 克　　光杏仁 9 克　　玉桔梗 6 克　　蛤　粉 6 克

梨　汁 12 克　　枇杷叶露 15 克

案三

久病阴伤，脾胃不和，伏邪不尽，寒热不清，咳嗽胸闷
形肉削，脉细数，防入损门，宜养阴和中肃肺之治。

生首乌 12 克　　西当归 9 克　　光杏仁 9 克　　陈橘红 3 克

炙鳖甲 9 克　　香青蒿 6 克　　姜半夏 9 克　　川贝母 6 克

云茯苓 9 克　　炒谷芽 12 克　　川石斛 12 克　　荷　叶 1 角

生　姜 2 片

案四

脉来左部洪虚，右部沉小，如出两人。恙由夏伤于暑
湿，胸中燔热，数日来胃阴受伤，肝阳煽动，呛咳胃呆，久
寐则左胁作痛，形神萎顿，慎防胃败。宜养胃生阴，兼肃肺
柔肝之治。

北沙参 12 克　　云茯苓 12 克　　女贞子 9 克　　焦谷芽 12 克

淮山药 9 克　　合欢皮 9 克　　佩兰叶 6 克　　黑料豆 15 克

川石斛 12 克　　甜杏仁 9 克　　大麦冬 9 克　　陈橘白 3 克

16. 疟　疾

案一

气虚夹痰之体，先冒暑邪，后感新凉，客于表里之半，
寒热间日而作，热多于寒，得汗而解，解后汗常不收，气分

素弱，脉象细弦，乃疟之本象。当以和解。

前　胡6克　　法半夏6克　　黑荆芥6克　　青　蒿9克

陈橘红3克　　光杏仁6克　　炒六曲9克　　云茯苓9克

川贝母6克　　生　姜2片　　枇杷叶9克（去毛，炙）

案二

阴分素亏，肝阳又旺，兼有暑湿伏邪，入于阴分，后感外寒之引动，致成大疟。脉来弦数不静，左大于右，胸腹不舒，防血疾再见，则为患非轻。拟和营达邪。

西当归9克　　川贝母6克　　法半夏6克　　紫丹参12克

炒枳壳6克　　青　蒿9克　　云茯苓9克　　炙鳖甲9克

小青皮6克　　生薏仁9克　　生　姜2片　　青荷叶1角

案三

暑湿之邪，遏伏太阴，复触新凉，引动伏邪，成为疟疾，月余来未经得汗，舌苔酱色，脉象虚弦右沉，里湿未清，伏邪未达。当以和解。

西当归9克　　云茯苓9克　　威灵仙9克　　炙甘草3克

姜半夏9克　　川桂枝3克　　光杏仁9克　　陈橘皮4.5克

生　姜2片　　青荷叶1角　　柴　胡（蜜蒸）6克

17. 泄　泻

案一

泻利两月未止，脾土大伤，积湿生痰，中阳不运，痰嗽面浮足肿，胸腹不畅。慎防脾败，急为调脾肃肺。

焦白术 12克　　扁豆衣 6克　　广木香 4.5克　　西当归 9克

炒枳壳 6克　　云茯苓 9克　　光杏仁 9克　　炒薏仁 9克

姜半夏 9克　　陈橘皮 4.5克　　生姜衣 1.8克　　青荷叶 1角

大砂仁（杵）3克

案二

脉象左弦右滑，脾有湿痰，胃气不和，兼有肝热，多食则泻，四肢时冷时暖，脾阳不运。只宜调脾和胃，以化湿痰。

姜半夏 9克　　炒薏仁 12克　　紫丹参 9克　　西当归 6克

云茯苓 9克　　粉丹皮 6克　　陈橘皮 6克　　神　曲 9克

佩兰叶 6克　　川贝母 6克　　生　姜 2片　　大砂仁（杵）3克

案三

湿胜则濡泄，恙由痢后转溏，腹痛而小溲不利，舌心觉有辛辣之状，脉象沉细，推之不静，积湿在中，脾阳已馁，久延防有跗肿腹大之虑，当调脾渗湿。

焦白术 12克　　台乌药 9克　　福泽泻 9克　　炒枳壳 6克

陈橘皮 6克　　车前子 9克　　云茯苓 12克　　生薏仁 12克

熟薏仁 12克　　小茴香 2.4克　　炙甘草 3克　　煨　姜 1.8克

青荷叶 1角　　大砂仁（杵）3克

18. 便　血

案一

脾统血，肝藏血。湿热伤阴，阴络伤则血流大肠，或鲜或紫，魄门坠胀，谷食不香，脾肾两亏，中虚气陷，血不循经而入络。拟扶土养营，兼以理气渗湿之治。

黄柏炭 12克　　粉丹皮 6克　　煨木香 6克　　炙甘草 3克

炒黑蒲黄 9克　西当归 9克　　炒党参 12克　赤白芍各6克

淮山药 12克　　白术炭 9克　　红　枣 5枚　　荷叶炭 9克

案二

经谓，结阴便血。初结一升，再结二升，三结三升者，阴气内结，始因受寒，继之寒化为热，血从便出。夫心主血，脾统之，肝藏之。大肠本无血，心脾亏损，阴络被热熏蒸，乃从大肠而下。数年来不时举发，肢酸足乏，偏于右边胸胁有时作痛，肝循两胁，脾络胸中，心脾既亏，阴不敛阳，不能和气。脉虚濡，右关尺沉而带滑，有痰饮宿疾，饮乃水化，脾肾气衰，水谷之精，悉成为饮矣，久之防偏枯之患。拟养心调脾，佐之育肾，多服乃佳。

西当归 6克　　淮山药 9克　　仙半夏 6克　　抱云神 12克

炒白术 12克　　炒党参 12克　大白芍 6克　　阿胶珠 9克

黑料豆 15克　　黄郁金 9克　　地榆炭 9克

二诊：进养心脾之剂，尚属平平。脉象沉细，惟右尺洪而带滑，阴伤湿热蕴于下焦，血得热则肠红，见时魄门痒热，心胸亦热。血分远近，近出肠胃，远自肺肝而来。肺与大肠相表里，气不摄阴，肝不能藏，故血出如注。仍从前法进主之。

炒党参 12克　　焦白术 9克　　云茯苓 9克　　女贞子 9克

西当归 6克　　炒白芍 6克　　合欢皮 6克　　川黄柏 4.5克

陈橘皮 6克　　炙甘草 3克　　炒丹皮 6克　　红　枣 5枚

旱莲草（酒）9克　　清阿胶 9克（烊化）　　荷　叶（炒黑）9克

大医精诚万世师表

19. 淋 浊

案一

白浊，乃胃中湿浊下趋膀胱。半年未止，有时堵塞马口，小溲时清时赤，肚腹不畅，耳鸣腰背作酸，脾肾不足，肝火不平，肠胃湿邪未尽。拟和中化浊，兼清肝火。

北沙参 12 克　　姜半夏 6 克　　生薏仁 12 克　　黑料豆 15 克

西当归 6 克　　淮山药 12 克　　粉草薢 9 克　　陈橘皮 6 克

炒枳壳 6 克　　福泽泻 9 克　　络石藤 9 克

案二

痛者为淋，不痛者为尿血。溺血半载，有时成块阻塞，脉沉细带数，左部较弦，阴虚君相之火，下移小肠，逼于营分，拟养阴清肝，以和营分。

旱莲草 9 克　　炙龟板 9 克　　北沙参 9 克　　血余炭 9 克

云茯神 9 克　　大生地 9 克　　炙甘草 3 克　　天麦冬各 6 克

粉丹皮 6 克　　紫丹参 9 克　　藕 9 克　　　　清阿胶 9 克（烊）

案三

疮疡后，热毒闭结膀胱，小溲点滴不通，脉虚数，内热，舌光无苔，阴伤肺气，不能下降。急拟养阴下气化热。

南沙参 9 克　　冬葵子 9 克　　琥珀骨 9 克　　石竹花 4.5 克

甘草梢 4.5 克　　鲜生地 12 克　　方通草 6 克　　炒桑皮 9 克

车前子 9 克　　地骨皮 6 克

另："五香丸"用车前子煎汤送下。

岐黄之术自有传承

案四

癃闭有年，脉来濡细沉小，气虚夹湿。肺主气，为水之上源，膀胱主气化，与肾为表里。天气不降，则地道不行，湿蕴下焦，脉络壅滞，且肾囊外溃两月，溺从外出，湿与精混，气不固摄，梦遗频频，宜益气固阴，以滋气化，进补中益气汤。

生黄芪12克　炒柴胡6克　陈橘皮6克　云茯苓12克
甘草梢3克　炒党参12克　西当归9克　清升麻4.5克
炒白术12克　生　姜2片　红　枣5枚

20. 遗　精

案一

心主血而藏神，肾属水而藏精，久病遗泄，肾水不足，神不内守，闻声惊惕，汗出津津，津液蒸变为痰，肺气不展，胸膺窒塞，咽干喉际作痛，鼻有秽气，痰凝为粒，咯之不爽，肺燥气伤。拟养心肾，润肺化痰。

北沙参12克　全瓜蒌9克　元精石12克　川贝母6克
川石斛9克　大麦冬12克　香白薇6克　乌元参9克
炒竹茹9克　粉丹皮6克　毛　燕4.5克　蛤　粉9克
枇杷叶9克（去毛，炙）

案二

肺属阳在上，天道也，肝肾属阴在下，地道也。冲行身中，肾行身后，二脉皆隶于肝肾。久病滑泄，下元根蒂已亏。冲阳上僭，自少腹盘旋而上，横绕腰间，上冲脑顶。遍身惊惕，面红颊赤，甚于戌亥二时，正值阳明气衰，厥阴旺时也。气火下降，则达及前阴作痛，下至足底则足心燥热。脉弦细而数，肝肾不足，龙火不藏，中虚不能砥柱。拟摄纳肝肾，进建中汤。

大熟地 12克	大白芍 9克	当归身 6克	炒白术 12克
西洋参 3克	山萸肉 9克	菟丝子 9克	炙甘草 3克
沙苑子 9克	青　铅 4.5克	灵磁石 9克	

另：服"肉桂七味丸"。

案三

肾水不足，君相之火不宁，精得热而泄，气火升上阳明，脉络不和，人迎梗塞，牵引牙关，或入腹及囊，得嗳稍减，阳明经气不司流行，拟养阴清气化火。

南沙参 12克	瓜蒌皮 6克	陈橘络 4.5克	炒枳壳 6克
丝瓜络 6克	香白薇 6克	黄郁金 9克	粉丹皮 9克
方通草 6克	炒竹茹 9克	枇杷叶 9克 (去毛，炙)	

案四

阴虚肝旺，精关不固，无梦而遗，谓之滑精。经以有梦治心，无梦治肾。左关弦大，肝阳下扰精窍。拟滋水柔肝，合丸常服。

细生地 12克	粉丹皮 6克	沙苑子 9克	鱼　肚 9克
川黄柏 6克	炙龟板 9克	山萸肉 9克	炒党参 12克
云茯神 12克	炒白术 12克	淮山药 12克	菟丝子 9克
旱莲草 9克	紫河车 6克		

案五

溲血之后，肾失闭藏约束，小溲勤短，夜卧则遗，脉数而细，口干而燥，动劳气急，阴伤及气。颇有羸弱之虞，急为益气养阴。

西洋参 3克	煅牡蛎 15克	女贞子 9克	大白芍 6克
大生地 12克	大麦冬 12克	云茯神 9克	淮山药 9克
西当归 9克	炙龟板 9克	煅龙齿 15克	陈橘皮 6克
毛 燕 4.5克			

案六

精藏于肾，肝为之约束，气为之固摄。脾肾两亏，肝阳偏旺，以致精关不固，无梦而遗。血不荣筋，腿足酸楚乏力，胃欠冲和，食入停中不运。拟培补脾肾，兼之柔肝和胃。

参 须 3克	西当归 6克	云苓神 各9克	佩兰叶 6克
黑料豆 15克	桑寄生 9克	炒白术 9克	沙苑子 9克
芡 实 9克	红 枣 5枚	淮山药 12克	连壳砂仁 (杵) 3克

案七

风入阳明血分，心肝气火不宁，遍体疹块有年，频频举发，胸闷肋牵，多食则吐，寝汗遗精，心神不安。拟养阴凉血，以宁君相。

北沙参 12克	黑荆芥 6克	大胡麻 4.5克	陈橘皮 6克
煅牡蛎 12克	粉丹皮 6克	云茯神 9克	元精石 9克
合欢皮 9克	赤绿豆 各9克		

21. 七 窍

案一

肝开窍于目，五脏六腑之精，皆上注于目，而为之睛。肾之精为瞳子，肝之精为黑眼。作劳用心，阴火上炎，热郁于目，膏泽被耗，肝肾之精不能上升，以致两目昏蒙，日暮不见。年复一年，且畏阳光灯火，视如盏大，瞳神缩小，隐现青光，如山笼淡烟，恐障蒙日进，成为内昏。经云：肝虚则目䀮䀮无所见，其甚于夜者，木生于亥，旺于卯，绝于申酉戌之时。木气益衰，故晚不见而晓复见也。脉象沉细带数，细为阴亏，数为营液之耗。拙拟培肝肾之阴，兼清心降火，未知当否。

北沙参 12克　　细生地 9克　　大麦冬 12克　　女贞子 9克

西当归 9克　　黛蛤散 4.5克　　炒白芍 9克　　谷精草 6克

淮山药 9克　　煅牡蛎 12克　　青葙子 6克　　乌芝麻 6克

菟丝子 9克

案二

胃足阳明之脉，起于鼻之交，额中夹口环唇，交承浆循颊车入上齿中，心肝郁而不遂，胃气不和，湿痰随气上升，入于脉络。右半面颊虚浮，腮内壅肿，时起白泡，不甚作痛，气升作呛，脉沉细虚弦带数，阴亏气弱之质，舌尖燥裂作痛。拟顺气柔肝，兼清胃络。

北沙参 9克　　陈橘络 3克　　川贝母 6克　　合欢皮 9克

炒僵蚕 9克　　法半夏 6克　　黄郁金 9克　　云茯苓 12克

炒竹茹6克　　海　藻6克　　玉桔梗6克　　海　蛰6克
荸　荠6克

案三

营血久亏，脾气太旺，痰火上蒙清窍。右目迎风流泪，红丝内障，业已失明，左目又现青光，亦成内障，右耳出水痒痛，耳后掀核，头眩胸闷，四肢不和。宜养营柔肝，兼清痰热，候病愈后，再为治目。

西当归6克　　法半夏6克　　云茯苓9克　　陈橘皮6克
夏枯草6克　　川贝母6克　　白蒺藜9克　　炒僵蚕6克
京赤芍6克　　甘菊花6克　　蛤　粉4.5克　　青荷叶1角

案四

目不因火不病，初起目珠胀痛，白眦有红筋，后又增痛，牵掣脑后，鼻梁眉骨两耳，内风招火，火入少阳阳明之络，两目昏蒙，畏阳光灯火，眼皮难于开合，阴分已亏，伏邪未解。宜养阴熄风，以清肝肺。

北沙参9克　　石决明12克　　乌元参9克　　川石斛9克
青葙子6克　　净蝉衣6克　　夏枯草9克　　杭菊花6克
川贝母9克　　白蒺藜9克　　冬桑叶9克　　京赤芍6克

22. 调　经

案一

血藏于肝，赖脾元以统之，冲任之气以摄之。肝脾两亏，伤及奇经，经事断续，甚则淋漓。左半身作痛，少腹坠胀。脉来尺弱，寸关沉洪，便溏食减，阴伤气亦不固，防其崩漏。急为调养肝脾，以益奇脉。

炒党参 9克　　炒白术 9克　　炙甘草 3克　　制香附 9克
厚杜仲 9克　　生黄芪 9克　　大白芍 6克　　川续断 9克
光杏仁 9克　　菟丝子 9克　　红 枣 5枚　　桂 圆 5枚
另："归脾丸" 每早开水下。

案二

肝为藏血之经，脾为统血之脏，肝脾两伤，藏统失职，崩漏腰酸带下，头眩心悸，入暮作烧，左胁肋气痛，脉弱细而弦，防有血脱之虑。拟养心脾，以固奇脉。

炒党参 9克　　厚杜仲 6克　　炒枣仁 9克　　炙甘草 6克
川续断 9克　　当归身 6克　　炒白术 9克　　大熟地 9克
制香附 9克　　云茯神 9克　　大白芍 9克　　桂 园 5枚
红 枣 5枚　　大砂仁 (杵) 3克

案三

肝肾两亏，气血凝滞，居经半载，少腹瘕块，按之作痛，肝肾与胃痰气交阻，左胁下梗硬，连及中脘，食入不舒。脉象弦细而数，阴分大伤，内热咳呛，卧病一月，防入损门。拟养荣和畅肝脾，兼理气滞。

西当归 6克　　制香附 9克　　香白薇 6克　　川贝母 6克
佩兰叶 6克　　炒丹皮 6克　　五灵脂 6克　　紫丹参 12克
黄郁金 9克　　云茯苓 9克　　北沙参 6克　　冬瓜子 9克
二诊：经以阳维为病苦寒热，阴维为病苦心痛。久病阴伤，气血不和，阴阳不相维护，胸腹气撑作痛，寒热间作，咳嗽痰多作恶，苔黄而燥，汗出津津，汗为心液，肾主五液，阴液外泄，心气不和，当荣液并调以和肝胃。

人　参3克	西洋参4.5克	香白薇6克	大白芍9克
陈橘皮6克	制首乌9克	炒白术9克	西当归9克
法半夏9克	炙乌梅9克	炙甘草3克	黄郁金9克

23. 胎　产

案一

妊娠呕恶不止，发热咳嗽，先咯血而后便血，血止下痢积垢。阴伤损胃，无血养胎，胎元受损，势难两全，症势极重。姑拟养阴和胃，佐以化浊。

人参须3克	大麦冬12克	大白芍9克	川石斛9克
陈橘皮6克	淮山药9克	云茯苓9克	炙甘草6克
生白术9克	半夏曲9克	甘蔗皮6克	陈仓米9克

案二

妊已五月，脾元不统，感邪作泻，泻久不已，脾胃之阴久伤，虚阳外越，以致发热渴饮，舌光无苔，肚腹隐痛。急宜扶脾养胃，以清虚热，速效乃吉，否则恐有坠胎之变。

人参须3克	黑料豆15克	川石斛9克	生薏仁12克
煨葛根6克	炒白术9克	淮山药9克	炒谷芽9克
云茯苓9克	炙甘草3克

案三

正产后荣血固亏，而脾土又弱，湿浊留滞肠胃间，腹痛便溏，里急不爽，心悸头眩，谷食顿减，夜分作烧，久泻伤脾，脾阳不能化生新血。急为扶土调中，泻止而精神乃复。

炒党参 12克　　淮山药 9克　　炒枣仁 9克　　炒白术 9克

云茯神 9克　　大白芍 6克　　小茴香 1.8克　　厚杜仲 9克

炙甘草 3克　　炙乌梅 6克　　生薏仁 9克　　煨　姜 1.8克

红　枣 5枚

案四

肾司五脏之精，肝藏诸经之血，为之血海，又当冲脉，带脉积于腰间，为诸脉约束，肝肾不足，血海空虚，带脉不固，经事后期且少，带浊淋漓，奇经受伤。夫经事之来，必由阳明充旺，化生气血，藉诸路之血汇集，下行血海。养心脾培肝肾兼固奇经。

当归身 6克　　淮山药 9克　　云茯苓 9克　　大白芍 9克

炒党参 9克　　炒白术 9克　　芡实米 9克　　生薏仁 9克

乌贼骨 9克　　川续断 9克　　红　枣 5枚

案五

心主血，脾统之，肝藏之，注于冲脉则经至。恙由产后失调，居经两载，食后作胀，清晨干恶，心荡火升。脉象沉细而濡，心脾受亏，不能化生新血，木郁于中，脾阳不能旷达，以致四肢不和，微恶寒恶热，胃为卫之本，脾乃荣之源。只宜调心脾，兼和胃气，俾谷食健进，则诸恙可悉除矣。

人参须 3克　　法半夏 9克　　合欢皮 9克　　紫丹参 12克

淮山药 9克　　炒白术 9克　　陈橘皮 6克　　佩兰叶 6克

炒枳壳 6克　　云茯神 9克　　西当归 9克　　煨　姜 1.8克

焦谷芽 9克

24. 带 下

案一

肝肾素亏，腰酸带多而内热。夏秋以来，脾受湿侵，胸腹作胀，食入不舒，头胀痛，白带腥秽，先宜养荣和中，兼以利湿。

西当归 9克　　云茯苓 9克　　炒枳壳 6克　　陈橘皮 6克

杭菊花 6克　　生薏仁 12克　　炒建曲 9克　　白蒺藜 9克

椿根皮 12克　　大砂仁 (杵) 3克

案二

肝肾血亏，脾气不和，月事不调，腹痛腰酸带下，头眩乏力。当调养肝脾，以和气血。

炒党参 12克　　川续断 9克　　炒白术 9克　　菟丝子 9克

大白芍 9克　　台乌药 9克　　厚杜仲 9克　　煨　姜 1.8克

红　枣 5枚

案三

肝脾两亏，夹有肝气，头眩腰酸，脘中作痛，带下频频。当调养肝脾，以固带脉。

炒党参 12克　　炒白术 9克　　紫丹参 12克　　芡实米 9克

大白芍 9克　　川续断 9克　　乌贼骨 9克　　黑料豆 12克

云茯苓 9克　　红　枣 5枚　　潼白蒺藜 各9克

案四

肝肾两亏，亏及奇经，半产两次，白带频频，心神恍惚。当培肝肾以固带脉。

炒党参9克　　淮山药9克　　云茯神9克　　大白芍9克

炙生地9克　　当归身9克　　厚杜仲9克　　芡实米9克

煅牡蛎15克　　海螵蛸12克　　菟丝饼15克